"十三五"医学高职高专规划教材

# 生理学

SHENGLI XUE

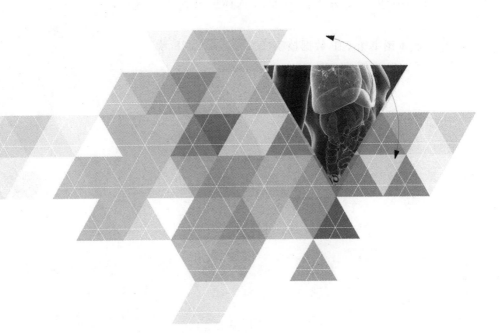

主　编　胡剑峰　陈新祥

副主编　黄颖浩　周　靖　杨　蓉

编　者　（按姓氏拼音排序）

陈新祥（湖北职业技术学院）　　胡剑峰（湖北职业技术学院）

黄颖浩（湖北职业技术学院）　　李少平（仙桃职业学院）

罗华荣（荆州职业技术学院）　　杨　蓉（湖北中医药专科学校）

晏云霞（湖北职业技术学院）　　周　靖（湖北职业技术学院）

长江出版传媒
Changjiang Publishing & Media

湖北科学技术出版社
HUBEI SCIENCE & TECHNOLOGY PRESS

**图书在版编目(CIP)数据**

生理学 / 胡剑峰,陈新祥主编. —武汉:湖北科学技术
出版社,2019.10(2023.8重印)
　　ISBN 978-7-5706-0717-4

　　Ⅰ.①生… Ⅱ.①胡… ②陈… Ⅲ.①人体生理学 Ⅳ.①R33

中国版本图书馆 CIP 数据核字(2019)第 132328 号

责任编辑:程玉珊　冯友仁　　　　　　　　　　　　　　封面设计:喻　杨

出版发行:湖北科学技术出版社　　　　　　　　　电话:027—87679447
地　　　址:武汉市雄楚大街 268 号　　　　　　　　邮编:430070
　　　　　　(湖北出版文化城 B 座 13—14 层)
网　　　址:http://www.hbstp.com.cn

印　　　刷:武汉图物印刷有限公司　　　　　　　　邮编:430074

787×1092　　　　　　1/16　　　　　16.25 印张　　　　　420 千字
2019 年 10 月第 1 版　　　　　　　　　　　　2023 年 8 月第 5 次印刷
　　　　　　　　　　　　　　　　　　　　　　定价:50.00 元

# 前　言

本教材的编写是以教育部关于高职高专人才培养目标为导向，以培养"三基"（基本理论、基本知识、基本技能）为主线，突出职业能力培养，体现卫生高职教育的实用性。供临床、口腔、影像、护理、药学、康复等医学相关专业使用。

全教材共 13 章，包括绪论、细胞的基本功能、血液、血液循环、呼吸、消化和吸收、能量代谢与体温、肾脏的排泄、感觉器官的功能、神经系统的功能、内分泌、生殖与衰老、生理学实验指导。每章提出学习目标，分掌握、理解、了解三个层次；插入知识小贴士，开阔学生视野；后附思考题，强化知识点，便于学生自学。根据专业不同，生理学教学安排 54～80 学时，其中实验 10～24 学时，在教学中，各学校、各专业可根据实际情况进行调整。

本书由相关高职高专院校的多名生理学教师编写，他们常年工作在生理学教学第一线，具有丰富的教学经验，教材中融入了他们的教学经验和体会。在编写过程中也得到了各院校的大力支持。在此一并表示衷心的感谢。

由于我们的水平有限，且时间短任务重，教材中难免存在缺点，恳请使用本教材的广大师生、读者批评和指正。

胡剑峰　陈新祥

2019 年 5 月

# 目 录

# 第一章

## 绪　论

**学习目标**

  **1. 掌握**　生命的基本表现；机体功能调节的方式及特点；兴奋性、阈值、内环境、稳态、反射、反馈的概念和含义。

  **2. 理解**　刺激的条件与反应的类型；反应与反射的区别与联系；阈值与兴奋性的关系。

  **3. 了解**　组织兴奋后兴奋性的周期性变化；机体功能活动调节的自动控制原理。

    生理学（physiology）是生物学的一个分支，是研究生物体生命活动规律的科学。也就是以生物机体的生命活动现象和机体各个组成部分的功能为研究对象的一门科学。

## 第一节　生命的基本表现

    有生命的个体，不论是简单的单细胞生物还是复杂的高等生物，在其生活过程中都会表现出各种各样的生命现象，如运动、血液循环、呼吸、排泄、消化吸收等。但通过观察和研究发现，从个体的生存上讲，生命现象至少有两种共同的表现，即新陈代谢和兴奋性。因为这些活动是活的生物体所特有的，所以可认为是生命的基本表现。

### 一、新陈代谢

    生物体与环境不断进行物质和能量交换，以实现自我更新和新老交替的过程，称为新陈代谢（metabolism）。它包括物质代谢和能量代谢两个方面。新陈代谢中物质的合成与分解称为物质代谢，包括同化作用和异化作用两个过程。同化作用是指机体从外界环境中摄取营养物质，并把它们合成为自身成分的过程；异化作用是指机体把自身物质进行分解并将分解后的产物排放到周围环境的过程。在物质代谢过程中伴随着能量的贮存、转移、释放和利用，称为能量代谢。一般当物质分解时总伴有能量的释放，而物质的合成则必须供给能量。机体的各种生命活动都是以新陈代谢提供的物质和能量为基础。新陈代谢一旦停止，机体也就死亡。因此，新陈代谢是机体生命活动的基本特征。

### 二、兴奋性

    机体或细胞感受刺激并产生反应的能力或特性称为兴奋性（excitability）。兴奋性使生物体能对环境变化做出适当反应，是生物体赖以生存的必要条件。兴奋性和新陈代谢一样，也是机体生命活动的基本特征之一。

（一）刺激

能被机体或细胞感受到的内外环境变化称为刺激（stimulus）。按照刺激的性质不同，可以将刺激分为：①物理性刺激，如声、光、电、机械、温度变化等。②化学性刺激，如酸、碱、盐等化学物质。③生物性刺激，如细菌、病毒等病原微生物。④社会心理性刺激，如情绪波动、战争、灾害以及社会变革等。刺激要引起机体发生反应，还必须具备以下 3 个条件：①一定的刺激强度。②一定的作用时间。③一定的强度-时间变化率。这三个条件的参数是相互影响的，如果其中一个或两个的值变了，其余的值也会发生相应的变化。

当固定刺激的作用时间和强度-时间变化率不变时，能引起组织产生反应的最小刺激强度称为阈强度，也称为阈值（threshold）。强度等于阈值的刺激称为阈刺激；大于阈值的刺激称为阈上刺激；小于阈值的刺激称为阈下刺激。不同组织或同一组织在不同状态下的阈值不同，阈值越低，组织的兴奋性越高；反之阈值越高，组织的兴奋性越低。因此，阈值可以作为衡量组织兴奋性高低的指标。

（二）反应

机体或细胞感受刺激后发生的功能活动的变化称为反应（reaction）。反应有两种类型：一种是从相对静止转变为活动，或从活动弱转变为活动强的状态，称为兴奋（excitation）；另一种是从活动转变为相对静止，或从活动强转变为活动弱的状态，称为抑制（inhibition）。例如，电刺激家兔颈部交感神经，动物的心跳加强加快，产生了兴奋；而刺激家兔颈部迷走神经，则使动物的心跳减弱减慢，即产生了抑制。一种刺激究竟引起组织产生兴奋还是抑制，取决于刺激的质与量以及组织当时的功能状态。同类刺激，由于刺激强度不同，反应也可不同。

人体内各种组织兴奋时的具体表现各不相同，如各种肌细胞表现为机械收缩，腺细胞表现为分泌活动，神经细胞表现为发放并传导神经冲动，但在它们产生上述反应之前都有一个共同的、最先出现的反应，就是受刺激处的细胞膜两侧出现一个特殊形式的电变化，即动作电位。因此在近代生理学中，将动作电位视为兴奋的同义语。神经、肌肉和腺体等组织被称为可兴奋组织。

（三）组织兴奋后兴奋性的变化

各种可兴奋细胞，在接受一次刺激而出现兴奋的当时和以后的一个短时间内，它的兴奋性将经历一系列周期性的变化，然后才恢复正常。这一系列变化包括 4 个时期（图 1-1）：①绝对不应期。即组织在接受刺激而兴奋后的一个较短的时间内，它无论受到一个多么强大的刺激，都不能再发生兴奋，在这一时间内细胞的兴奋性降低到零。②相对不应期。细胞对刺激有可能发生兴奋，但所用的刺激强度必须大于阈强度，才能引起组织的兴奋。在这段时期内，组织的兴奋性正在逐渐恢复，但仍低于正常值。③超常期。此期内组织的兴奋性又略高于正常水平，因此，低于正常阈值的刺激，就能引起组织产生新的兴奋。④低常期。是兴奋性变化的最后一个时期，在这一时期中组织的兴奋性又低于正常。以上各期及持续时间，在不同的细胞可以有很大的差异，如神经纤维的绝对不应期只有 $0.5 \sim 2.0$ ms，而心肌细胞的绝对不应期可达$200 \sim 300$ ms。

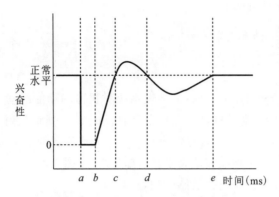

**图 1-1 组织兴奋后兴奋性的周期性变化**

*ab*:绝对不应期 *bc*:相对不应期 *cd*:超常期 *de*:低常期

# 第二节 人体功能活动的调节

## 一、内环境及稳态

机体所生存的自然环境和社会环境称为外环境。机体生活在外界环境中,当外界环境发生变化时,机体各系统、器官的活动必将发生相应的变化,以适应各种不同的生理情况和外界环境的变化,保证生理功能的正常进行,这种适应性的反应过程是机体功能活动调节的结果。

构成机体的最基本单位——细胞,大多不与外环境直接接触,而是浸浴在细胞外液中。所以,细胞外液就是细胞直接生存的环境,称为内环境(internal environment)(图 1-2)。细胞外液为细胞提供各种营养物质和必要的理化条件,同时接受细胞的代谢终产物。因此,内环境的理化性质保持相对稳定,是维持机体生存的必要条件。

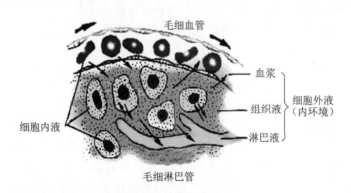

**图 1-2 内环境示意图**

内环境中的各种化学成分和理化特性保持相对稳定的状态,称为内环境的稳态(homeostasis)。稳态不是固定不变的,而是在微小的波动中保持相对稳定,是一种复杂的动态平衡过程。一方面外环境变化的影响和细胞的代谢过程使稳态不断地被破坏;而另一方面机体又通过各种调节机制使稳态得以恢复。整个机体的生命过程就是在稳态的不断破坏和不断恢复的过程中维持和进行的。一旦内环境稳态不能维持,超出了机体的调节能力,就会威胁到机体的正常功能,引起疾病甚至死亡。

## 二、人体功能活动的调节方式

### (一)神经调节

神经调节(nervous regulation)是指由神经系统对机体的动能活动所实现的调节。它是人体最主要的调节方式。神经调节的基本方式是反射(reflex)。所谓反射是指在中枢神经系统参与下,机体对内、外环境刺激产生的规律性应答反应。完成反射的结构基础是反射弧,它由感受器、传入神经、神经中枢、传出神经和效应器五个部分组成(图1-3)。

感受器是接受刺激的特殊结构,能感受内、外环境的变化,并将信息转变成神经冲动沿传入神经传向中枢。中枢将传入的信息进行分析处理后转化为指令,又以神经冲动的形式沿传出神经传向效应器,使效应器产生相应的反应。例如,当叩击股四头肌肌腱时,就刺激了股四头肌中的感受器——肌梭,使肌梭兴奋,通过传入神经将信息传至脊髓导致中枢兴奋,再通过传出神经将兴奋传到效应器——股四头肌,引起股四头肌的收缩,完成膝反射。反射弧的5个组成部分中任何一部分被破坏或功能障碍,都将导致这一反射不能完成。

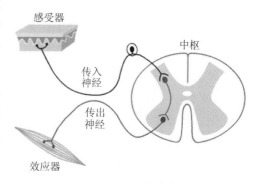

图1-3 反射弧模式图

反射分为条件反射和非条件反射两类。非条件反射是先天遗传的,同类动物都具有的,是一种初级的神经活动。上述膝反射就是一种简单的非条件反射。条件反射是建立在非条件反射的基础上,是人或高等动物在生活过程中根据个体所处的生活条件而建立起来的,所以是后天获得的,也是灵活可变的。条件反射是一种高级的神经活动。例如,望梅止渴、谈虎色变等。因此,条件反射使机体具有更大的预见性、灵活性和适应性。

神经调节具有调节效应快和调节精确、作用较短暂的特点。

### (二)体液调节

机体的某些细胞所分泌的一些特殊的化学物质(激素等),通过体液运输被运送到全身各处,调节机体的新陈代谢、生长、发育、生殖等生理功能,这种调节方式称为体液调节(humoral regulation)。例如,胰岛B细胞所分泌的胰岛素能影响组织、细胞的糖与脂肪的代谢,有降低血糖的作用。人体血糖浓度之所以能保持相对稳定,主要依靠这种体液调节。

由于血液运输所需时间比神经传导的时间长,而且血液流向全身各处,因此体液调节比较缓慢、持久而弥散。神经调节与体液调节相互配合、相辅相成,才能使机体的生理机能调节更趋完善。并且不少内分泌腺本身直接或间接地受到神经系统的调节,在这种情况下,体液调节成了神经调节的一个传出环节,相当于反射弧传出通路的延伸,这种调节称为神经-体液调节(图1-4)。

除激素外,某些组织、细胞产生的一些化学物质,虽不能随血液到达身体其他部位起作用,但可以在局部的组织液内扩散,改变附近组织细胞的功能活动状态,这种调节称为局部性体液调节,其作用是使局部与全身的功能活动相互配合,协调一致。

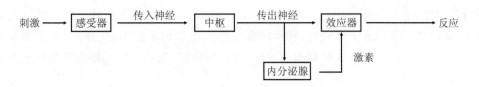

**图 1-4　神经-体液调节示意图**

### （三）自身调节

自身调节是指机体内外环境变化时,体内的许多组织或细胞不依赖于神经或体液调节而自身对刺激产生的适应性反应。例如,心肌收缩的力量在一定范围内与收缩前心肌纤维的初长度成正比,即收缩前心肌初长度愈长,收缩时产生的力量愈大,反之,则收缩力量就减小。一般来说,自身调节的调节幅度较小,范围局限,也不十分灵敏,但对于生理功能的调节仍有一定意义。

## 三、人体功能活动的自动控制原理

人体的各种功能调节系统可被看作是一个"自动控制"系统。反射中枢或内分泌腺等是控制部分,效应器或靶细胞是受控部分,在控制部分和受控部分之间,通过不同形式的信息传递,形成一个闭合回路(图 1-5)。也就是在控制部分和受控部分之间存在着双向的信息联系,即控制部分发出控制信息到达受控部分改变其活动状态,而受控部分也不断有信息返回到控制部分,不断纠正和调整控制部分的活动,从而达到精确的调节。这种受控部分对控制部分的作用,称为反馈(feedback)。根据反馈信息的作用效果,将反馈分为两类,即负反馈和正反馈两种形式。

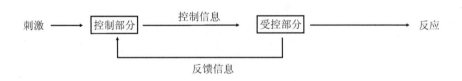

**图 1-5　反馈调节示意图**

### （一）负反馈

负反馈(negative feedback)是指从受控部分发出的反馈信息抑制或减弱了控制部分的活动。也就是说,当某种生理活动过强时,通过反馈调控作用可使该生理活动减弱,而当某种生理活动过弱时,又可反过来引起该生理活动增强。如动脉血压的调节。当动脉血压高于正常时,动脉压力感受器所受的刺激增强,传入冲动增多,反馈信息传入到心血管中枢,使其活动状态发生改变,从而改变心、血管的活动,使血压降下来;反之,当血压下降时,动脉压力感受器引起的传入冲动减少,心血管中枢的活动随之改变,从而使血压升上去。通过这种负反馈调节,来维持血压的相对稳定。

负反馈调节在机体各种生理功能调节中最为常见,是维持机体稳态的重要方式。

### （二）正反馈

正反馈(positive feedback)是指从受控部分发出的反馈信息,促进与加强控制部分的活动。

正反馈能使某项生理过程逐渐加强、加速,直至完成。例如,产妇分娩的过程。当临近分娩时,子宫平滑肌收缩,子宫收缩导致胎儿头部牵张子宫颈部,宫颈受到牵张可反射性地引起催产素分泌增加,从而进一步加强子宫收缩,转而使宫颈进一步受到牵张,如此反复,直至胎儿娩出为止。正反馈的数量很少,在人体仅有血液凝固、排尿和排便、射精、分娩、细胞膜钠通道激活和开放等少数几个过程。

# 思 考 题

1. 名词解释

新陈代谢　兴奋性　刺激　阈值　内环境　稳态　反射　反馈　负反馈

2. 试述生理学的研究任务是什么,它与医学有什么关系?

3. 人体生理活动的调节方式有哪些?各有何特点?

4. 试说明神经调节的基本方式及其结构基础。

5. 何谓负反馈?负反馈对机体的功能活动有何意义?试举一例说明。

(胡剑峰)

# 第二章

# 细胞的基本功能

**学习目标**

**1. 掌握** 细胞膜的物质转运方式和特点;静息电位和动作电位的概念;神经-骨骼肌接头处的兴奋传递过程。

**2. 理解** 静息电位和动作电位的产生机制、阈电位的概念;骨骼肌收缩的原理和兴奋-收缩耦联。

**3. 了解** 细胞膜的分子结构模式;跨膜信息传递的方式;电压门控离子通道的机能;局部反应;骨骼肌的收缩形式及影响因素。

细胞是人体的基本结构和功能单位。人体的一切生理活动都是在细胞的生理和生化反应的基础上进行的。只有了解细胞的基本功能,才能深入地理解和认识人体各系统、器官的生理功能及其规律。构成人体细胞的数量极多,其形态、结构和功能差异甚大,但在细胞和分子水平实现的基本生命过程及其原理,却具有高度的一致性。本章重点介绍细胞膜的物质转运功能和跨膜信号转导功能、细胞的生物电现象与肌细胞的收缩功能等。

## 第一节 细胞膜的基本结构和物质转运功能

细胞膜是一种具有特殊结构和功能的生物膜。细胞膜将细胞内容物与细胞周围环境分隔开来,构成细胞的屏障,它可根据细胞代谢和功能活动的需要,进行有选择性的物质转运,从而保持细胞内物质成分的相对稳定,以维持正常的新陈代谢。此外,细胞膜与信息传递、能量转移、兴奋传导、免疫功能等也有密切关系。

### 一、细胞膜的基本结构

细胞膜主要由脂质、蛋白质和少量糖类等物质组成。这些物质分子在细胞膜中以怎样的形式排列和存在,是决定膜的基本生物学特性的重要因素。有关细胞膜中的各种物质分子排列模型有许多假说,其中被广泛接受的假说是"液态镶嵌模型"(fluid mosaic mode)。这一模型的基本内容是:细胞膜是以双层的液态脂质分子为基架,其中镶嵌着具有不同生理功能的蛋白质(图 2-1)。

#### (一)脂质双分子层

细胞膜的脂质以磷脂为主,以双层形式整齐排列。每个磷脂分子的一端由磷酸和碱基构成亲水性极性基团,因为膜的两侧均为水溶液,亲水基团与水相吸引,它朝向膜的外表面和内表面。磷脂另一端由两条较长的脂肪酸烃链构成疏水性非极性基团,它们在膜的内部两两相对排列,这样的结构最稳定。另外,脂的熔点较低,膜中的脂质在一般体温条件下是液态,从而使膜具有一定程度的流动性。因而使细胞可以承受较大的压力不致破裂,即使细胞膜发生一些较小的断裂,也易于自动融合和修复。由于细胞膜是以脂质双分子为基架,除脂溶性物质外,其余物质受细胞膜的屏障作用一般不能自由通过。

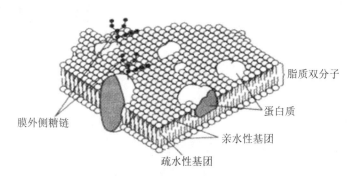

图 2-1 细胞膜的流体镶嵌模型

### (二)细胞膜蛋白质

在细胞膜脂质双分子层的基架中镶嵌着不同生理功能的蛋白质。镶嵌的形式:有的贯穿整个脂质双分子层,两端露在膜的两侧;有的分子较小,以一定深度埋在膜的外侧面或内侧面;有的附着在脂质双分子层的内、外两侧。膜蛋白质是膜各种功能的主要执行者。例如,细胞膜上的载体、通道和离子泵等蛋白质与细胞膜的物质转运功能有关;膜外侧的糖蛋白与细胞识别功能和接受环境中某些特异性化学刺激有关;还有的膜蛋白可将外界环境变化的信息以新的信号形式传递到细胞内,引起细胞产生相应的生理活动。总之,各种细胞都有它特有的膜蛋白质,这是决定细胞功能特异性的一个重要因素。

### (三)细胞膜糖类

细胞膜外表面还有少量糖类物质,它们都以共价键的形式与膜脂质或蛋白质结合,形成糖脂或糖蛋白,其糖链绝大多数都裸露在细胞膜的外表面。由于这些糖链在化学结构上具有特异性,因而可作为细胞或所结合蛋白质的特异性标志。其中有些是作为膜受体的"可识别"部分,能特异地与某种递质、激素或其他化学信号分子相结合;有些则作为抗原物质,表达某种免疫信息。

## 二、细胞膜的物质转运功能

物质经细胞膜进出细胞的过程称为跨膜转运。被转运的物质种类很多,有脂溶性的,也有水溶性的,有小分子的,也有大分子的。因此,细胞膜转运物质的形式是多种多样的,常见的细胞膜对物质的转运形式如下。

### (一)单纯扩散

单纯扩散(simple diffusion)是指脂溶性小分子物质通过细胞膜从高浓度一侧向低浓度一侧扩散的过程。决定扩散量的因素,既取决于膜两侧该物质的浓度梯度(浓度差),也取决于膜对该物质通过的阻力或难易程度,即膜对该物质的通透性(permeability)。浓度差越大和通透性越大,则扩散量就越多;反之就越少。由于细胞膜是以液态的脂质双分子层为基架,因而仅有脂溶性强的物质才能真正依靠单纯扩散通过细胞膜。在人体内,以单纯扩散方式进出细胞的物质种类很少,比较肯定的有 $O_2$、$CO_2$、和 $N_2$ 等小分子脂溶性物质,细胞膜两侧的浓度差是单纯扩散的直接动力,不需要细胞消耗额外能量。

**(二)易化扩散**

非脂溶性或脂溶性很小的物质,在细胞膜上特殊膜蛋白质的帮助下,顺浓度差和(或)电位差跨膜扩散的过程,称为易化扩散(facilitated diffusion)。易化扩散也是顺浓度差进行的,所以细胞也不直接消耗能量。但是它与单纯扩散不同的是必须在膜蛋白质的帮助下才能进行。根据参加帮助的膜蛋白质的不同,又可将易化扩散分为两种类型,即膜通道蛋白质参加的通道转运(channel transport)和膜载体蛋白质参加的载体转运(carrier transport)。

1. 通道转运　通道转运是在镶嵌于膜上的通道蛋白质(简称通道)的帮助下完成的。如图 2-2 所示,通道蛋白质像贯通细胞膜并带有闸门装置的一条管道。开放时,物质从浓度高的一侧经过通道向浓度低的一侧扩散;关闭时,即使细胞膜两侧存在物质的浓度差,物质也不能通过细胞膜。各种离子如 $K^+$、$Na^+$、$Ca^{2+}$、$Cl^-$ 等,主要就是通过这种方式进出细胞的。由于通道蛋白质化学结构的特异性,离子通道的活动表现出明显的离子选择性,即每种通道只对一种或几种离子有较高的通透能力,而对其他离子则不易或不能通过。如细胞膜上存有钠通道、钾通道、钙通道等,它们可分别让不同的离子通过。离子扩散量的多少,除决定于膜两侧离子的浓度差外,还受离子产生的电场力的影响。

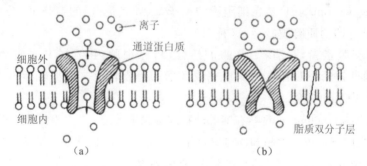

**图 2-2　通道转运模式图**

(a)通道开放　(b)通道关闭

通道的开放(激活)或关闭(失活)是通过"闸门"来调控的,故通道又称门控通道。根据引起闸门开和关的条件不同,分别有不同的门控通道。例如由化学物质引起闸门开和关的化学门控通道,由膜电位变化引起闸门开和关的电压门控通道等。通道最重要的特点是,随着蛋白质分子构型的改变,它可以处于不同的功能状态且活动变化十分迅速,当某种化学物质达到一定量或者膜两侧电位变化达到一定强度时,由于通道蛋白分子的变构作用,引起闸门迅速开或关,通道会突然开放或关闭。

2. 载体转运　如图 2-3 所示,细胞膜的载体蛋白质在物质浓度高的一侧与被转运物质结合,这一结合引起膜蛋白质的构象变化,把物质转运到浓度低的另一侧,然后与物质分离。所以在转运中载体蛋白质并不消耗,可以反复使用。一些小分子亲水性物质,例如,葡萄糖、氨基酸等就是依靠载体运输进入细胞内的。

载体转运具有以下特点：①特异性。即一种载体一般只转运某种具有特定结构的物质，如葡萄糖载体只转运葡萄糖而不能转运氨基酸。②饱和现象。指载体转运物质的能力有一定限度，当被转运物质增加到一定限度时，再扩大该物质的浓度差，转运量不再随之增加，这是因为载体的数量有限，所能结合的物质数量因此受到限制。③竞争性抑制。即一种载体当能同时转运两种或两种以上结构相似的物质时，一种物质浓度增加，将减弱对另一种物质的转运。这是因为有限的载体蛋白上的结合点竞争性地被占据。

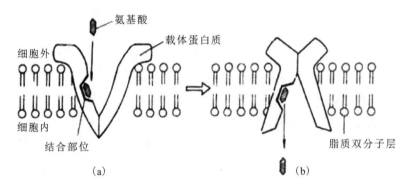

图 2-3　载体运输示意图

（a）载体蛋白质在膜的一侧与被转运物结合　（b）载体蛋白质在膜的另一侧与被转运物分离

### （三）主动转运

主动转运（active transport）是在细胞膜的离子泵（即泵蛋白）的参与下，在耗能的条件下，逆电-化学梯度进行的物质跨膜转运，又称泵转运。

离子泵是一类膜蛋白，具有 ATP 酶的活性，可将细胞内的 ATP 水解为 ADP，并利用 ATP 分子高能磷酸键断裂时释放的能量完成离子的跨膜转运。依据转运离子种类的不同，离子泵主要有钠-钾泵和钙泵。

钠-钾泵简称钠泵（sodium pump），在哺乳动物细胞膜上普遍存在。钠泵是一种 $Na^+$-$K^+$ 依赖式 ATP 酶，当细胞内 $Na^+$ 浓度增高和（或）细胞外 $K^+$ 浓度增高时，钠泵被激活，将 ATP 分解释放出能量，并利用此能量把细胞外 $K^+$ 运至细胞内；把细胞内 $Na^+$ 运至细胞外。一般情况下，每分解 1 分子 ATP，可以将 3 个 $Na^+$ 移出膜外，2 个 $K^+$ 移入膜内（图 2-4），从而形成并维持细胞内高钾低钠的生理状态。钠泵转运机制的细节目前并不完全清楚，但从实验中观察到，当细胞外 $K^+$ 或细胞内 $Na^+$ 增加时，钠泵的活性就升高，主动转运 $Na^+$、$K^+$ 的过程就加快。

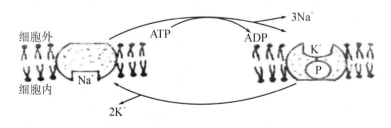

图 2-4　钠泵主动转运 $Na^+$、$K^+$ 示意图

P：磷酸根

钠泵活动的意义主要是保持 $K^+$、$Na^+$ 在细胞内外的浓度差。以骨骼肌细胞为例,正常状态下,细胞内 $K^+$ 浓度约为细胞外 39 倍,细胞外 $Na^+$ 浓度约为细胞内 12 倍。这种 $K^+$、$Na^+$ 在细胞内外分布不均匀的现象是依靠钠泵的作用来保持的。而 $K^+$、$Na^+$ 在细胞内外的浓度差形成的势能贮备(细胞内 $K^+$ 有顺浓度差向细胞外扩散的趋势,细胞外 $Na^+$ 有顺浓度差向细胞内扩散的趋势)是一些重要生理功能如生物电产生的物质基础。

钠泵活动造成的势能贮备还可以促使某些其他物质进行逆浓度差的跨膜转运。例如,小肠内的葡萄糖,能够逆浓度差由肠腔内进入小肠上皮细胞,就是因为钠泵的持续活动,形成了膜外 $Na^+$ 的高势能。当 $Na^+$ 顺浓度差进入膜内时,所释放的势能可用于葡萄糖分子的逆浓度差转运。由于葡萄糖主动转运所需的能量是间接来自钠泵活动时 ATP 的分解,故这种类型的转运称为继发性主动转运或联合主动转运。继发性主动转运与存在于细胞膜中称为转运体的蛋白质的活动有关(图 2-5)。如果被转运的物质分子与 $Na^+$ 扩散的方向相同,称为同向转运;若方向相反,则称为逆向转运。

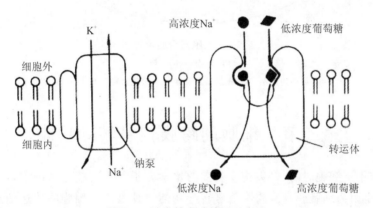

**图 2-5 继发性主动转运示意图**

由于钠泵的活动,造成细胞外 $Na^+$ 的高浓度,它与细胞内 $Na^+$ 的低浓度形成巨大的浓度差,通过联合转运体,$Na^+$ 顺浓度差进入细胞内,由此释放的势能用于葡萄糖分子逆浓度差进入细胞内。

### (四)入胞与出胞

上述跨膜转运的物质,都是小分子物质或离子。大分子或物质团块进出细胞,还要通过细胞膜本身更复杂的功能活动才能完成,这些过程也需要细胞提供能量。

1. 入胞 又称胞吞(endocytosis)。是指细胞外大分子或物质团块进入细胞内的过程。例如,血浆中的脂蛋白颗粒、大分子营养物质、细菌和异物等进入细胞。首先,这些物质被细胞识别并相互接触,然后接触处的细胞膜向内凹陷或伸出伪足把物质包裹起来,此后包裹的细胞膜融合断裂,使物质连同包裹它的细胞膜一起进入细胞(图 2-6)。如果进入细胞的物质是固态,称为吞噬;如果进入细胞的物质是液态,则称为吞饮。

2. 出胞 又称胞吐(exocytosis)。是指细胞把大分子内容排出细胞的过程,主要见于细胞的分泌活动。例如,消化腺细胞分泌消化酶、内分泌腺细胞分泌激素和神经末梢释放递质等。大分子内容物在细胞内形成后,被一层膜性物质包裹形成囊泡。当分泌活动开始时,囊泡向细胞膜移动,最后囊泡膜与细胞膜融合,进而在融合处向外破裂,结果是囊泡内贮存的内容物一次性地全部排出细胞。

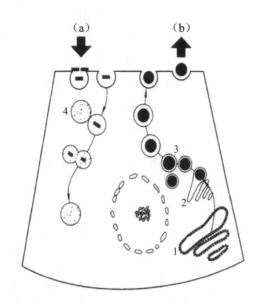

**图 2-6 入胞与出胞示意图**

(a)入胞 (b)出胞

1. 粗面内质网 2. 高尔基复合体 3. 分泌颗粒 4. 溶酶体

# 第二节　细胞的跨膜信号转导功能

有效刺激作用于细胞时,大多数构成刺激的化学分子并不直接进入细胞,但却能引起细胞功能的改变,这是因为细胞膜具有跨膜信号转导功能。凡是能在细胞间传递信息的物质,如神经递质、激素、细胞因子等统称为信号分子;凡是能与信号分子特异结合并发挥信号转导作用的物质(主要是蛋白质)则称为受体(receptor)。受体是细胞的一个特殊部分,它能与某种化学分子特异性结合,引发细胞特定的生理效应。受体主要存在于细胞膜表面,称为膜受体。膜受体的化学本质也是镶嵌在膜上的大分子复合蛋白或酶。细胞质和细胞核内也有受体,分别称为胞质受体和核受体。

受体的基本功能为:①具有识别与结合能力,每一受体与体液中的特异化学物质在化学结构与空间构型上互补,产生辨认与结合。②能转导化学信息。

受体与信号分子结合具有三个特征:①特异性。即某种受体只能识别与它对应的物质并与之结合,产生特定的生理效应,这由受体的识别功能决定,这种特性保证了信息转导的精确可靠。②饱和性。细胞膜上某种受体的数量和能力是有限的,因此它结合某种化学分子的数量也有一定的限度。③可逆性。即化学分子与受体既可以结合,又能够分离。

跨膜信号转导的方式主要有离子通道蛋白介导的跨膜信号转导、G蛋白耦联受体介导的跨膜信号转导和酶耦联受体介导的信号转导三种类型。

## 一、通道蛋白介导的跨膜信号转导

通道蛋白对离子的转运是物质跨膜转运的一种方式,同时也起到了跨膜传递信号的作用。当刺激作用于细胞膜时,使通道闸门开或关,引起离子跨膜移动,形成跨膜电流,移位的带电离子在细胞膜两侧集聚,使膜电位发生改变,进而引起所在细胞一系列的功能变化。可见,此时通道开关的意义已不单纯是转运某种物质,同时也是将引起通道开关的某种刺激信号,传递给细胞内的功能系统,从而实现了跨膜的信号转导。通道蛋白介导的跨膜信号转导有以下 3 类。

### (一)化学门控通道

化学门控通道是指由某种特定的化学物质决定其开放的通道。这类通道蛋白裸露于膜外,存在着能与某种特定化学物质发生特异性结合的位点。一旦某种特定化学物质与之相结合,即能引起通道蛋白分子构型发生改变,导致通道开放而允许某些离子进出。由于离子带有一定的电荷,因此,能引起跨膜电位的改变,并引发细胞功能状态的改变。例如,神经兴奋引起肌肉收缩,就是由神经末梢释放的乙酰胆碱(acetylcholine,ACh)与终板膜上的离子通道蛋白结合,引起终板膜化学门控 $Na^+$ 通道开放,最终导致骨骼肌细胞的兴奋和收缩。

除终板膜外,中枢神经系统内的一些氨基酸类递质,如谷氨酸、门冬氨酸、γ-氨基丁酸和甘氨酸等,也是通过类似的化学门控通道进行跨膜信号转导的。

### (二)电压门控通道

电压门控通道是由所在膜两侧跨膜电位改变决定其开放的通道。此类通道蛋白的分子结构中,有一些对细胞膜两侧的跨膜电位改变敏感的基团或亚单位,由于自身的带电性质,在跨膜电位改变时,产生蛋白分子的改变,由此而诱发通道蛋白的开放,导致细胞膜两侧相应离子的流动,然后引起细胞功能的改变。神经元细胞膜上存在的某些 $Na^+$ 通道和 $K^+$ 通道就属于这一类通道。

### (三)机械门控通道

有的细胞存在一种能感受机械性刺激并引起细胞功能改变的通道样结构,这类通道称为机械门控通道。例如,内耳毛细胞顶部膜中的听毛受到外力的作用而弯曲,进而引起听毛根部膜的变形,从而激活了膜中的机械门控通道,出现离子跨膜流动,产生感受器电位,实现了由机械刺激完成的跨膜信号传递,这是听觉产生的重要前提。此外,肌梭的牵张感受器也有机械门控通道。

## 二、G 蛋白耦联受体介导的跨膜信号转导

G 蛋白是细胞内鸟苷酸调节蛋白的简称,G 蛋白耦联受体则是存在于细胞膜上的一种特殊蛋白受体。当信号分子与 G 蛋白耦联受体结合后,可激活 G 蛋白,进而激活 G 蛋白效应器酶(如腺苷酸环化酶),在活化的效应器酶作用下,催化某些物质(如 ATP)产生第二信使(如 cAMP)。第二信使最后经蛋白激酶发挥生理效应。由于此类受体要通过 G 蛋白发挥作用,因此称为 G 蛋白耦联受体。该信号转导须经 G 蛋白耦联受体进行,因此,称为 G 蛋白耦联受体介导的跨膜信号转导。在体液调节中,含氮激素大多是经此途径发挥作用的。

## 三、酶耦联受体介导的跨膜信号转导

细胞膜上的某些蛋白质既有酶的作用,同时又有受体的作用,称为酶耦联受体。体内的胰岛素等肽类激素、表皮生长因子和神经生长因子等都是通过酶耦联受体进行信号转导的。其中重要的有酪氨酸激酶受体和鸟苷酸环化酶受体两类。

### （一）酪氨酸激酶受体

酪氨酸激酶受体是一种结构简单的、贯穿于细胞膜脂质双层的膜蛋白，通常只有一个跨膜的 α 螺旋，在膜外侧有与信号分子结合的位点，而伸入细胞质内的部分则具有酪氨酸激酶的结构域。当相应信号分子（如胰岛素）一旦与酪氨酸激酶受体结合，都会导致细胞内酪氨酸激酶的活化，再经一系列的细胞内信号分子相互作用，引起细胞核内基因转录过程的改变，最后导致生理效应。

### （二）鸟苷酸环化酶受体

鸟苷酸环化酶的受体的分子也只有一个跨膜的 α 螺旋，细胞外侧的 N 端有与信号分子结合的位点，而细胞内侧的 C 端则有鸟苷酸环化酶的结构域。当信号分子与受体结合后，首先激活鸟苷酸环化酶（Gc），在活化 Gc 作用下，三磷酸鸟苷（GTP）环化生成环-磷酸鸟苷（cGMP），cGMP 可结合并激活依赖 cGMP 的蛋白激酶 G（PKG），激活的 PKG 通过对底物蛋白磷酸化实现信号转导，最后产生生理效应。

# 第三节  细胞的生物电现象

机体生命过程中所伴随的电现象称为生物电（bioelectricity）。生物电是一种普遍存在又十分重要的生命现象。生物电主要发生在细胞膜的两侧，因此也称跨膜电位，主要包括静息电位和动作电位。

## 一、静息电位

### （一）静息电位的概念

静息电位（resting potential，RP）是指细胞处于静息状态时，存在于细胞膜两侧的内负外正的稳定的电位差。它是一切生物电产生或变化的基础。

如图 2-7 所示，用示波器测量可证明静息电位的存在。当电极 A 和 B 均置于细胞膜的外表面[图 2-7(a)]或均插入细胞内[图 2-7(b)]时，示波器荧光屏上的光点没有上下移动，说明细胞膜外表面任意两点之间或细胞内的任意两点之间没有电流流动，即不存在电位差。但是，如果把电极 A 置于细胞膜的外表面而把电极 B（直径小于 $1\ \mu m$ 的微电极）插入细胞内时[图 2-7(c)]，就在电极 B 插入细胞膜内侧的瞬间，荧光屏上的光点立即向下移动，并停留在一个恒定的水平上。这一现象说明：①细胞内和细胞外之间存在电位差，这种电位差存在于细胞膜的两侧，所以称为跨膜电位（transmembrane potential），简称膜电位（membrane potential）。②电流是从置于细胞膜外表面的电极 A 流向插入细胞内的电极 B，说明细胞外电位高于细胞内电位，如规定细胞外电位为零，则细胞内电位为负电位。③它是一个相对稳定的直流电位。

大多数细胞的静息电位都在 $-10 \sim -100$ mV。例如，枪乌贼巨大神经轴突的静息电位为 $-50 \sim -70$ mV；哺乳动物的肌细胞或神经细胞为 $-70 \sim -90$ mV；而人的红细胞为 $-6 \sim -10$ mV 等。应该注意的是，上述静息电位的负值是指膜内电位低于膜外电位的数值。如果静息电位减小，即表明膜内外电位差变小；反之如果静息电位增大，则表明膜内外电位差增大。同类细胞的静息电位较恒定，安静时，细胞这种数值比较稳定的内负外正的状态，称为极化（polarization）[图 2-7(c)]。以静息电位为准，若膜内电位向负值增大的方向变化，称为超极化

（hyperpolarization）；若膜内电位向负值减小的方向变化，称为去极化（depolarization）。从生物电来看，细胞的兴奋和抑制都是以极化为基础，细胞去极化时表现为兴奋，超极化时则表现为抑制。

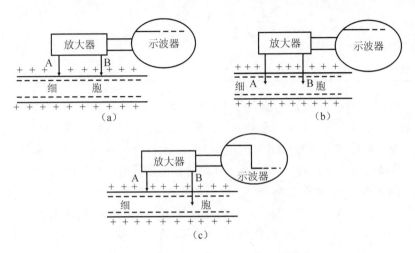

**图 2-7　证明静息电位存在的实验示意图**

(a)电极 A 与 B 均置于细胞外表面　(b)电极 A 与 B 均插入细胞内

(c)电极 B 插入细胞内，电极 A 置于细胞外表面，细胞膜呈外正内负的极化状态

### (二)静息电位产生的机制

静息电位形成的机制一般用膜的离子流学说来解释。此学说认为，生物电产生的前提是：①细胞内外各种离子的分布和浓度不同。②在不同状态下，细胞膜对各种离子的通透性不同。如表 2-1 所示：哺乳动物骨骼肌细胞内的 $K^+$ 浓度为细胞外 $K^+$ 浓度 39 倍，而细胞外 $Na^+$ 和 $Cl^-$ 的浓度分别为其细胞内浓度 12 倍和 31 倍。细胞内的负离子主要是大分子的蛋白质离子（$A^-$）。因此，如果细胞膜允许这些离子自由通过的话，将顺浓度差产生 $K^+$、$A^-$ 的外向流及 $Na^+$、$Cl^-$ 的内向流。但是，当细胞处于静息状态时，细胞膜对 $K^+$ 的通透性最大，对 $Na^+$ 的通透性很小，仅为 $K^+$ 通透性的 $\frac{1}{100} \sim \frac{1}{50}$，而对 $A^-$ 则几乎没有通透性。因此，在静息状态下，由于膜内外 $K^+$ 存在浓度差和膜对 $K^+$ 有较大的通透性，因而一部分 $K^+$ 顺浓度差向膜外扩散，增加了膜外正电荷；虽然膜内带负电的蛋白质离子（$A^-$）有随 $K^+$ 外流的倾向，但因膜对 $A^-$ 没有通透性，被阻隔在膜的内侧面。随着 $K^+$ 不断外流，膜外的正电荷逐渐增多，于是膜外电位上升，膜内因负电荷增多而电位下降，这样便使紧靠膜的两侧出现一个外正内负的电位差。

随着 $K^+$ 顺浓度差外流，它形成的外正内负的电场力会阻止带正电荷的 $K^+$ 继续外流。最后，当促使 $K^+$ 外流的浓度差形成的向外扩散的力与阻止 $K^+$ 外流的电场力达到平衡时，$K^+$ 的净移动就会等于零，此时，细胞膜两侧稳定的电位差即为静息电位。由于静息电位主要是 $K^+$ 外流达到电-化学平衡时的电位，所以又称它为 $K^+$ 的电-化学平衡电位。应用 $K^+$ 通道阻滞剂四乙胺阻断 $K^+$ 外流发现，内负外正的静息电位消失，从而证实静息电位相当于 $K^+$ 的电-化学平衡电位。

表 2-1　哺乳动物骨骼肌细胞内外离子的浓度(mmol/L)和流动趋势

| 离子类型 | $Na^+$ | $K^+$ | $Cl^-$ | $A^-$ |
| --- | --- | --- | --- | --- |
| 细胞内 | 12 | 155 | 4 | 155 |
| 细胞外 | 145 | 4 | 120 | — |
| 细胞内外浓度比 | 1：12 | 39：1 | 1：31 | — |
| 离子流动趋势 | 内向流 | 外向流 | 内向流 | 外向流 |

$K^+$ 平衡电位的大小主要是由细胞内外 $K^+$ 的浓度差决定的,应用物理化学的 Nernst 公式可将 $K^+$ 平衡电位计算出来。但是,这个 $K^+$ 平衡电位的计算值和静息电位的实测值还是有小的差别。例如枪乌贼巨大神经纤维 $K^+$ 平衡电位的计算值为 $-87$ mV,而它的静息电位实测值为 $-77$ mV。这是因为在静息时,除 $K^+$ 外还有少量其他离子也参与流动(如 $Na^+$ 内流)的缘故。

静息电位的大小,主要受细胞内外 $K^+$ 浓度的影响。细胞外 $K^+$ 浓度增高,可使细胞内外 $K^+$ 浓度差减小,从而使 $K^+$ 向细胞外扩散的动力减弱,$K^+$ 外流减少,结果是静息电位的减小(即膜内外的电位差变小)。反之,如细胞外的 $K^+$ 浓度降低,将引起静息电位增大(即膜内外的电位差变大)。

此外,细胞代谢障碍也可影响静息电位。当细胞缺血、缺 $O_2$ 或 $H^+$ 增多(酸中毒)时,可导致细胞代谢障碍,影响细胞向钠泵提供能量,而钠泵功能的正常运转是维持正常静息电位的关键因素。如果钠泵功能受到抑制甚至停止,$K^+$ 不能顺利泵回细胞内,将使细胞内外 $K^+$ 的浓度差逐渐减小,也就是说细胞代谢障碍会导致静息电位逐渐减小甚至消失。

## 二、动作电位

### (一)动作电位的概念

动作电位(action potential,AP)是指可兴奋细胞接受有效刺激后在静息电位基础上产生的一系列可扩布的电位变化过程。体内各类可兴奋细胞在兴奋时,其外部变化表现可各不相同,但有一个共同的变化就是产生动作电位,因此动作电位是一切可兴奋细胞兴奋的共同标志。

### (二)动作电位产生的过程

在神经轴突上记录的动作电位波形是由锋电位和后电位两部分组成的。细胞感受刺激后,在静息电位的基础上会爆发一次快速上升又快速下降的电位变化。此电位变化极为迅速,一般历时不超过 2.0 ms。因此,上升支和下降支形成尖锋样波形,故称为锋电位(spike potential)。锋电位之后膜电位还要经历微小而缓慢的波动,称为后电位(after-potential)。只有在后电位结束之后,细胞内电位才完全恢复到静息电位的水平。

由图 2-8 可见,神经纤维受刺激后,静息电位很快由 $-70$ mV 去极化达到 0 mV,继而反极化至 $+35$ mV(超射 overshoot),电位变化的幅度为 105 mV,形成锋电位的上升支。上升支历时很短,大约为 0.5 ms。可见锋电位的上升支是细胞膜由极化经过去极化到反极化的演变过程,也是膜内电位由负到零再到正的变化过程。这个过程称为去极化时相(depolarization phase)。

锋电位的上升支达到顶峰($+35$ mV)后立即快速下降,膜电位由内正外负恢复为内负外正,直到接近静息电位水平,构成锋电位的下降支,称为复极化时相(repolarization phase)。所谓复极化是指在去极化的前提下,极化状态的恢复。

简言之,动作电位是一次在静息电位基础上爆发的电位快速上升又快速下降以及随后缓慢波动的过程(这种发生在电位快速下降之后的缓慢的电位波动称为后电位)。它包括锋电位和后电位两种电位变化,或者说包括去极化和复极化两个时相。其中锋电位特别是它的上升支是动作电位的主要部分。

可兴奋细胞在兴奋时可以有各种外在表现形式,例如,肌细胞的收缩、腺细胞的分泌等。但是它们都有一个共同的、带本质性的内在变化,那就是在受刺激后必然产生动作电位。因此,在学习了生物电知识以后,可以更准确地说,动作电位是细胞兴奋的客观标志或同义语。只有当细胞产生了动作电位,才能够说它发生了兴奋。特别是神经细胞兴奋时,用肉眼观察不到

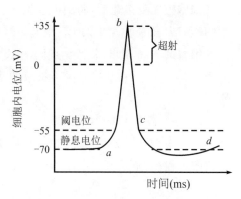

**图 2-8　神经纤维动作电位模式图**
*ab*:锋电位上升支　*bc*:锋电位下降支
*abc*:锋电位　*cd*:后电位

它的外部反应,只能用仪器测定它产生的动作电位来做判断。因此,也可以把兴奋性的概念表述为细胞产生动作电位的能力。

### (三)动作电位的特点

①"全或无"现象:动作电位一旦产生就达到最大值,其变化幅度不会因刺激的加强而增大,也就是说,动作电位要么不产生(无),一旦产生就达到最大(全),这称为"全或无"现象。②不衰减性传导:动作电位一旦在细胞膜的某一部位产生,它就会立即向整个细胞膜传布,而且它的幅度不会因为传布距离的增加而减小。③脉冲式:由于不应期的存在,动作电位不可能重合,动作电位之间总有一定间隔而形成脉冲样图形。

各种细胞的动作电位特点虽然相似,但其变化幅度与持续时间可有很大差别。例如,神经和骨骼肌细胞动作电位的持续时间为 1 ms 至数毫秒,而心室肌细胞动作电位的持续时间可长达 300 ms 左右。

### (四)动作电位的产生机制

动作电位产生的机制也是用离子流学说来解释。前已述及,细胞外 $Na^+$ 的浓度比细胞内高得多,它有从细胞外向细胞内扩散的趋势,但 $Na^+$ 能否进入细胞是由细胞膜钠通道的状态来控制的。细胞在安静时,细胞膜上的钠通道多数处于关闭状态(备用状态),膜对 $Na^+$ 相对不通透,当细胞受到刺激时,钠通道的构型发生改变,首先是膜对 $Na^+$ 的通透性开始增大(少量钠通道开放),少量 $Na^+$ 顺浓度差流入细胞,使静息电位减小。当减小到一定数值(阈电位)时,又会引起膜对 $Na^+$ 的通透性在短时间内进一步增大(大量钠通道开放),此时在 $Na^+$ 浓度差和电场力(膜内负电位)的作用下,使细胞外的 $Na^+$ 快速、大量内流,导致细胞内正电荷迅速增加,电位急剧上升,使原来的负电位迅速消失并高出膜外电位而形成锋电位陡峭的上升支,这就是去极化时相。当膜内侧正电位增大到足以制止 $Na^+$ 内流时,膜电位达到了一个新的平衡点,此时膜电位即为 $Na^+$ 的平衡电位。

在上升相接近 $Na^+$ 的平衡电位时,大量钠通道又迅速失活而关闭,钾通道则被激活而开放,导致 $Na^+$ 内流停止而 $K^+$ 顺浓度差和电位差迅速外流,细胞内电位迅速下降,使膜内外电位又恢复到原来的内负外正的静息电位水平,形成锋电位的下降支,这就是复极化时相。

细胞膜在复极化后,跨膜电位虽然基本恢复,但离子分布状态并未恢复,因为去极化进入细胞的 $Na^+$ 和复极化流出的 $K^+$ 并未各回原位。这时,激活了膜上的钠泵,通过钠泵的活动,可将流入细胞的 $Na^+$ 泵出,将流出细胞的 $K^+$ 泵入,继续维持兴奋前细胞膜两侧 $Na^+$、$K^+$ 的不均衡分布,为下一次兴奋作准备。但钠泵的活动对细胞内电位的影响很小,可能只是形成后电位的原因之一。

总之,动作电位的上升支是 $Na^+$ 大量、快速内流所形成的电-化学平衡电位,是膜由 $K^+$ 平衡电位转为 $Na^+$ 平衡电位的过程;下降支是 $K^+$ 外流所形成,是膜由 $Na^+$ 平衡电位转为 $K^+$ 平衡电位的过程;后电位则是 $Na^+$ 泵活动的结果。

---

**小贴士**

### 如何观察通道的开放及相应的离子流
#### ——膜片钳技术

用 20 世纪 80 年代完善起来的膜片钳实验技术可以直接观察单一的离子通道蛋白质分子对相应离子通透难易程度等特性。

膜片钳实验的基本原理是用一个尖端光洁、直径 $0.5\sim3\ \mu m$ 的玻璃微电极同神经或肌细胞的膜接触而不刺入,即将一根微吸管电极吸附到仅几平方微米的细胞膜表面上,然后在微电极另一端开口处施加适当的负压,将与电极尖端接触的那一小片膜轻度吸入电极尖端的纤细开口,这样在这小片膜周边与微电极开口处的玻璃边沿之间,会形成紧密的封接,其电阻可达数个或数十个千兆欧。这实际上把吸附在微电极尖端开口处的那一小片膜同其余部分的膜在电学上完全隔离开来,且将细胞跨膜电位固定在所需要的水平(这就是"钳"的含义),由微电极记录到的电流变化只同该膜片中通道分子的功能状态有关。如果在这一小片膜中只包含了一个或少数几个通道蛋白质分子,那么通过微电极测量出的电流,就是某种带电离子经由开放的单一通道蛋白质分子进行跨膜移动的结果。

---

### (五)动作电位的产生条件与阈电位

刺激作用于细胞可以产生动作电位,但不是任何刺激都能触发动作电位的。在某些情况下,刺激引起的是与去极化相反的变化,膜内负电荷增加,静息电位增大(超极化),此时细胞的兴奋性低于正常水平。而有些刺激引起膜内正电荷增加,静息电位减小(去极化),当减小到一个临界值时,由于细胞膜中大量钠通道开放,就能触发动作电位,这个能触发动作电位的膜电位值称为阈电位(threshold potential,TP)。阈电位的数值约比静息电位的绝对值小 $10\sim20\ mV$。任何刺激必须使膜内负电位降到阈电位水平,才能爆发动作电位,即静息电位去极化达到阈电位是产生动作电位的必要条件。一般来说,细胞兴奋性的高低与细胞的静息电位和阈电位的差值呈反比关系,即差值愈大,细胞的兴奋性愈低;差值愈小,细胞的兴奋性愈高。例如,超极化时静息电位增大,使它与阈电位之间的差值扩大(图 2-9),受刺激时静息电位去极化较不容易达到阈电位,所以超极化使细胞的兴奋性降低。由此可理解前已学过的阈强度,就是能使细胞膜的静息电位去极化到阈电位或能触发动作电位的最小刺激强度。

阈下刺激虽不能引起动作电位,但它也会使受刺激局部细胞膜的钠通道少量被激活,膜对 $Na^+$ 的通透性轻度增加,引起少量的 $Na^+$ 内流,从而产生较小的去极化,只不过这种去极化的幅度不足以使膜电位达到阈电位的水平,而且只限于受刺激的局部。这种产生于膜的局部、较小的低于阈电位值的去极化称为局部反应(local response)或局部兴奋(local excitation)(图 2-9)。局部反应的特点:①电位幅度小且呈衰减性传导,传播到很小距离即消失(即呈电紧张扩布)。②不是"全或无"式的,局部反应可随阈下刺激的增强而增大。③有总和效应,一次阈下刺激引起的多个局部反应固然不能引发动作电位,如果多个阈下刺激引起的多个局部反应在时间上(多个刺激在同一部位连续给予)或空间上(多个刺激同时在相邻的部位给予)叠加起来,就可能使膜的去极化达到阈电位,从而引发动作电位(图 2-9)。因此,动作电位可以由一次阈刺激或阈上刺激引起,也可以由多个阈下刺激的总和引发。

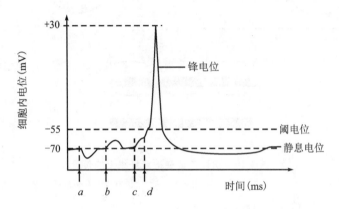

**图 2-9　刺激引起膜超极化、局部反应及其在时间上的总和效应**

*a*:刺激引起膜超极化,与阈电位的距离加大　*b*:阈下刺激引起的局部反应,达不到阈电位,不产生动作电位

*c、d*:均为阈下刺激

### (六)动作电位的传导与局部电流

动作电位一旦在细胞的某一点产生,它不会停留在受刺激的细胞膜局部,而是沿着细胞膜不断向邻近传播,一直到整个细胞膜都产生动作电位为止。这种在同一细胞上动作电位的传播称为传导(conduction)。在神经纤维上传导的动作电位又称为神经冲动(nerve impulse)。如果动作电位是在两个细胞之间进行传播则称为传递(transmission)。

1. 兴奋传导的机制　下面以无髓神经纤维为例加以说明。图 2-10(a)表示无髓纤维 *A* 点受刺激产生动作电位,此处膜电位出现外负内正的反极化状态,而邻近尚未兴奋部位仍处于外正内负的静息状态。这样,在兴奋部位与邻近未兴奋部位之间出现了电位差,而细胞内液和细胞外液都是导电的,因而必然会产生由正到负的电流流动,其流动的方向是,在膜外侧,电流由未兴奋点流向兴奋点 *A*;在膜内侧,电流则由兴奋点 *A* 流向未兴奋点,这种局部流动的电流称为局部电流(local current)。局部电流流动的结果,造成与 *A* 点相邻的未兴奋点膜内侧电位上升,膜外侧电位下降,即产生去极化,这种去极化如达到阈电位水平,即触发相邻未兴奋点爆发动作电位,使它转变为新的兴奋点。就这样兴奋膜与相邻未兴奋膜之间产生的局部电流不断地向前移动[图 2-10(b)]就会使产生在 *A* 点的动作电位迅速地传播开去,一直到整个细胞膜都发生动作电位为止。可见,动作电位的传导机制是靠局部电流的作用。动作电位在其他可兴奋细胞上的传导机制与无髓纤维兴奋传导相同。

有髓神经纤维兴奋的传导也是通过局部电流,但由于有髓纤维外面包裹着一层既不导电又不允许离子通过的髓鞘。而髓鞘绝缘,因此动作电位只能在没有髓鞘的郎飞结处进行传导。传导时,出现在某一郎飞结的动作电位与它相邻的郎飞结之间产生局部电流,使相邻的郎飞结兴奋,表现为跨越一段有髓鞘的神经纤维而呈跳跃式传导[图 2-10(c)]。加上有髓神经纤维较粗,电阻较小,所以它的动作电位传导速度要比无髓神经纤维快得多。例如,人的粗大有髓神经纤维的传导速度超过 100 m/s,而一些纤细的无髓神经纤维传导速度还不到 1 m/s。

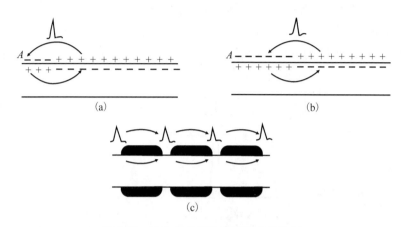

**图 2-10　动作电位在神经纤维上的传导**

(a)、(b)动作电位在无髓神经纤维上依次传导　(c)动作电位在有髓神经纤维上跳跃式传导

2. 兴奋传导的特点　①不衰减传导:指动作电位传导时,电位幅度不会因距离增大而减小。这是因为,只要刺激能使静息电位减小到阈电位,细胞膜就能爆发动作电位,而产生的动作电位其幅度、波形以及在膜上的传导情况,只取决于当时细胞膜本身的生理特性和膜内外离子的分布情况。一般情况下膜的生理特性和膜内外离子的分布情况是稳定的;而且同一细胞上的不同部位细胞膜的性质和离子分布也基本相同,所以动作电位不会随传导距离的增加而改变。②完整性:兴奋能在同一细胞上传导,依赖于细胞本身在结构和功能上的完整性。如果可兴奋细胞的膜结构发生损伤或局部用药物麻醉后,均可使兴奋传导受阻。③双向传导:当细胞膜上某一点受刺激而兴奋时,局部电流可向兴奋部位的两侧传导,使动作电位表现出双向传导的特点,因而动作电位一旦产生,便可很快传遍整个细胞,使整个细胞产生一次兴奋。

生物电是一切活细胞都具有的基本生命现象,其内容具有普遍的理论意义,也有重要的实用价值。生物电已被广泛应用于医学的实验研究和临床。例如,临床上常用的心电图、肌电图、脑电图就是用特殊仪器将心肌细胞、骨骼肌细胞、大脑皮质神经细胞产生的电位变化,进行检测和处理后记录的图形,它们对相关疾病的诊断有重要的参考价值。关于生物电的知识,这里只是打下一般性的基础,在本书有关章节以及某些后续课程中还要做延伸性的深入讨论。

# 第四节　肌细胞的收缩功能

人体各种形式的运动,主要是通过肌肉组织的活动来实现的。如躯体运动和呼吸运动由骨骼肌来完成；心脏的射血活动由心肌的收缩来完成；一些中空器官如胃肠道、膀胱、子宫和血管等内脏器官，则由平滑肌的收缩来完成。不同肌肉组织在功能上各有特点，但收缩的基本形式和原理是相似的。因为骨骼肌是人体最多的组织，对它的研究也比较充分，因此，本节将以骨骼肌细胞为代表，说明肌细胞的收缩功能，而对平滑肌细胞只作生理特性上的说明，心肌细胞的特性将在循环一章中再做介绍。

离体骨骼肌细胞受刺激后可以兴奋而收缩，但是在人体内，骨骼肌的兴奋和收缩都是在神经支配下完成的。因此，本节的主要内容应包括：①运动神经的兴奋如何传递给骨骼肌细胞并使它产生兴奋。②骨骼肌细胞的收缩机制。③骨骼肌细胞的兴奋是如何引发收缩的。④骨骼肌的收缩形式和影响收缩的因素。

## 一、神经肌肉接头处的兴奋传递

### （一）神经肌肉接头处的结构

运动神经纤维末梢和骨骼肌细胞之间相互接触的部位称为神经肌肉接头。它是兴奋由神经传到肌细胞的部位。如图 2-11 所示，神经肌肉接头处是由接头前膜、接头后膜和它们之间的接头间隙三部分组成。运动神经纤维到达骨骼肌细胞时，其末梢失去髓鞘，成为裸露且膨大的轴突末梢，嵌入肌细胞膜的凹陷内，形成神经肌肉接头，也称为运动终板。因此，接头前膜就是靠近肌细胞膜的轴突末梢膜。而与接头前膜相对应的那部分肌细胞膜（简称肌膜）则称为接头后膜，又称为终板膜。它有规则地向细胞内陷入，形成许多皱褶，其意义在于增加神经递质与终板膜的接触面积，有利于兴奋的传递。轴突末梢的轴浆中含有大量的囊泡，内含 ACh（神经末梢处于安静状态时，只有少数囊泡随机地释放，不会对肌细胞产生大的影响）。终板膜上有化学门控通道，可与 ACh 特异性结合，也存在很多胆碱酯酶，可分解 ACh，使其失活。接头前膜与接头后膜并不接触，它们之间有一宽约 20 nm 并充满细胞外液的间隙，即接头间隙。

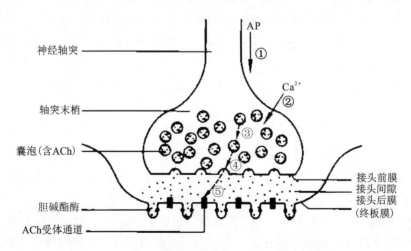

**图 2-11　神经肌肉接头的结构与化学传递过程示意图**

AP：动作电位　①AP 到达神经轴突末梢　②细胞外钙进入轴突末梢　③囊泡向接头前膜方向移动　④囊泡与接头前膜融合并破裂，释放 ACh　⑤ACh 进入接头间隙与接头后膜上的 ACh 受体通道结合

### (二)神经肌肉接头处兴奋的传递过程

当神经冲动沿神经纤维传到轴突末梢时,引起接头前膜上电压门控式钙通道开放,$Ca^{2+}$顺浓度差从细胞外液进入轴突末梢,促使轴浆中的囊泡向接头前膜方向移动,并与前膜融合进而破裂,以胞吐的方式使囊泡中的ACh释放入接头间隙。ACh以囊泡为单位"倾囊"释放,这种释放方式称为量子式释放。据估算,一次动作电位能使200～300个囊泡内的ACh全部释放,约有$10^7$个ACh分子进入接头间隙。$Ca^{2+}$进入轴突末梢内的量,决定着囊泡释放的数目。

ACh通过扩散到达终板膜时,立即与终板膜上化学门控通道的结合位点相结合。通道与ACh结合后,随即发生分子构象的变化而使通道开放,允许$Na^+$、$K^+$等通过,但以$Na^+$内流为主,因而引起终板膜静息电位减小,即产生终板膜的去极化,称为终板电位(end plate potential)。终板电位以电紧张性扩布的形式影响其邻近的一般肌细胞膜,使后者发生去极,当去极达到肌膜的阈电位时爆发动作电位并向整个细胞传导,于是完成一次神经和肌细胞之间的兴奋传递。

终板电位是一种局部反应,表现为:①没有"全或无"现象,其电位的大小与接头前膜释放的ACh的量呈正变关系,一次终板电位一般都大于相邻肌膜阈电位的3～4倍,所以它很容易引起邻近肌细胞膜爆发动作电位,也就是引起骨骼肌细胞的兴奋。②电紧张性扩布即衰减传导。③没有不应期,具有总和效应。

接头前膜释放到接头间隙中的乙酰胆碱并没有进入肌细胞,它只起到传递信息的作用,很快即被存在于接头间隙中和接头后膜上的胆碱酯酶分解而失效,这样就保证了一次神经冲动仅引起一次肌细胞兴奋,表现为一对一的关系。否则,释放的乙酰胆碱在接头间隙中积聚起来,将使骨骼肌细胞持续地兴奋和收缩而发生痉挛。

### (三)神经肌肉接头处兴奋传递的特点

1. **化学传递** 神经肌肉接头处的兴奋传递是两种细胞间信息传递的典型例子,它是通过神经末梢释放乙酰胆碱这种化学物质来进行的,所以是一种化学传递。整个化学传递的过程概括为电—化学—电的传递,即神经轴突末梢的动作电位引发化学物质乙酰胆碱的释放,进而触发骨骼肌细胞产生动作电位。

2. **单向传递** 即兴奋只能由运动神经末梢传向肌肉,而不能反传,这是因为乙酰胆碱是存在于神经轴突囊泡中的缘故。

3. **时间延搁** 兴奋通过神经肌肉接头至少需要0.5～1.0 ms,比兴奋在同一细胞上传导同样距离的时间要长得多,因为接头处兴奋传递过程包括乙酰胆碱的释放、扩散及与后膜上通道蛋白分子的结合等,均需花费时间。据测定,终板电位的出现约比神经冲动抵达接头前膜处晚0.5～1.0 ms。

4. **易受内环境因素变化的影响** 如细胞外液的pH值、温度、药物和细菌毒素等都可影响传递过程,这一特点具有重要的临床意义。人们可以通过调控这一过程的任一环节来治疗骨骼肌的疾病或研究它的功能。例如,使用$Ca^{2+}$能促使乙酰胆碱的释放而加强传递过程;箭毒能与乙酰胆碱争夺终板膜的通道蛋白,使之不能引发终板电位,起到抑制肌细胞兴奋使肌肉松弛的作用;有机磷酯类能与胆碱酯酶结合而使其失效,从而使得乙酰胆碱在运动终板膜处堆积,导致骨骼肌持续兴奋和收缩,故有机磷酯类农药中毒时出现肌肉震颤;而药物解磷定能复活胆碱酯酶,因而能治疗有机磷酯类中毒。

## 二、骨骼肌细胞的微细结构

骨骼肌细胞中含有大量的肌原纤维和丰富的肌管系统,它们很有规律地排列,形成特殊的微细结构,与肌肉的收缩密切相关。

### (一)肌原纤维和肌小节

如图 2-12 所示,肌细胞内含有大量的肌原纤维,它们平行排列,纵贯肌细胞全长。在显微镜下观察,每条肌原纤维的全长都呈现出规则的明暗相间的节段,分别称为明带和暗带。暗带中央有一条横线称为 M 线。M 线两侧有相对透明的 H 区。明带中央有一条与肌原纤维垂直的横线称为 Z 线。两条相邻 Z 线间的节段就是一个肌小节,它是肌细胞收缩的基本单位。一个肌小节包括一个位于中间部位的暗带和其两侧各 1/2 的明带。肌细胞的收缩或舒张,实际上就是肌小节的缩短或延长。骨骼肌安静时,肌小节的长度为 $2.0 \sim 2.2 \ \mu m$;在不同情况下,长度可变动于 $1.5 \sim 3.5 \ \mu m$。

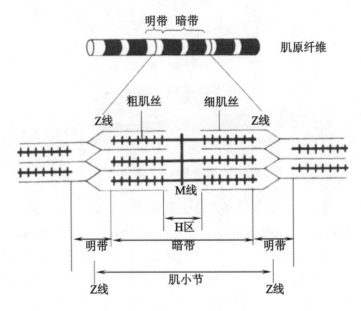

图 2-12　肌原纤维结构模式图

肌小节的明带和暗带是由不同的肌丝组成的。暗带的长度固定,组成暗带的肌丝主要是粗肌丝,其中 H 区只有粗肌丝,在 H 区的两侧各有一个粗、细肌丝重叠区。而明带的长度是可变的,它只由细肌丝组成。M 线是把成束的粗肌丝固定在一定位置。Z 线是连接许多细肌丝的结构,细肌丝从 Z 线向两侧明带伸出。由于细肌丝的一部分伸入到相邻的粗肌丝之间,所以粗、细肌丝有一部分重叠。

### (二)肌管系统

肌管系统指包绕在每一个肌原纤维周围的膜性管状结构。它包括两部分,一部分称为横管,另一部分称为肌质网(又名纵管)(图 2-13)。横管位于明带与暗带的交界处或 Z 线处,形成包绕肌原纤维的垂直管道系统。它是由肌膜向细胞内凹陷形成的,所以横管实质上是肌膜的延续,管中的液体就是细胞外液。不难理解,当动作电位在肌膜产生并传导时,定能沿横管向肌细胞内部传播。

肌质网分布在肌小节的中间部位,与肌原纤维平行排列,它们互相连通形成网状包绕肌原纤维。肌质网在横管附近膨大,称为终池,因为它是细胞内贮存 $Ca^{2+}$ 的场所故又称钙池。以横管为中心,加上它两侧各一个终池形成一组称为三联体的结构。在三联体处的横管膜与终池之间并不接触,有一间隔,所以横管与终池并不相通。三联体的作用是把从横管传来的电信息和终池的 $Ca^{2+}$ 释放联结起来,完成横管向肌质网的信息传递。而终池的 $Ca^{2+}$ 释放则是引起肌细胞收缩的直接动因。

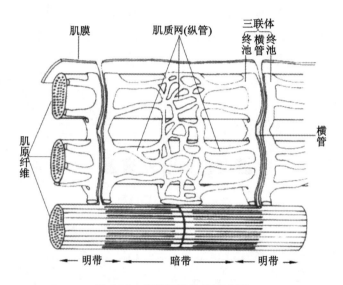

图 2-13　肌管系统结构模式图

### (三)骨骼肌的肌丝滑行学说及肌丝的分子组成

肌丝是肌肉收缩与舒张活动的关键部位,肌丝的分子组成及其结构直接影响和决定肌肉的运动。骨骼肌细胞的收缩目前主要是用肌丝滑行学说来解释。滑行学说的要点是:肌细胞收缩时肌原纤维的缩短,并不是由于肌丝本身的缩短或卷曲,而是细肌丝在粗肌丝之间滑行的结果。肌丝滑行理论在实验中已得到证实。当肌细胞收缩变短时,可见到 Z 线互相靠拢,肌小节变短,明带和 H 区变短甚至消失,而暗带的长度则保持不变,但是暗带中的粗细肌丝重叠部分却增加(图 2-12)。因为是滑行引起肌收缩,所以肌纤维的缩短是有限度的。那么,细肌丝为什么会在粗肌丝之间滑行呢? 这个问题涉及组成肌丝的蛋白质分子结构。

粗肌丝是由许多肌凝蛋白(肌球蛋白)分子组成。一个肌凝蛋白分子分为头和杆两部分。在粗肌丝内肌凝蛋白分子的杆部朝向 M 线,呈束状排列,而它的头部则规律地分布在粗肌丝表面,形成横桥[图 2-14(a)、(b)]。横桥是肌凝蛋白分子中具有生物活性的部分,在细肌丝滑行过程中有重要作用,是拖动细肌丝滑行的主要发动者。它有两个重要特性:①横桥具有 ATP 酶的作用,可分解 ATP,放出能量,供细肌丝滑行时使用。②横桥具有同细肌丝上的肌动蛋白进行可逆性结合的能力,一旦结合就会使 ATP 酶激活从而分解 ATP,提供能量供横桥摆动,拖动肌动蛋白向 M 线方向滑行。

细肌丝是由 3 种蛋白质分子组成。即肌动蛋白（肌纤蛋白）、原肌凝蛋白（原肌球蛋白）和肌钙蛋白[图 2-14(c)]。许多肌动蛋白分子聚合成双螺旋状，构成细肌丝的主体。肌动蛋白上有与横桥结合的位点，横桥如与肌动蛋白结合就会产生细肌丝滑行；反之，如果与它分离，则滑行停止。由于肌凝蛋白和肌动蛋白是直接参加肌细胞收缩的蛋白质，所以合称为收缩蛋白。但是横桥与肌动蛋白是否结合则取决于原肌凝蛋白和肌钙蛋白的状态。因为原肌凝蛋白在肌细胞静息时正好位于横桥与肌动蛋白之间，起到把两者隔开阻止它们结合的作用[图 2-15(a)]。如果原肌凝蛋白一旦构型改变而移位，这种阻止作用即被解除，横桥就会与肌动蛋白结合[图 2-15(b)]而产生扭动。肌钙蛋白分子

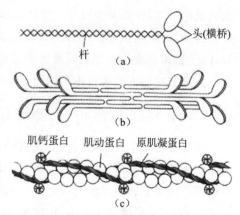

图 2-14 肌丝分子结构示意图
(a)肌凝蛋白 (b)粗肌丝(肌凝蛋白在其中的排列)
(c)细肌丝及其组成的蛋白质分子

呈球形，每隔一定的间隔结合在原肌凝蛋白上。肌钙蛋白对肌浆中的 $Ca^{2+}$ 有很大的亲和力。当 $Ca^{2+}$ 增多时，$Ca^{2+}$ 可与肌钙蛋白结合，进而引起原肌凝蛋白分子的构象改变和位置变化，解除它对横桥与肌动蛋白结合的阻碍作用。可见，原肌凝蛋白和肌钙蛋白虽然不直接参加肌细胞收缩，但是它们对收缩过程起着重要的调控作用，故合称为调节蛋白。

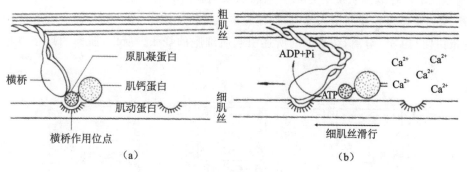

图 2-15 细肌丝滑行机制示意图
(a)肌肉舒张 (b)肌肉收缩

## 三、骨骼肌滑行收缩的分子机制

现从分子水平来阐明肌丝滑行的基本过程。当肌浆中 $Ca^{2+}$ 浓度升高到一定程度($\geqslant 10^{-5}\,mol/L$)时，$Ca^{2+}$ 与肌钙蛋白结合，使肌钙蛋白分子构型改变，这种改变又传递给原肌凝蛋白，使原肌凝蛋白分子的构型也发生改变，并从肌动蛋白上的横桥作用点移开，从而暴露出肌动蛋白上的结合点，横桥与肌动蛋白结合。两者一旦结合又产生两种作用：①激活横桥 ATP 酶，分解 ATP 放出能量引起横桥向 M 线方向摆动。②激发横桥作同方向的连续摆动，即当横桥摆动与肌动蛋白分离、复位后，又会与下一个结合点结合，出现一次新的摆动，如此反复，拉动细肌丝向 M 线方向滑行，结果是肌小节缩短，肌细胞收缩。反之，当肌浆中 $Ca^{2+}$ 浓度降低($< 10^{-5}\,mol/L$)时，$Ca^{2+}$ 即与

肌钙蛋白分离，原肌凝蛋白即复位回到肌动蛋白的横桥作用点上，使横桥与肌动蛋白分离，横桥停止摆动，细肌丝恢复到收缩前的位置，结果是肌小节变长，肌细胞舒张[图 2-15(a)]。由上可知，$Ca^{2+}$ 的浓度变化在细肌丝滑行中起很重要的作用。那么 $Ca^{2+}$ 的浓度变化又是怎样发生的呢？这就是我们下面要讨论的问题。

### 四、骨骼肌细胞的兴奋-收缩耦联

当肌细胞发生兴奋时，首先有肌膜上出现动作电位，然后才发生肌丝的滑行，肌小节缩短，即肌细胞的收缩反应。那么肌细胞又是如何由兴奋（电活动）引起收缩（机械活动）的呢？显然，在肌膜的电变化和肌丝的滑行之间，必定存在某种过程能把两者联系起来，把肌细胞的兴奋和肌细胞的收缩连接起来的中介过程即称为肌细胞的兴奋-收缩耦联（excitation-contraction coupling）。在这个中介过程中起关键作用的耦联物就是 $Ca^{2+}$。据测定，肌细胞兴奋时肌浆中 $Ca^{2+}$ 的浓度比安静时要高出 100 倍左右。

当肌膜产生动作电位后，根据局部电流原理，动作电位可沿肌膜迅速传播，并经由横管膜进入肌细胞内到达三联体。动作电位所造成的刺激使终池上的钙通道开放，贮存在终池内的 $Ca^{2+}$ 顺浓度差以易化扩散的方式经钙通道进入肌浆到达肌丝区域[图 2-16(b)]，$Ca^{2+}$ 与细肌丝的肌钙蛋白结合，引发上述肌丝滑动过程，结果是肌细胞的收缩，这就是肌细胞从兴奋到收缩的全过程。

肌细胞收缩时释放到肌浆中的 $Ca^{2+}$ 可将肌浆网膜上的钙泵激活，在钙泵的作用下，进入肌浆的 $Ca^{2+}$ 又可逆浓度差重新摄入终池，贮存起来以备再次使用[图 2-16(c)]。肌浆内 $Ca^{2+}$ 减少后，肌钙蛋白便与 $Ca^{2+}$ 分离，结果如前所述引起肌细胞的舒张。所以，肌肉的舒张也是个耗能过程。

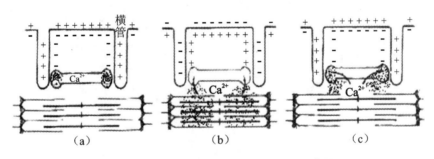

**图 2-16　$Ca^{2+}$ 在兴奋收缩耦联中的作用示意图**

(a)$Ca^{2+}$ 释放前　(b)释放后收缩　(c)回收后舒张

综上所述，骨骼肌兴奋-收缩耦联主要有 3 个步骤，即：①肌膜动作电位经过横管到达三联体。②三联体的信号传递。③终池对 $Ca^{2+}$ 的释放和回收。由此可见，这一过程的关键部位在三联体，它是兴奋-收缩耦联的结构基础，而起关键作用的耦联因子是 $Ca^{2+}$。不难理解，如果肌浆中缺少 $Ca^{2+}$，纵然肌细胞的兴奋仍可以发生，但不能引起肌细胞的收缩，这种只产生兴奋不能引发收缩的现象称为"兴奋-收缩脱耦联"。$Ca^{2+}$ 不但在肌细胞兴奋收缩耦联中有重要作用，而且对肌力的调控也有重要的影响。肌浆中 $Ca^{2+}$ 浓度在一定范围内与肌肉的收缩力呈正变关系，这一点有重要的实际意义。现将骨骼肌由兴奋到收缩的整个过程概括如下：骨骼肌兴奋→终池 $Ca^{2+}$ 释放→肌浆 $Ca^{2+}$ 增加→$Ca^{2+}$ 与肌钙蛋白结合→原肌凝蛋白移位→横桥与肌动蛋白结合→ATP 分解→横桥摆动→细肌丝滑行→肌细胞收缩。

从运动神经兴奋到骨骼肌细胞收缩的全过程,概括了人体由接受刺激到产生反应这一生命活动的一般规律。它也是人体内运动形式转换的典型例子,这可以简单地表述为:神经细胞电活动(电)→神经肌肉接头处的化学传递(化学)→骨骼肌细胞电活动(电)→终池内 $Ca^{2+}$ 转移(化学)→骨骼肌细胞收缩(机械)。虽然人体内其他生命活动的表现形式和细节不尽相同,但是这些最基本的程序和规律还是相似的。因此,它具有普遍的生理意义。

## 五、骨骼肌的收缩形式

肌肉收缩时可以产生两种变化:一是长度的缩短,一是张力的增加。肌肉采取何种收缩形式,取决于外加刺激的条件和收缩时所遇到的负荷的大小。

### (一)等长收缩与等张收缩

等长收缩(isometric contraction)是指肌肉收缩时只有张力的增加而无长度的缩短。因为没有肌肉长度的缩短,纵然产生了很大的张力,被肌肉作用的物体不会发生位移。这时虽然有粗肌丝产生的力作用于细肌丝,但是没有发生细肌丝滑行。等长收缩的作用主要是维持人体的位置和姿势。例如,人体站立时,为了对抗重力和维持一定姿势而发生的有关肌肉的收缩主要就是等长收缩。

等张收缩(isotonic contraction)是指肌肉收缩时只有长度的缩短而无肌张力的增加。此时,粗肌丝产生的力作用于细肌丝,拉动细肌丝滑行,故肌肉缩短,使负荷发生位移,而张力不再增加。

人体骨骼肌的收缩大多数情况下是混合式的,就是说既有张力的增加又有长度的缩短。而且总是张力增加在前,长度缩短在后。当肌肉开始收缩时,一般只有肌张力的增加。当肌张力等于或超过负荷时,肌肉才会出现缩短。不同部位或不同状态下,肌肉这两种收缩形式的程度不同。例如,肢体的自由运动和屈曲主要为等张收缩,而在臂力测验时的肌肉活动则主要是等长收缩。

### (二)单收缩与强直收缩

肌肉受到一次短促的刺激时,爆发一次动作电位,引起一次收缩,称为单收缩(single twitch)。实验记录的单收缩曲线(过程)可分为潜伏期、缩短期和舒张期 3 个时期(图 2-17)。一次单收缩的持续时间,可因不同肌肉而有显著差异。如人的眼外肌,一次单收缩不超过 10 ms,而蛙腓肠肌的可达 100 ms 以上。

如果给肌肉连续刺激,肌肉每次的单收缩就会融合,出现强而持久的收缩,这称为强直收缩(tetanus)。不同频率和不同强度的连续刺激会使强直收缩的形式和力度不同。不同频率的连续刺激引起不同程度的强直收缩,从而使强直收缩表现出不完全强直收缩和完全强直收缩两种形式。如果刺激频率较快,每一新的刺激都落在前一次收缩的舒张期内,就会形成在第一次收缩的舒张期还没有完结时就发生第二次收缩,表现为舒张不完全,而记录到的收缩曲线成锯齿状,称为不完全强直收缩(图 2-18)。如果刺激频率更快,每一新的刺激落在前一次收缩过程的缩短期内,肌肉就会在前一次收缩的收缩期结束以前开始新的收缩,于是出现收缩的叠加现象,即只见有缩短期而没有舒张期，从而出现完全强直收缩。这时记录的收缩曲线顶端成一平线，而且其幅度大于单收缩和不完全强直收缩的幅度[图 2-18(a)]。据测定，完全强直收缩产生的肌张力要比单收缩产生的肌张力大 3～4 倍，因而可以产生更大的收缩效果。体内骨骼肌的收缩是以整块肌肉为单位进行，运动神经传来的神经冲动总是连续的，因此，在正常完整的人体内，骨骼肌的收缩不可能是单收缩而是强直收缩。在一定的范围内，不同的刺激强度引起不同的强直收缩力度。一块肌肉是由许多肌细胞组成，而每个肌细胞的阈值有高有低，当给予一定强度的刺激时，达到其阈值的肌细胞产生兴奋而收缩，未达到其阈值的肌细胞则不产生兴奋从而也不收缩。随着刺激强度的加大，参加兴奋而收缩的肌细胞必然增多，从整块肌肉看，它的收缩力就会随之加强。但是如果刺激强度大到这块肌肉所有肌细胞的阈值时，这块肌肉的全部肌细胞都会兴奋而收缩。此后，即使再加大刺激强度，这块肌肉的收缩力也不会再增强了。

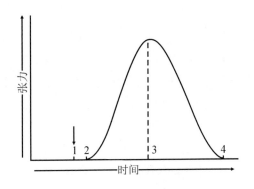

**图 2-17　骨骼肌的单收缩曲线**

1:刺激　1～2:潜伏期　2～3:缩短期　3～4:舒张期

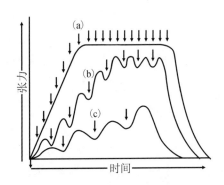

**图 2-18　骨骼肌强直收缩曲线**

(a)完全强直收缩曲线　(b)(c)不完全
强直收缩曲线(曲线旁边的箭头表示刺激)

## 六、影响骨骼肌收缩的主要因素

影响骨骼肌收缩的主要因素有前负荷、后负荷和肌肉收缩能力。前负荷和后负荷是外部作用于骨骼肌的力。而肌肉收缩能力则是骨骼肌自身内在功能状态。

### (一)前负荷

前负荷(preload)是指肌肉收缩前就已承受的负荷，它可以增加肌肉收缩的初长度(肌肉收缩前在前负荷作用下的长度)，进而增强肌肉收缩力。对一块具体肌肉来说，前负荷与肌肉的初长度均可用于描述肌肉在收缩前所处的状态。

如其他条件不变，逐渐增加前负荷(初长度增加)，测定收缩时肌张力的变化，结果见图 2-19，可见肌肉的初长度在一定范围内与肌张力呈正变关系。但是超过一定范围，则呈反变关系。即在初长度增加的开始阶段，增加初长度能使肌张力相应增加。但是如果初长度的增加超过一定限度时，再增加初长度，肌张力不但不会增大，反而会减小。这个产生最大肌张力的肌肉初长度称为最适初长度，此时的前负荷称为最适前负荷。显然，肌肉处于最适初长度时开始收缩产生的肌张力最大，收缩速度最快，缩短的长度也最大，因为此时粗肌丝的横桥与细肌丝作用点的结合数量最多，所以它的做功效率最高。而肌肉处在小于或大于最适初长度时开始收缩，由于横桥与细肌丝上作用点的结合数量减少,所以它的做功效率都将下降。

### (二)后负荷

后负荷(afterload)是指肌肉开始收缩时承受的负荷。它是肌肉收缩的阻力或做功对象。肌肉在有后负荷作用的情况下收缩,总是张力增加在前,长度缩短在后。实验表明,当肌肉做等长收缩时,随着后负荷的增大,肌肉缩短前产生的最大张力和达到最大张力所需的时间均增加,而肌肉开始收缩的初速度和缩短的最大长度均减小。当后负荷增大到一定限度(图 2-20 中的 $P_0$)时,则肌肉的缩短速度为零。图 2-20 表示后负荷(亦可用肌张力表示)与肌肉缩短速度之间的关系。当后负荷为零时,肌肉缩短的速度将达到最大。后负荷在零与 $P_0$ 之间,它与肌肉的缩短速度呈反变关系。显然后负荷过小或过大对肌肉做功效率都是不利的。因为后负荷过小,虽然肌肉的缩短速度可以很快,但是它的肌张力会同时下降;反之,后负荷过大,在肌张力增加的同时,肌肉缩短速度会减慢。所以,适度的后负荷才能获得肌肉做功的最佳效率。

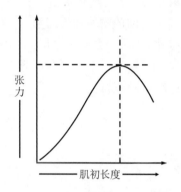

图 2-19  肌初长度对肌张力的影响

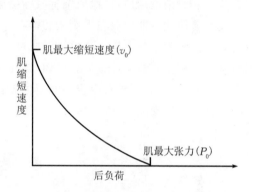

图 2-20  骨骼肌张力-速度关系曲线

### (三)肌肉收缩能力

肌肉收缩能力(contractility)是指与前负荷和后负荷无关的肌肉本身的收缩能力,亦即肌肉本身的功能状态和内在能力。其他条件不变时,肌肉收缩能力与它的做功效率呈正变关系。凡能影响肌丝蛋白的性质、横桥的功能、兴奋收缩耦联过程等的因素均可改变肌肉收缩能力。体内有许多因素能影响肌肉收缩能力。如缺氧、酸中毒、低 $Ca^{2+}$ 和能源物质缺乏等,可削弱肌肉收缩能力;而 $Ca^{2+}$ 和肾上腺素等体液因素能增强肌肉收缩能力;肌肉收缩能力也受神经系统功能的影响;体育锻炼能增强肌肉收缩能力。

## 七、平滑肌细胞的结构和功能特点

在人体内,平滑肌分布在气道、消化道、血管和泌尿生殖道等器官内,就其分布部位和功能状态而言,可以把平滑肌分为两类。①多单位平滑肌:它的分布以血管为主,其功能特点类似骨骼肌,可以作单细胞独立活动。②单位平滑肌:它主要分布在胃肠,所以又称内脏平滑肌,其功能特点类似心肌,往往不依赖神经可进行自动兴奋和收缩,多作整体性反应。平滑肌受自主神经支配,它的活动不受意识支配,即是不随意的。

平滑肌细胞与骨骼肌细胞一样,它们的收缩功能在以下 4 个环节上是相同的:①肌细胞兴奋产生动作电位。②肌浆中 $Ca^{2+}$ 浓度升高。③$Ca^{2+}$ 激活横桥产生摆动。④肌丝滑行产生肌细胞收缩。但是平滑肌细胞与骨骼肌细胞比较,还是有明显不同的。下面以单位平滑肌为例,对平滑肌细胞的特点加以简述。

### (一)平滑肌细胞的结构特点

平滑肌细胞呈梭形,直径为 $2\sim5\ \mu m$(骨骼肌为 $60\ \mu m$),长度的可变性大,范围在 $8\sim800\ \mu m$。细胞内充满大量的肌丝,肌丝的排列不规则,肌小节也不明显,因此没有横纹。与骨骼肌相比,平滑肌细胞的肌管系统特别是肌浆网很不发达。其细肌丝数量多,细肌丝与粗肌丝之比大大超过骨骼肌和心肌细胞。平滑肌细胞的细肌丝不含肌钙蛋白,但存在一种功能与之类似的钙调蛋白。肌丝靠近肌膜而不像骨骼肌那样靠近肌管,因此加大了 $Ca^{2+}$ 释放到达细肌丝的距离。

### (二)平滑肌细胞的功能特点

(1)肌浆网不发达,细胞内 $Ca^{2+}$ 有限,所以它收缩时要依靠细胞外 $Ca^{2+}$ 的进入,$Ca^{2+}$ 与钙调蛋白结合而触发肌细胞收缩。

(2)与骨骼肌细胞相比,平滑肌细胞收缩缓慢而持久,不易疲劳。

(3)具有自律性。即可以在无刺激和神经冲动的作用下产生自动的收缩和舒张活动。

(4)对牵拉刺激十分敏感。牵拉平滑肌可引起肌细胞去极化,从而产生动作电位,引起肌张力增加,这一点有重要的生理意义。例如,胃和肠管中的内容物增多时,可牵拉胃壁或肠壁的平滑肌,引起它的收缩,有利于对内容物的消化吸收和推动内容物向前移动。

(5)受自主神经支配,对各种体液因素的作用敏感。

## 思 考 题

1. 名词解释

单纯扩散　易化扩散　主动转运　静息电位　极化状态　去极化　复极化　超极化
动作电位　阈电位　兴奋-收缩耦联　强直收缩　前负荷　后负荷

2. 举例说明细胞跨膜信号转导的 3 种主要方式。

3. 简述静息电位和动作电位形成的原理。动作电位和局部电位各有何特点?

4. 简述神经肌肉接头的兴奋传递过程及传递特征;简述肌丝滑行的基本过程。

(杨　蓉)

# 第三章

# 血　液

**学习目标**

1. **掌握**　血液凝固的机制；血型分型依据及输血原则。
2. **理解**　血液的理化性质及重要生理功能；血细胞的分类及功能。
3. **了解**　血细胞的生成过程及其调节；纤溶系统及纤溶的过程。

　　血液是一种流体组织，在心脏舒缩活动的驱动下，不停地循环流动，沟通着机体内部并与外环境之间相互联系。血流具有物质运输、机体免疫、调节体温及酸碱平衡等功能。临床上许多疾病可引起血液组成成分和性质出现特征性的变化。因此，血液检验在医学诊断上具有重要价值。

## 第一节　概　　述

### 一、血液的组成

　　血液由血浆和血细胞构成（图 3-1）。将新采的血液经抗凝处理，装入分血计中，置于3 000 r/min 的离心机中旋转 30 min，可见到分血计管上部占 50%～60% 容积的淡黄色液体即血浆，分血计管下部的红色血柱是红细胞，中央有一薄层灰白色的物体是白细胞和血小板。这种用离心方法测得的血细胞在全血中所占容积的百分比称为血细胞比容（hematocrit）。正常人血细胞比容：男性为 40%～50%，女性为 37%～48%。血细胞比容反映了全血中血细胞数量的相对值。

### 二、血液的理化特性

#### （一）血液的颜色

　　血液的颜色主要取决于血液中红细胞内血红蛋白的颜色。动脉血液中红细胞含氧合血红蛋白较多，呈鲜红色；静脉血液中红细胞内含还原血红蛋白较多，呈暗红色。血浆中含有微量的胆红素，故呈淡黄色。

#### （二）比重

　　正常人全血的比重为 1.050～1.060，血浆的比重为 1.025～1.030。全血比重主要取决于红细胞的数量,而血浆的比重主要取决于血浆蛋白的含量。

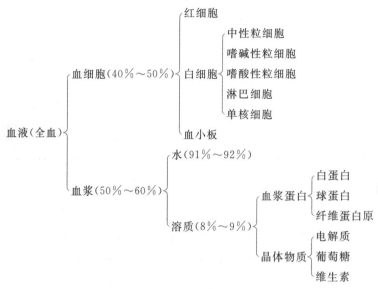

图 3-1 血液的基本组成

### (三)黏滞性

血液的黏滞性为水的 4～5 倍,主要源于液体内部分子或颗粒之间的摩擦力,其大小主要取决于红细胞的数量及血浆蛋白的含量。大面积烧伤病人,血中水分大量渗出血管,血液浓缩,血液黏滞性增高;严重贫血病人红细胞减少,血液黏滞性下降。

### (四)酸碱度

正常人血浆 pH 值为 7.35～7.45,变动范围极小。当 pH 值低于 7.35 时,即为酸中毒;高于 7.45 时,则为碱中毒。如果血浆 pH 值低于 6.9 或高于 7.8,将危及生命。

血浆 pH 值所以能保持相对恒定,是由于在血浆和红细胞中,均含有对酸碱物质起缓冲作用的缓冲对。如血浆中的 $NaHCO_3/H_2CO_3$、$Na_2HPO_4/NaH_2PO_4$、蛋白质钠盐/蛋白质;红细胞中的血红蛋白钾盐/血红蛋白等。其中最重要的缓冲对是 $NaHCO_3/H_2CO_3$,它们通过血液、肺和肾的功能活动不断进行调节,使血浆 pH 值能够保持相对恒定。

# 第二节　血　浆

## 一、血浆的化学成分及其作用

血浆是含有多种溶质的水溶液,溶质中各种成分的含量经常在一定范围内变动(表 3-1),患病时某些化学成分的含量则可高于或低于此范围。因此临床上常对血浆的质和量进行化验和测定,有助于某些疾病的诊断。

表 3-1 血浆的化学成分

| 化学成分 | 正常值 | 化学成分 | 正常值 |
|---|---|---|---|
| 总蛋白 | 60～80 g/L | $Cl^-$ | 96～107 mmol/L |
| 白蛋白(A) | 40～50 g/L | $Na^+$ | 135～145 mmol/L |
| 球蛋白(G) | 20～30 g/L | $K^+$ | 4.1～5.5 mmol/L |
| 白蛋白/球蛋白(A/G) | 1.5～2.5 | $Ca^{2+}$ | 2.25～2.9 mmol/L |
| 纤维蛋白原(血浆) | 2～4 g/L | $Mg^{2+}$ | 0.8～1.2 mmol/L |
| 非蛋白氮(NPN) | 200～400 mg/L | 尿素氮 | 90～200 mmol/L |
| 肌酐(全血) | 0.010～0.018 g/L | 葡萄糖(全血) | 4.0～6.7 mmol/L |
| 尿酸(全血) | 0.02～0.4 g/L | 总胆固醇 | 1.1～2.0 g/L |

### (一)水和电解质

血浆中的营养物质、代谢产物均溶解于水中被运输。血浆中的水对于实现血液的物质运输、调节体温等功能具有重要的作用。电解质中的正离子有 $Na^+$、$K^+$、$Ca^{2+}$、$Mg^{2+}$ 等,其中主要是 $Na^+$；负离子中主要是 $Cl^-$,还有少量的 $HCO_3^-$、$HPO_4^{2-}$ 等,它们能形成并维持血浆晶体渗透压,调节酸碱平衡,维持神经与肌肉的兴奋性等。

### (二)血浆蛋白

血浆蛋白(plasma protein)是血浆中多种蛋白质的总称,主要有白蛋白、球蛋白和纤维蛋白原三类。正常成人血浆蛋白含量为 60～80 g/L,其中白蛋白(A)为 40～50 g/L、球蛋白(G)为 20～30 g/L、纤维蛋白原为 2～4 g/L；白蛋白/球蛋白(A/G)为(1.5～2.5):1。由于白蛋白和大多数球蛋白在肝合成,因此临床上测定 A/G 可检查肝功能是否正常。当肝患病时 A/G 比值下降,甚至倒置。

血浆蛋白的生理作用是:形成血浆胶体渗透压、参与免疫反应、参与血液凝固和纤维蛋白溶解及营养、运输功能。

### (三)非蛋白含氮有机物

血浆中除蛋白质以外的含氮化合物总称为非蛋白含氮化合物,主要有尿素、尿酸、肌酸、肌酐等。临床上把这些物质中所含的氮称为非蛋白氮(NPN)。正常血浆中为 200～400 mg/L,其中 1/3～2/3 为尿素氮(BUN),正常为 90～200 mg/L。血液中的尿素、尿酸、肌酐等是蛋白质和核酸的代谢产物,不断地由肾排泄。临床上测定血液中 NPN 和 BUN 的含量可了解体内蛋白质代谢情况和肾的排泄功能。

## 二、血浆渗透压

### (一)渗透压的概念

渗透压(osmotic pressure)指溶液中溶质吸引水分子的能力。渗透压的高低取决于溶液中溶质的颗粒数目,与溶质的种类、大小无关。通常以渗透摩尔作为渗透压的单位。由于体液的溶质浓度较低,故医学上用此单位的 1‰,即毫渗摩尔(mOsm)表示,简称毫渗。

### (二)血浆渗透压的组成及正常值

人体内血浆渗透压约为 300 mOsm/L(770 kPa),包括血浆晶体渗透压(crystal osmotic pressure)和血浆胶体渗透压(colloid osmotic pressure)。晶体渗透压主要由晶体物质($NaCl$ 为主)形成,其正常值约为 298.7 mOsm/L;胶体渗透压由胶体物质(白蛋白为主)形成,正常值约为 1.3 mOsm/L。

### (三)血浆渗透压的生理意义

1. **血浆晶体渗透压的意义**　血浆晶体渗透压对调节细胞内外水的平衡以及维持红细胞的正常形态和代谢具有重要的意义。细胞膜为半透膜,可以允许水自由通过而不允许晶体物质自由通透,细胞内液和细胞外液的溶质分子构成虽有差异,但两者的晶体渗透压基本相等,它使细胞内外水的交换保持平衡。当某种原因使血浆晶体渗透压升高时,可以吸引红细胞内的水透过细胞膜进入血浆,引起红细胞脱水而皱缩。当血浆晶体渗透压下降时,可使进入红细胞内的水增加,红细胞膨胀,甚至破裂引起溶血。在临床工作中常以血浆渗透压为标准,确定溶液的渗透压。凡渗透压与血浆渗透压相等的溶液称为等渗溶液,如 0.9% 的 $NaCl$ 溶液和 5% 的葡萄糖溶液;凡渗透压高于血浆渗透压的溶液称为高渗溶液;凡渗透压低于血浆渗透压的溶液称为低渗溶液。临床上给病人大量输液时,一般应输入等渗溶液。特殊情况需要输入高渗或低渗溶液时,输入的量不应过多,以免影响红细胞的形态和功能。

2. **血浆胶体渗透压的意义**　血浆胶体渗透压对调节血管内外水的平衡、维持血容量起重要的作用。血浆蛋白分子量大,难以通过毛细血管壁,使血浆胶体渗透压高于组织液胶体渗透压,组织液的水分透过毛细血管壁进入血液,维持血容量。临床上肝、肾疾病导致血浆蛋白浓度降低,血浆胶体渗透压下降,使进入毛细血管的水减少,组织间隙的水增多而引起水肿。

# 第三节　血细胞生理

## 一、红细胞

### (一)红细胞的正常值和功能

红细胞(red blood cell,RBC)是血液中数量最多的细胞。人类成熟红细胞无核,呈双凹碟形,直径为 7~8 $\mu m$。我国成年男子红细胞正常值为 $(4.0\sim5.5)\times10^{12}$/L,成年女性为 $(3.8\sim4.6)\times10^{12}$/L,新生儿可超过 $6.0\times10^{12}$/L。出生后数周就逐渐下降,在儿童期保持在较低水平,且无明显性别差异,直到青春期才逐渐增加,接近成年人水平。

红细胞的主要功能是运输氧和二氧化碳,其次对机体产生的酸碱物质起缓冲作用。这些功能都是通过血红蛋白(hemoglobin,Hb)来完成的。血红蛋白由珠蛋白和亚铁血红素构成。成年男性为 120~160 g/L;成年女性为 110~150 g/L。血红蛋白存在于红细胞内才能发挥作用,红细胞破裂溶血时血红蛋白逸出则丧失其功能。另外,当血红蛋白与一氧化碳(CO)结合形成一氧化碳血红蛋白(HbCO),或其分子中所含 $Fe^{2+}$ 被氧化成 $Fe^{3+}$ 形成高铁血红蛋白时,都将使其丧失携带氧气的功能。

### (二)红细胞的生理特性

1. **悬浮稳定性**　指红细胞能较稳定地悬浮于血浆中而不易下沉的特性。红细胞悬浮稳定性(suspension stability)通常用红细胞沉降率(erythrocyte sedimentation rate,ESR)来表示,简称血沉。将抗凝血置于血沉管中,垂直静置 1 h,观察其中血浆层的高度。用韦氏法测定,成年男性 0~15 mm/h,成年女性 0~20 mm/h,血沉加快表示红细胞悬浮稳定性降低。妇女月经期、妊娠期血沉加快,当患结核、风湿热等疾病时,血沉也加快。主要原因可能是血浆中球蛋白、纤维蛋白原及胆固醇增多时,红细胞容易发生叠连,使红细胞表面积和容积之比减小,与血浆间的摩擦力也减小,导致红细胞悬浮稳定性下降,血沉加快。

2. 红细胞的渗透脆性　将红细胞置于 0.9% NaCl 等渗溶液中,可保持其正常大小和形态。但在渗透压递减的一系列溶液中,红细胞逐步胀大,当其体积增加 45%~60% 时,红细胞将破裂,释放出 Hb,此过程称为溶血(hemolysis)。正常人红细胞在 0.42% NaCl 溶液中开始有部分发生溶血,在 0.35% NaCl 溶液中则完全溶血。这表明红细胞对低渗溶液具有一定的抵抗力,称此为渗透脆性(osmotic fragility)。红细胞膜的抵抗力大小与红细胞的脆性呈反比关系。初成熟的红细胞脆性小,衰老红细胞脆性大。

3. 红细胞的可塑性　红细胞具有可塑变形的能力,血液循环中的红细胞,经过变形卷曲,可通过比它直径小得多的毛细血管和血窦孔隙,而后又恢复其正常形态。红细胞的变形能力与其呈双凹碟形、表面积大、膜和内容物均具有流动性有关。

### (三)红细胞的生成与破坏

1. 红细胞的生成

(1)生成部位　人在胚胎时期,红细胞生成部位在卵黄囊、肝、脾和骨髓;出生以后,主要在红骨髓;到 18 岁成年后,主要在胸骨、肋骨、髂骨和长骨近端骨骺的骨髓才能造血。若骨髓造血功能受物理(X 射线、核素等)、化学、药物(抗癌药、氯霉素)等因素影响而抑制时,将使骨髓造血功能发生障碍,3 种血细胞和血红蛋白减少。这种由于骨髓造血功能受抑制所造成的贫血称再生障碍性贫血。

(2)造血原料　红细胞的主要成分是血红蛋白,合成血红蛋白的主要原料是铁和蛋白质。铁的来源有两部分:一部分来源于衰老的红细胞在体内破坏,由血红蛋白分解释放出的"内源性铁",每日约 25 mg;另一部分是食物供应的"外源性铁",它们多以高铁($Fe^{3+}$)化合物的形式存在于有机物中,须经胃酸作用,将其从食物中分离出来,还原为亚铁离子($Fe^{2+}$)或其他亚铁络合物,在十二指肠和空肠上段吸收。食物中含铁丰富,一般情况下,每日需从食物中补充吸收的铁仅 1~2 mg,不及食物中含铁量的 1/10。若食物中长期缺铁或慢性失血,均可导致体内缺铁,使血红蛋白合成减少,可引起低色素小细胞性贫血。

(3)成熟因子——叶酸和维生素 $B_{12}$　叶酸是合成胸腺嘧啶脱氧核苷酸所必需的辅酶,胸腺嘧啶脱氧核苷酸是构成 DNA 的前身物质。叶酸缺乏,骨髓内有核红细胞核内 DNA 合成障碍,细胞的分裂、增殖速度减慢,形成巨幼红细胞性贫血。维生素 $B_{12}$ 的作用是增加叶酸在体内的利用,从而间接地促进 DNA 的合成。机体对维生素 $B_{12}$ 的吸收必须要有内因子参与。内因子由胃黏膜壁细胞分泌,与维生素 $B_{12}$ 形成维生素 $B_{12}$-内因子复合物,转运到回肠部被吸收入血。当内因子缺乏,导致维生素 $B_{12}$ 吸收障碍,从而影响骨髓内红细胞的发育,发生巨幼红细胞性贫血。

(4)生成调节　红细胞生成主要受促红细胞生成素和雄激素的调节。①促红细胞生成素(enythropoietin,EPO)是分子量 34 000 的糖蛋白。主要在肾合成,此外,肝细胞和巨噬细胞也可合成少许。当机体缺氧或耗氧量增加,可刺激肾产生 EPO 增多,EPO 作用于晚期红系祖细胞,使之增殖分化,加速红系前体细胞增殖分化,并促进骨髓释放网织红细胞。当红细胞数量增加、血液运氧能力增强时,改善缺氧状态,可负反馈抑制肾分泌 EPO,使红细胞数量保持稳定。②雄激素主要作用于肾,产生 EPO,增强骨髓造血功能,使血液中红细胞数量增加,雄激素还能够直接刺激骨髓造血。青春期后男性红细胞数量多于女性即由此产生。

2. 红细胞的破坏   红细胞的平均寿命为 120 d。衰老红细胞变形能力减弱而脆性增加,容易滞留在小血管和血窦孔隙内或在血流湍急处因机械冲撞而破损。衰老或破损的红细胞,在肝、脾被巨噬细胞所吞噬。破坏的红细胞释放出的血红蛋白,与血浆中的触珠蛋白结合然后被肝摄取,经处理后,铁以铁黄素形式沉着于肝细胞中,可被再利用,脱铁血红素则转变为胆色素随粪或尿排出体外。严重溶血时血红蛋白释放量大于 1.0 g/L,超过了触珠蛋白结合能力,血红蛋白直接经肾脏由尿排出,称为"血红蛋白尿"。

## 二、白细胞

### (一)数量和分类

白细胞(white blood cell,WBC)有核,在血液中一般呈球形,在组织中则有不同程度的变形。依据白细胞的胞质中有无特殊的嗜色颗粒,将其分为粒细胞和无粒细胞两大类,粒细胞又依据所含嗜色颗粒性质不同,被区分为中性粒细胞、嗜酸性粒细胞和嗜碱性粒细胞。无粒细胞可分为单核细胞和淋巴细胞。临床工作中,在显微镜下,分别计数这 5 种白细胞的百分比,称为白细胞分类计数(表 3-2)。

表 3-2   正常成人各类白细胞的正常值及主要功能

| 名称 | 绝对值($\times 10^9$/L) | 百分比(%) | 主要功能 |
| --- | --- | --- | --- |
| 中性粒细胞 | 2.0~7.0 | 50~70 | 吞噬细菌和坏死细胞 |
| 嗜酸性粒细胞 | 0.02~0.5 | 0.5~5 | 抑制组胺释放 |
| 嗜碱性粒细胞 | 0.0~1.0 | 0~1 | 释放组胺与肝素 |
| 单核细胞 | 0.12~0.8 | 3~8 | 吞噬细菌和衰老细胞 |
| 淋巴细胞 | 0.8~4.0 | 20~40 | 参与特异性免疫 |
| 白细胞总数 | 4.0~10.0 | — | — |

### (二)白细胞的功能

除淋巴细胞外,所有的白细胞都能伸出伪足做变形运动,使其能穿过血管壁,这一过程称为白细胞渗出。白细胞具有趋向某些化学物质游走的特性称为趋化性(chemotaxis)。人体细胞的降解产物,抗原-抗体复合物、细菌和细菌毒素等对白细胞的游走具有趋化作用。白细胞可按照这些化学物质的浓度差游走到这些物质的周围,发挥吞噬作用。

1. 中性粒细胞   中性粒细胞在血管内停留的时间平均只有 6~8 h,一旦穿出血管壁进入组织,就不再返回到血液中来。中性粒细胞具有非特异性细胞免疫功能。其吞噬能力虽然不及单核细胞,但其数量多、变形能力强,在人体非特异性免疫中,中性粒细胞总是处于抵抗病原微生物的第一线,特别是急性化脓性细菌感染时,它们被趋化物质吸引到炎症部位,吞噬细菌,其数量明显增多。当体内中性粒细胞减少到 $1.0 \times 10^9$/L 时,机体抵抗力明显下降,极易引发感染。

2.嗜碱性粒细胞 嗜碱性粒细胞能合成并释放组胺、肝素、过敏性慢反应物质、嗜酸性粒细胞趋化因子A等。组胺和过敏性慢反应物质,可使毛细血管壁通透性增加和平滑肌收缩,引起荨麻疹、支气管哮喘等速发型过敏反应的症状。嗜酸性粒细胞趋化因子A能吸引嗜酸性粒细胞聚集于同一局部,以限制嗜碱性粒细胞在速发型过敏反应中的作用。肝素具有很强的抗凝血作用。

3.嗜酸性粒细胞 嗜酸性粒细胞因不含溶菌酶,故无杀菌作用。其作用是限制肥大细胞和嗜碱性粒细胞引起的过敏反应,还参与蠕虫的免疫反应。当机体发生过敏反应、蠕虫感染时,其数量常增加。

4.单核细胞 单核细胞在血液中吞噬能力较弱,在血液中停留2～3 d后就离开血管进入组织,转变为巨噬细胞,其吞噬能力大大增强。主要作用:①合成释放多种细胞因子或其他类型介质包括TNFα、IL-1、前列腺素E等。②吞噬和杀伤病原体或衰老损伤的组织细胞。③加工处理提呈抗原,启动特异性免疫应答。④活化的巨噬细胞内的溶酶体数目和蛋白水解酶浓度均显著增高,分泌功能增强,能有效杀伤肿瘤细胞。

5.淋巴细胞 淋巴细胞分为T淋巴细胞、B淋巴细胞。T淋巴细胞主要参与细胞免疫,B淋巴细胞主要参与体液免疫。

## 三、血小板

### (一)血小板的数量

血小板(platelet)是从骨髓巨核细胞质脱落形成的具有代谢能力的细胞质碎片,正常成人血小板的数量为$(100\sim300)\times10^9/L$。妇女月经期血小板减少,妊娠、进食、运动及缺氧,可使血小板增多。血小板数量超过$1\,000\times10^9/L$称为血小板过多,易发生血栓;血小板数量低于$50\times10^9/L$称为血小板减少,可产生出血倾向。

### (二)血小板的生理特征

1.黏附 血小板黏着在损伤暴露的血管内皮胶原组织上,称为血小板黏附。这是血小板发挥作用的开始。

2.聚集 血小板彼此黏附的现象称为血小板的聚集,可分为两个时相,第一时相发生迅速,为可逆聚集,是由受损组织释放的二磷酸腺苷(ADP)引起;第二时相发生较缓慢,是由血小板自身释放的ADP引起,聚集后不能再解聚,故称不可逆性聚集。

3.释放 血小板受刺激后将其颗粒中的ADP、5-羟色胺、儿茶酚胺等活性物质向外排出的过程为血小板释放。ADP可使血小板聚集,形成血小板血栓;5-羟色胺、儿茶酚胺可使小动脉收缩,有助于止血。

4.收缩 血小板内含有收缩蛋白A和M,具有ATP酶的活性,可分解ATP释放能量而使血小板收缩,使血凝块缩小硬化,有利于止血。

5.吸附 悬浮的血小板能吸附多种凝血因子,当血管破损时,随着血小板的黏附与聚集可吸附大量的凝血因子,使破损局部的凝血因子浓度显著增高,促进并加速凝血过程的进行。

### (三)血小板的生理功能

1.参与生理性止血 小血管损伤后,血液从小血管内流出数分钟后出血自行停止的现象,称为生理性止血(physiologic hemostasis)。从出血到停止出血的间隔时间称为出血时间

(bleeding time),正常值为 1~3 min,其长短反映生理性止血功能状态。生理性止血与血小板的功能和数量密切相关。在整个生理性止血过程中,血小板的作用是:①释放缩血管物质,如 5-羟色胺、儿茶酚胺等,使受损血管收缩,血流减慢,裂口缩小,有利于出血停止。②血小板黏附聚集形成松软的血小板血栓。③参与血液凝固过程,形成坚实的凝血块,最后完成生理性止血过程。

2. 促进凝血    血小板含有许多与凝血过程有关的凝血因子,统称为血小板因子(PF),如纤维蛋白原激活因子(PF₂)、血小板磷脂表面(PF₃)、抗肝素因子(PF₄)等,这些因子在血凝过程中起重要作用。仅 PF₃ 提供的磷脂表面,就能使凝血酶原激活速度加快 2 万倍。

3. 维持毛细血管壁正常通透性    血小板可以融入血管内皮细胞,填补血管内皮细胞脱落后留下的空隙,及时修补血管壁,从而维持毛细血管壁的正常通透性。

# 第四节    血液凝固与纤维蛋白溶解

## 一、血液凝固

### (一)血液凝固的概念

血液凝固(blood coagulation)是指血液由流动的液态变为不能流动的凝胶状态的过程,简称血凝。血凝的实质是血浆中的可溶性纤维蛋白原变成不溶性的纤维蛋白的过程。血液凝固是一系列复杂的酶促反应过程,需要多种凝血因子的参与。

### (二)凝血因子

血液和组织中直接参与凝血过程的物质统称为凝血因子(blood clotting factor)。根据世界卫生组织(WHO)的统一命名,依照各因子被发现的顺序用罗马数字编号(表 3-3)。目前国际公认的凝血因子共有 12 种,因子Ⅵ由因子Ⅴ转变而来,不作为独立的凝血因子。凝血因子的化学本质:除因子Ⅳ和磷脂外,其余均属蛋白质。有些因子以无活性的酶原形式存在于血浆中,须被激活才具有活性(如Ⅱ、Ⅸ、Ⅹ、Ⅺ、Ⅻ等),被激活的因子则在其右下角标"a"(activated),表示"活性型"凝血因子。肝是凝血因子合成的重要器官,大多数凝血因子在肝合成,并需要维生素 K 的参与(如Ⅱ、Ⅶ、Ⅸ、Ⅹ),当肝受损或维生素 K 缺乏时,将导致凝血障碍而发生出血倾向。

表 3-3    各种凝血因子

| 凝血因子 | 同义名 | 凝血因子 | 同义名 |
| --- | --- | --- | --- |
| Ⅰ | 纤维蛋白原 | Ⅷ | 抗血友病因子 |
| Ⅱ | 凝血酶原 | Ⅸ | 血浆凝血激酶 |
| Ⅲ | 组织因子 | Ⅹ | Stuart-Prower 因子 |
| Ⅳ | 钙离子 | Ⅺ | 血浆凝血致活酶前质 |
| Ⅴ | 前加速素 | Ⅻ | 接触因子 |
| Ⅶ | 前转变素 | ⅩⅢ | 纤维蛋白稳定因子 |

## （三）血凝过程

血液凝固的过程分为 3 个基本步骤:凝血酶原激活物的形成、凝血酶的形成、纤维蛋白的形成(图 3-2)。通常根据因子 X 的激活过程不同,分为内源性凝血途径(intrinsic pathway of blood coagulation)和外源性凝血途径(extrinsic pathway of blood coagulation)。内源性凝血是指参与凝血过程中的全部凝血因子都存在于血液中;外源性凝血是指在凝血过程中还有血液外组织因子Ⅲ参加。

1. 凝血酶原激活物的形成　凝血酶原激活物是因子 Xa、V 被 $Ca^{2+}$ 连接在 $PF_3$ 表面形成的复合物。

（1）内源性凝血途径　血管内皮受损,血管内膜下组织特别是胶原纤维与因子Ⅻ接触,可使其活化形成Ⅻa,Ⅻa 可激活前激肽释放酶使之成为激肽释放酶,后者反过来又激活因子Ⅻ,通过这一正反馈过程形成大量Ⅻa。Ⅻa 可激活因子Ⅺ,使之成为Ⅺa。因子Ⅺa 在 $Ca^{2+}$ 存在的条件下,将因子Ⅸ激活为Ⅸa,Ⅸa 与Ⅷ、$Ca^{2+}$ 和 $PF_3$ 形成Ⅷ复合物。复合物中Ⅸa 是一种蛋白水解酶,能使因子 X 水解而被激活形成 Xa。因子Ⅷ是辅助因子,对因子 X 的水解激活起加速作用,缺乏Ⅷ则发生甲型血友病,凝血十分缓慢,甚至微小创伤也出血不止。因子 Xa、V 被 $Ca^{2+}$ 连接在 $PF_3$ 表面,形成凝血酶原激活物。

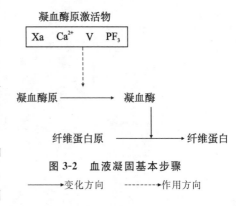

图 3-2　血液凝固基本步骤
——→变化方向　　-------→作用方向

（2）外源性凝血途径　是在组织损伤、血管破裂情况下,由血管外组织释放的因子Ⅲ与血浆中的Ⅶ、$Ca^{2+}$ 共同形成复合物,使因子 X 激活为 Xa,其后反应与内源性凝血完全相同。外源性凝血过程简单,时间短。在通常情况下,机体发生的凝血过程,多是由内源和外源凝血两条途径同时进行的。

2. 凝血酶的形成　凝血酶原激活物可激活凝血酶原(因子Ⅱ),使之成为具有活性的凝血酶(Ⅱa)。

3. 纤维蛋白形成　凝血酶能迅速激活催化纤维蛋白原成为纤维蛋白单体,在 $Ca^{2+}$ 作用下,凝血酶激活因子ⅩⅢ成为ⅩⅢa,ⅩⅢa 使纤维蛋白单体变为牢固的不溶性的纤维蛋白多聚体。后者交织成网,网罗血细胞形成血凝块,至此凝血过程全部完成。上述凝血过程可综合表述如图 3-3。

应该强调的是:①凝血过程是一种正反馈,一旦触发就会迅速连续进行,直到完成为止。从出血到血凝的间隔时间为凝血时间,正常为 5～15 min(试管法),它反映机体的凝血功能。血液凝固后 1～2 h,血凝块发生收缩,并释出淡黄色的液体,称为血清(serum)。血清与血浆的区别在于,前者缺乏参与凝血反应被消耗掉的纤维蛋白原及其他凝血因子,但又增添了在血凝时由血小板及血管内皮细胞释放的少量化学物质。②$Ca^{2+}$(因子Ⅳ)在多个凝血环节上起促凝作用,而且它易于处理,因此在临床上可用于促凝血(加 $Ca^{2+}$)或抗凝血(除去 $Ca^{2+}$)。③凝血过程本质上是一种酶促连锁反应,它的每一步骤都是密切联系的,一个环节受阻则整个凝血过程就会停止。

## 二、抗凝血系统

正常情况下,血管内的血液能保持流体状态而不发生凝固,在生理止血时,凝血只限于受伤

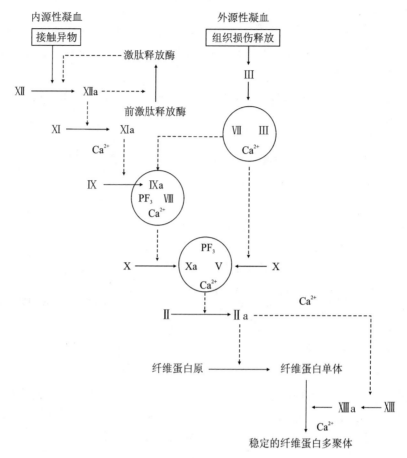

**图 3-3　血液凝固过程示意图**

———→ 变化方向　　--------→ 催化作用

的一小段血管,这意味着体内还存在着与凝血系统相对抗的抗凝系统(coagulation systems)。目前已知体内的抗凝系统包括细胞抗凝系统和体液抗凝系统。细胞抗凝系统包括血管内皮细胞和网状内皮系统细胞。血管内皮细胞表面光滑,因子Ⅻ不易激活、血小板不易黏附聚集,内皮细胞生成的 $PGI_2$ 等物质具有抗凝血作用;网状内皮细胞能清除进入血流的促凝物质而实现抗凝。在抗凝功能中体液抗凝系统发挥更重要的作用,下面介绍体液抗凝系统中的几种主要抗凝物质。

**(一)抗凝血酶Ⅲ**

抗凝血酶Ⅲ(antithrombin Ⅲ)是肝合成的一种丝氨酸蛋白酶抑制物。抗凝血酶Ⅲ通过其精氨酸残基与因子Ⅸa、Ⅹa、Ⅺa、Ⅻa 和凝血酶分子活性中心上的丝氨酸残基结合,封闭这些凝血因子的活性中心使之灭活,产生抗凝作用。在正常情况下,抗凝血酶Ⅲ的直接抗凝作用非常缓慢且较弱,但它与肝素结合后,其抗凝作用可增强上千倍。

**(二)肝素**

肝素(heparin)主要由肥大细胞和嗜碱性粒细胞产生的一种酸性黏多糖。在肺、心、肝、肌组织中含量丰富。其抗凝机制为:①增加抗凝蛋白质的抗凝活性,例如肝素与抗凝血酶Ⅲ结合,可使抗凝血酶Ⅲ与凝血酶的亲和力增强约 100 倍；肝素与肝素辅助因子Ⅱ结合使后者对凝血酶的灭活速度加快 2 000 倍。②促进血管内皮细胞大量释放组织因子途径抑制物，这也是肝素体内抗凝作用远强于体外的原因。③刺激血管内皮细胞释放纤溶酶原激活物，增强纤维蛋白溶解等。

### （三）蛋白质 C 系统

主要包括蛋白质 C、凝血酶调制素、蛋白质 S 和蛋白质 C 的抑制物。蛋白质 C 是由肝合成的维生素 K 依赖因子，它是以酶原形式存在于血浆中，当凝血酶与血管内皮细胞上的凝血酶调节蛋白结合后，可激活蛋白质 C。蛋白质 C 主要作用是：①水解灭活因子 Ⅴ 和Ⅷ。②削弱 Ⅹa 对凝血酶原的激活作用。③增强纤溶酶的活性，促进纤维蛋白溶解。蛋白质 S 能增强激活状态蛋白质 C 的作用。

### （四）组织因子途径抑制物（TFPI）

它是一种相对稳定的糖蛋白，主要来自小血管内皮细胞，目前认为，它是体内重要的生理性抗凝物质。

## 三、纤维蛋白溶解

血液凝固中形成的纤维蛋白和血浆中的纤维蛋白原在纤维蛋白溶解酶的作用下，被降解液化的过程称为纤维蛋白溶解，简称纤溶（fibrinolysis），纤溶系统主要包括纤维蛋白溶解酶原（纤溶酶原）、纤溶酶、纤溶酶原激活物与纤溶抑制物。该系统的作用主要是清除在生理性止血过程中产生的纤维蛋白凝块，防止永久性血栓形成，保证血流通畅；另外还参与组织修复、血管再生等。纤溶的基本过程可分为两个阶段：即纤溶酶原的激活和纤维蛋白的降解（图 3-4）。

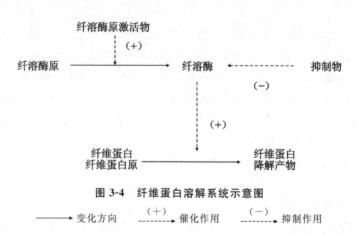

图 3-4 纤维蛋白溶解系统示意图

——→ 变化方向　-（+）→ 催化作用　-（-）→ 抑制作用

### （一）纤溶酶原的激活

纤溶酶原主要由肝脏和嗜酸性粒细胞产生，属于单链糖蛋白。其激活过程是一个有限水解过程，可分为内源性和外源性两条激活途径。内源激活途径是通过内源性凝血系统中的有关凝血因子，如因子Ⅻa、激肽释放酶等激活纤溶酶原。外源性途径是通过来自各种组织激活物（如肾合成的尿激酶）和血管内皮细胞所合成的血浆激活物激活纤溶酶原。通过内源性激活途径可使凝血与纤溶相互配合，保持平衡；通过外源激活途径可防止血栓的形成，并在组织的修复和愈合中发挥作用。

## （二）纤维蛋白和纤维蛋白原的降解

纤溶酶是一种活性很强的蛋白酶,可对纤维蛋白或纤维蛋白原肽链分子中的赖氨酸-精氨酸链裂解,而分割成许多可溶性的小肽,称为纤维蛋白的降解产物。这些产物一般不会再凝固,其中一部分还有抗凝血作用。

## （三）纤溶抑制物及作用

纤溶抑制物按其作用可分为两大类:一类为抑制纤溶酶原的激活,称为抗活化素;另一类为抑制纤溶酶的活性,称为抗纤溶酶。例如,血浆中的 $\alpha_2$ 巨球蛋白能抑制纤溶酶的作用。

# 第五节　血型和输血

## 一、血型

通常所说的血型(blood group)一般是指红细胞膜上特异性抗原的类型。它对输血有重要意义。早在 1901 年,Landsteiner 首先发现有些人的血液互相混合时,会发生红细胞凝集现象,而有些人的血液相混合时,却不发生红细胞凝集现象,从而将人类的血液分成若干类型。现已明了,红细胞凝集实际上是一种抗原-抗体反应。红细胞膜表面含有多种特异性抗原(凝集原),血清中则含有多种抗体(凝集素),若红细胞凝集原与其相对抗的凝集素相遇时,就会发生抗原-抗体反应,出现红细胞凝集反应。现已发现的人类红细胞血型系统有 20 多种,与临床关系最密切的是 ABO 血型系统和 Rh 血型系统。

> **小贴士**
>
> 世界上第一个发现红细胞血型的人是奥地利维也纳大学助教 Landsteiner,那是在 1900 年。这一划时代的发现,为以后安全输血提供了重要保证,为此,他获得了 1930 年的诺贝尔奖,并赢得了"血型之父"的美誉。开始时,他只发现了人类红细胞血型 A、B、C 三型。1902 年他的学生 Decastello 和 Sturli 又发现了 A、B、C 之外的第 4 型。1928 年国际联盟卫生保健委员会将这 4 型正式命名为 A、B、O、AB 型,这就是现在人们熟知的红细胞 ABO 血型系统。在以后的数十年里,科学家又相继发现了几种血型系统。1940 年 Landsteiner 和 Wiener 发现了 Rh 血型系统,到 1995 年,共发现 23 个红细胞血型系统。

## （一）ABO 血型系统

1. ABO 血型的分型依据和判定　ABO 血型系统是依据红细胞膜上 A、B 凝集原的有无及种类来分型的。凡红细胞膜上只有 A 凝集原者称 A 型;只有 B 凝集原的为 B 型;A、B 凝集原均有者为 AB 型;A、B 凝集原均无者为 O 型。在人类血清中含有与上述凝集原相对应的天然凝集素,即抗体。凝集素也有两种,分别称为抗 A 凝集素和抗 B 凝集素。在同一个体血清中,不存在对抗其自身红细胞凝集原的凝集素。所以,任何一个人的红细胞都不会被自身的血清凝集素所凝集。ABO 血型系统中各血型凝集原和凝集素分布情况见表 3-4。我国人的血型调查表明,汉族人中 O 型、A 型和 B 型约各占 30%,AB 型约占 10%。

表 3-4　ABO 血型系统中的凝集原和凝集素

| 血型 | 红细胞膜上凝集原 | 血清中的凝集素 |
| --- | --- | --- |
| A | A | 抗 B |
| B | B | 抗 A |
| AB | A 和 B | 无 |
| O | 无 | 抗 A 和抗 B |

临床上 ABO 血型的鉴定方法,是用已知的标准抗 A 血清(含抗 A 凝集素)和标准抗 B 血清(含抗 B 凝集素),分别与被鉴定人的红细胞混悬液相混合,依其发生凝集反应的结果,判定被鉴定人红细胞表面所含有的凝集原,再根据含有的凝集原类别确定血型。

2. ABO 血型的亚型及临床意义　ABO 血型系统中有多个亚型,其中与临床关系密切的 A 型血有 $A_1$、$A_2$ 两种亚型。$A_1$ 亚型的红细胞膜上含有 A 与 $A_1$ 凝集原,血清中只含有抗 B 凝集素。$A_2$ 亚型的红细胞膜上有 A 凝集原,但血清中含有抗 $A_1$ 和抗 B 凝集素。同样 AB 型中也有 $A_1$B 和 $A_2$B 两种亚型。$A_1$ 型的红细胞可与 $A_2$ 型血清中的抗 $A_1$ 凝集素发生凝集反应。另外,$A_2$ 型和 $A_2$B 型红细胞的抗原性比 $A_1$ 型和 $A_1$B 型弱得多,在做血型鉴定时,易将 $A_2$ 型和 $A_2$B 型误定为 O 型和 B 型。因此,血清中的不规则凝集素有时在配血实验中,干扰交叉配血的主次侧反应。因此,在输血前检验时应注意血型亚型的存在。

### (二)Rh 血型系统

Rh 凝集原是人类红细胞表面所存在的另一类凝集原,最先发现于恒河猴(Rhesus monkey)的红细胞,取其学名的前两个字母命名,称为 Rh 凝集原。现已知 Rh 血型系统应有 6 种凝集原,按 Fisher 命名法,将这 6 种抗原分别叫 C、c、D、d、E、e 凝集原,但 d 凝集原至今没有发现,实际发现的只有 5 种。其中 D 凝集原的抗原性最强,所以凡红细胞表面有 D 凝集原的称为 Rh 阳性,没有 D 凝集原的称为 Rh 阴性。我国汉族人口中有 99% 的人是 Rh 阳性,只有 1% 的人为 Rh 阴性者。有些少数民族,Rh 阴性者比例较大,如苗族为 12.3%,塔塔尔族为 15.8%。我国生理学家易见龙首先报道了我国 Rh 血型的分布,为输血和血型的研究做出了重要贡献。Rh 血型系统没有天然的凝集素,它是后天经致敏才获得的免疫凝集素,即对 Rh 阴性的人,在输入 Rh 凝集原以后,体内发生免疫反应才产生抗 Rh 凝集素。

Rh 血型在医学上的重要意义有两点:一是 Rh 阴性的人,如果第一次接受 Rh 阳性人的血,由于他们体内没有天然的抗 Rh 凝集素,因而不会发生凝集反应,但是他们体内将产生抗 Rh 凝集素,当他们再次接受 Rh 阳性输血时,就会发生凝集反应而引起严重的后果。所以在临床上,第二次输血时,即使是同一供血者的血液,也要做交叉配血试验,以避免可能由于 Rh 血型不合引起的严重问题。其二为 Rh 阴性妇女怀孕后,如果胎儿是 Rh 阳性,则 Rh 凝集原有可能进入母体,或 Rh 阴性的母体曾接受过 Rh 阳性的血液,产生了抗 Rh 凝集素,当抗 Rh 凝集素透过胎盘进入胎儿血液时,可使胎儿血液中的红细胞发生凝集反应而溶血,导致胎儿的死亡。因此,对于多次怀孕均为死胎的孕妇,特别是少数民族妇女,应高度注意检查她是否属于少见的 Rh 阴性血型,如果是的话,应采取相应措施以预防再次妊娠时新生儿溶血的发生。

## 二、输血

### （一）ABO 血型与输血关系

在正常情况下 ABO 血型系统中，只有相同血型的人才能进行输血，为了避免发生抗原-抗体免疫反应，在输血前首先进行 ABO 血型鉴定，保证供血者与受血者的血型相合。对于反复输血者和生育年龄的妇女还必须使用供血者与受血者的 Rh 血型相合的血液，以避免受血者被致敏后产生 Rh 抗体。ABO 血型系统各型之间的输血关系如表 3-5 所示。

**表 3-5　ABO 血型系统各型之间的输血关系**

| 供血者红细胞 | 受血者血清（凝集素） | | | |
| --- | --- | --- | --- | --- |
| （凝集原） | O 型（抗 A、抗 B） | A 型（抗 B） | B 型（抗 A） | AB 型（无） |
| O 型 | — | — | — | — |
| A 型 | + | — | + | — |
| B 型 | + | + | — | — |
| AB 型 | + | + | + | — |

从表 3-5 中可见，O 型血可输给其他各型血，AB 型可接受其他各型血。这是因为在输血时，主要考虑供血者红细胞不被受血者血清中的凝集素所凝集，由于 O 型供血者红细胞膜上不含 A、B 凝集原，因而不会被其他血型的凝集素所凝集。同时 AB 型受血者的血浆中不含有凝集素 A 和 B，因而不会使供血者红细胞发生凝集。虽然如此，在输血时，尽量进行同型输血，避免异型输血。在应急状态下，需输入异型血时，应遵循少量、缓输的原则。

### （二）输血原则

1. 血型鉴定　在准备输血时，首先必须鉴定血型，保证供血者与受血者的血型相合，避免因血型不合引起的严重输血反应，最好选择同型血型相配。

2. 交叉配血试验　在血型相合的基础上进行交叉配血试验（图 3-5）。即将供血者的红细胞与受血者的血清相混合（主侧，直接配血），同时将受血者的红细胞与供血者的血清相混合（次侧，间接配血）。主侧、次侧均不凝为配血相合，可放心输血；若主侧凝集为配血不合，禁止输血；主侧不凝，次侧凝集，一般可少量缓慢输血，并密切观察有无输血反应。交叉配血试验的目的是为了避免由 ABO 血型系统中的亚型（如 A 型中的 $A_1$ 和 $A_2$ 型）和 ABO 血型系统外的其他因子引起的凝集反应。

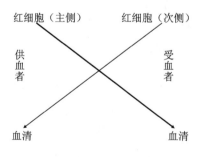

**图 3-5　交叉配血示意图**

应该强调的是，输血是一项非常严肃的工作，为了保证输血的安全和输血的效果，避免由输血误差导致严重后果，即使是同型输血或重复输血也必须做交叉配血试验，防止血型不合引起的输血反应。

3. 输血的类型　随着科学技术的进步和医学的发展，输血疗法已经从原来的输注全血，发展为成分输血，即根据病人疾病需求，输入红细胞、粒细胞、血小板和血浆。另外为避免异体输血传播肝炎和艾滋病,自身输血疗法也在迅速发展。因此,根据输注血液的成分可将输血分为全血输注和成分输血;根据供血者的来源输血可分为异体输血和自体输血。

<h1 style="text-align:center">思 考 题</h1>

1. 名词解释

血细胞比容　红细胞凝集现象　血液凝固　血清　血型

2. 简述血浆渗透压的生理意义。

3. 血液凝固的基本步骤是什么?

4. 某人需反复多次输血,在输血过程中,应注意哪些事项?

(李少平)

# 第四章

# 血 液 循 环

> **小贴士**
>
> 哈维(Harvey W.1578—1657)因首次阐明血液循环的原理,被誉为近代生理学之父。关于人体血液循环,公元 2 世纪,盖仑提出根据上帝的安排,血液由肝脏制造,可以在左右心室之间随意往返通过,靠"灵气"推动流向全身,并"一去不复返"。16 世纪塞尔维特发现人体肺循环原理,奠定了血液循环研究的基础。由于与盖仑学说相矛盾,于 1553 年被教会烧死!1616 年哈维公布:人体血液是循环流动的。并在 1628 年出版了《心血运动论》一书,使生理学发展为科学。

在心脏的驱动下,血液在循环系统中按一定方向周而复始地流动,称为血液循环(blood circulation)。血液循环是人体的运输系统,其中心脏是血液循环的动力器官,血管是输送血液的管道和血液与组织进行物质交换的场所。血液循环的主要功能是完成体内的物质运输:通过运输代谢原料和代谢产物,使机体新陈代谢能不断进行;通过运输体内的激素或其他体液因素,实现机体的体液调节;血液的不断循环流动对于机体内环境稳态的维持和血液防卫功能的实现,也有着重要意义。故血液循环是人体生存的最重要的条件之一,一旦发生障碍,将会危及生命。

## 第一节　心 脏 生 理

### 一、心脏的泵血功能

心脏是一个由心肌组织构成并具有瓣膜结构的空腔器官。在人的一生中,心脏通过心肌不间断、有节律地收缩和舒张活动,以及由此而引起的瓣膜的规律性开闭,推动血液沿单一方向循环流动。由于心脏的射血与水泵相似,所以把心脏的射血功能称之为心泵(heart pump)。它有赖于心肌电活动、机械收缩和瓣膜活动三者相互配合才能实现。

**(一)心率和心动周期**

1. 心率 心率(heart rate,HR)是指每分钟心脏搏动的次数,是临床常用指标之一。正常成人安静时,心率为 60~100 次/分,平均 75 次/min。心率可因年龄、性别及其生理情况而不同。小儿的心率较成年人快,尤其是新生儿可达 130 次/min 以上;老年人比成年人慢;女性一般比男性稍快;同一个人运动、情绪激动时 HR 加快,而安静或睡眠时较慢。

2. 心动周期 心脏每收缩和舒张一次,构成一个机械活动周期,称为心动周期(cardiac cycle)。由于心脏在功能上是由心房和心室构成,而心房和心室的活动是按先后次序依各自的时程进行的,故一个心动周期包括有心房的活动周期及心室的活动周期。由于心室在心脏泵血活动中起主要作用,所以,通常所说的心动周期是指心室的舒缩活动周期而言。

在每一个心动周期中,心房和心室的活动是按一定的时程依一定的先后次序进行的(图 4-1),即心房先收缩,继而开始舒张;心房收缩时心室处于舒张期,心房进入舒张期后,心室开始收缩,随后舒张,这时心房、心室都处于舒张状态并一直持续到下一个心动周期开始。房室的这种有序的收缩和舒张有利于血液由心房进入心室。

心动周期的长短与心率有关(心动周期=60 s/HR)。如果以成年人安静时平均心率为 75 次/min 计算,则一个心动周期为 0.8 s。其中两心房先收缩,持续 0.1 s,继而心房舒张,持续 0.7 s;心房进入舒张期后,心室开始收缩,持续 0.3 s,进入舒张期,占 0.5 s。心室舒张的前0.4 s 期间,心房也处于舒张期,这一时期称为全心舒张期(图 4-1)。

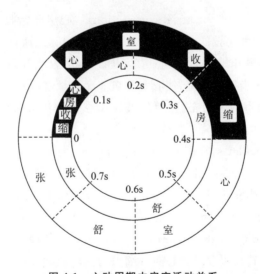

图 4-1 心动周期中房室活动关系

从图 4-1 可以看出,在同一个心动周期中,无论是心房还是心室,舒张期均长于收缩期,这既有利于静脉血液的回流,又能让心肌得到充分的休息。由于心动周期与心率成反比,故心率增快时,心动周期缩短,以舒张期缩短更为显著;因此,心率增快时,心肌工作时间相对延长,休息时间相对缩短,对心脏的持久活动不利。在发生快速型心律失常时,常有导致心力衰竭的危险。

### (二)心脏的泵血过程

心脏泵血过程包括心室将血液射入动脉和血液回流入心室的充盈过程。因在同一时期内,左心和右心的活动基本同步,血液回流量和射血量也大致相等。故以左心室为例,说明心脏泵血的机制(图4-2)。

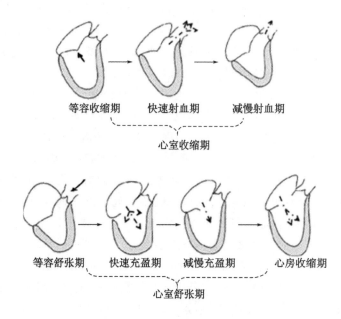

**图 4-2 心脏泵血的机制**

1. **心房收缩期**(atrial systole or atrial contraction)  心房开始收缩之前,心脏正处于全心舒张期,心房和心室内压力都比较低,接近于大气压,大量静脉血通过心房,顺房-室压力梯度进入心室,使心室充盈;当心房开始收缩时,心房容积缩小,房内压升高,此时房室瓣处于开启状态,心房将其内的血液进一步挤入心室,使心室的血液充盈量进一步增加,其量占心室总充盈量的 10%~30%。此期是心室的主动充盈过程,被看作心房的初级泵作用。心房收缩期约持续 0.1 s,随后转入心房舒张期。

2. **心室收缩期**(ventricular systole or ventricular contraction)

(1)等容收缩期  心房进入舒张期后,心室开始收缩,室内压力开始升高,当超过房内压时,心室内血液顺压力梯度流动推动房室瓣,使之关闭,血液因而不致倒流入心房。这时,室内压尚低于主动脉压,动脉瓣仍然处于关闭状态,心室成为一个密闭腔室,心室容积不变,称为等容收缩期(isovolumic contraction or isovolumetric contraction)。此期从房室瓣关闭到动脉瓣开放前为止,持续 0.05 s 左右,其长短取决于心肌收缩力的强弱及动脉血压的高低。在等容收缩期,室内压升高的幅度和升高速率是心动周期中最大的时期(图4-3)。

(2)射血期  随着心室肌进一步收缩,室内压继续升高,当室内压超过主动脉压时,心室内血液顺压力梯度推开动脉瓣,由心室流入动脉,此期称为射血期(ejection phase)。在射血期的前期,由于心室肌强烈收缩,心室容积明显缩小,血液快速射入主动脉,这段时期称快速射血期(rapid ejection phase),约持续 0.11 s,是心动周期中射血最多、速度最快的时期,射血量占总射血量的 70%,室内压在这期内继续上升并达峰值;随后由于大量血液进入主动脉,心室内血液减少以及心室肌收缩强度的减弱室内压由峰值逐步下降,射血速度减慢,这段时期称为减慢射血期(slow ejection phase),约持续 0.14 s。这一时期内,射血量约占总射血量的 30%。据测定在整个射血期的中后期,心室内压已经低于主动脉压,但心室内血液依其惯性作用可以逆着压力梯度继续射入主动脉(图 4-3)。

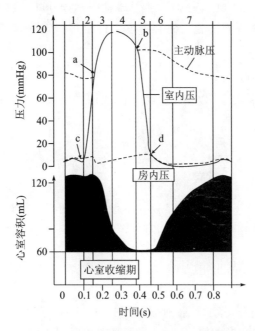

**图 4-3  心动周期中,各时期左心内压力、容积和瓣膜等变化**

1:心房收缩期  2:等容收缩期  3:快速射血期  4:减慢射血期  5:等容舒张期  6:快速充盈期  7:减慢充盈期

a 和 b:分别表示主动脉瓣开启和关闭  c 和 d:分别表示二尖瓣关闭和开启

**3. 心室舒张期**(ventricular diastole or ventricular relaxation)

(1)等容舒张期  心室开始舒张,室内压下降,由于主动脉压力高于室内压(图 4-3),主动脉内血液向心室方向反流,推动动脉瓣关闭,此时室内压仍明显高于心房压,房室瓣处于关闭状态,心室再次形成密闭的腔室,室内压急剧下降,但容积不变。从动脉瓣关闭到房室瓣开启称为等容舒张期(isovolumic relaxation phase),持续 0.07 s 左右。此期特点是室内压下降幅度和下降速率为心动周期中最大的时期。

(2)心室充盈期  随着心室继续舒张,室内压持续下降,当低于心房压时,血液冲开房室瓣流入心室,心室容积增大,称为心室充盈期(ventricular filling phase)。在心室充盈期初期,由于心室容积迅速增大,血液快速流入心室,称为快速充盈期(rapid filling phase),占时 0.11 s 左右;其间进入心室的血液约为总充盈量的 2/3,是心室充盈过程中的主要部分,此时,心室内压因心室仍在继续舒张,而致室内压不仅低于心房压,而且低于大静脉内压,血液通过心房而直接进入心室。随后,随着心室充盈量的增多,房室之间的压力差逐渐减小,血液以较慢的速度继续流入心室,心室容积进一步增大,称减慢充盈期(slow filling phase),占时 0.22 s,此期仅有少量血液从心房流入心室。

在减慢充盈期之末,心室仍处于舒张状态。此后,下一个心动周期开始,心房开始收缩,将血液主动射入心室,使心室的充盈血量再增加 10%～30%。因此,可以把心动周期中的心房收缩期看作是心室充盈期的最后阶段。

综上所述,心室收缩是心脏泵血功能的动力。由于心室的收缩使心室压从原先低于心房压的水平快速升高并超过大动脉压,使半月瓣开放,推动血液射入大动脉。而心室的舒张使室内压下降产生的"抽吸"作用,使得心室快速充盈,占心室充盈的主要部分,心房收缩仅对心室充盈起辅助作用,故临床上当病人的心室一旦发生纤维性颤动,心脏的泵血功能将立即终止,后果十分严重,必须及时施行有效救治措施。而心房发生纤维性颤动一般不会引起危及生命的严重后果。

### (三)心脏泵功能的评价

心脏舒缩的主要目的是射血,以满足人体新陈代谢的需要,故其泵血功能的评价主要通过其射血量来衡量。

1. 心脏的输出量

(1)每搏输出量和射血分数  一侧心室一次搏动所射出的血量,称每搏输出量(stroke volume),简称搏出量。在静息状态下,健康成年人舒张末期容积约为 125 mL,收缩末期容积约为 55 mL,两者之差,即为搏出量,约为 70 mL。由此可见,心脏射血只是射出了心室内部分血液,通常把心搏出量占心室舒张末期容积的百分数,称为射血分数(ejection fraction)。也就是:

$$射血分数＝[搏出量(mL)/心室舒张末期容积(mL)]× 100\%。$$

正常情况下,健康成年人安静时,射血分数维持在 55%～65%。在心室异常扩大、心室功能减退的情况下,由于舒张末期的容积增大,尽管其搏出量与正常人差别不大,但射血分数却明显降低,表明心脏泵血功能已经失常。所以在评定心脏泵血功能时,除了观测心脏的每搏量之外,还应当注意其射血分数的变化。

(2)每分输出量和心指数  一侧心室每分钟射出的血量,称每分输出量(minute volume),简称心输出量(cardiac output),它等于心率与搏出量的乘积。它是衡量心脏功能的最基本指标。正常情况下,左右心室的心输出量基本相等。成人静息状态下,如按心率为 75 次/min,平均每搏量为 70 mL,则心输出量为 5 L/min(4.5～6.0 L/min)。由于心输出量与机体代谢水平相适应,故可因性别、年龄及其他生理情况而不同。一般女性比同体重男性的心输出量约低10%,青年时期高于老年时期;剧烈运动时心输出量可高达 25～35 L/min,麻醉情况下则可降低到 2.5 L/min。

心输出量是以个体为单位计算的。不同的个体因其代谢水平不同,对心输出量的需求也不同。因此单以心输出量作为评价指标,难以直接相互比较心输出量。而心指数(cardiac index),即每平方米体表面积的心输出量,可消除一些个体差异,使个体间的比较成为可能。

我国中等身材成年人的体表面积为 1.6～1.7 m²,安静和空腹情况下的心输出量为 5～6 L/min,其心指数为 3.0～3.5 L/(min·m²),安静空腹时的心指数称为静息心指数,是分析比较不同个体心功能时常用指标。

2. 心脏做功量  心脏收缩不仅仅是射出一定量的血液,而且赋予这部分血液高的压强能以及流速(动能)。由于心肌收缩释放的能量主要用于维持血压,在维持相同搏出量的情况下,随着动脉血压的增高,心肌收缩强度和心脏的做功量将增加。实验资料表明心肌的耗氧量与心肌的做功量是相平行的,因此作为评定心脏泵血功能的指标,心脏做功量对动脉压不相等的个体,以及同一个人动脉压出现变动前后的心脏泵血功能进行分析比较时,更为全面。

心室每收缩一次所做的功,称为每搏做功(stroke work)。每搏做功=(射血期左心室内压-左心室舒张末期压)×搏出量;每分功(minute work)指心室每分钟做的功。每分功=每搏做功×HR。正常人安静时左心室每搏做功为 83.1 g·m;每分功为 6.23(kg·m)/min。

右、左心室搏出量相等,但肺动脉平均压仅为主动脉平均压的 1/6 左右,故右心室做功量也只有左心室的 1/6。

3. 心脏泵血功能的贮备 心输出量随机体代谢的需要而增加的能力称为泵功能贮备或心力贮备(cardiac reserve)。健康人的心输出量能够在机体需要时成倍地增长,如在静息状态下心率 75 次/min,搏出量约 70 mL,心输出量为 5 L 左右。强体力劳动时,心率可达 180～200 次/min,搏出量可增加到 150 mL 左右,则心输出量可达 25～30 L,为静息时的 5～7 倍。而某些心脏疾患的病人,静息时心输出量与健康人没明显差别,尚能够满足静息状态下代谢的需要,但在代谢活动增强时,心输出量却不能相应增加,出现心悸、气短等症状。故心力贮备能反映心脏泵血功能的潜力和心脏的健康程度。训练有素的运动员,由于长期的锻炼,心肌纤维增粗,心肌收缩能力增强,运动时心输出量可达 35 L 以上,为静息时的 7 倍以上。因此,经常进行体育锻炼能有效地提高心力贮备,增强心脏的泵血功能。

### (四)心脏泵血功能的调节

心输出量等于搏出量和心率的乘积,从心脏本身来讲主要通过对心率和搏出量两方面的作用来调节心输出量。

1. 搏出量的调节 在心率不变的情况下,凡是能影响心肌收缩强度和速度的因素都能影响搏出量。

(1)前负荷 心脏的前负荷是指心室收缩前所承受的负荷,通常用心室舒张末期压力或容积来反映。研究表明,在心室最适前负荷时,肌小节初长度为 2.0～2.2 $\mu$m(最适初长度),这时心肌收缩产生的张力最大。达最适水平之前,随着前负荷和初长度的增加,心肌收缩强度增加,搏出量和每搏做功增加。心脏这种在一定范围内,随着前负荷加大,心肌初长度变长,心肌收缩力增强的调节形式,称为异长自身调节(heterometric autoregulation)。

在整体情况下,心室舒张末期容积是静脉回心血量和心室射血剩余血量两者总和。故当静脉回心血量增加时,心室舒张末期容积增加,使搏出量增加;而心率增快时,充盈期缩短,心室充盈不完全,充盈压降低,使搏出量减少。由于心肌细胞外间质内含有大量胶原纤维,致心肌肌小节的初长度即使在前负荷很大的情况下,一般不超过 2.25～2.30 $\mu$m。心肌的抗过度延伸特征使心脏在正常情况下不会因前负荷过大而使搏出量和做功能力骤然减小。

(2)后负荷 心脏的后负荷指心室在收缩过程中所承受的负荷,通常用动脉血压来反映。在心率、心肌初长度和收缩能力不变的情况下,如果动脉血压升高,等容收缩期室内压必须升高到超过动脉血压后才能射血,导致等容收缩期延长而射血期缩短,搏出量暂时减少;但在整体情况下,机体可以通过心肌自身调节及神经体液调节,使前负荷、心肌收缩能力与后负荷相配合,维持适当的心输出量,但此时搏出量的维持,是心肌收缩加强的结果,如果动脉压持续增高,心室肌将因收缩活动长期地加强而逐渐发生肥厚,最后将导致泵血功能减退。由此可见,心室后负荷本身直接影响着每搏量。

(3)心肌收缩能力 心肌收缩能力是指心肌不依赖于负荷而能改变收缩的强度和速度的内在特性。这种在不改变心肌初长度和后负荷的情况下,通过改变心肌兴奋-收缩耦联等内在因素,使心肌收缩力的强度和速度发生改变,从而使搏出量和每搏做功发生相应的改变过程,称为等长自身调节(homometric autoregulation)。如交感神经兴奋或儿茶酚胺增多时,心肌收缩力增强,搏出量增多。迷走神经兴奋时,心肌收缩力减弱,搏出量减少。心肌收缩能力的增强是生理病理条件下,搏出量剧烈而持久变化的主要调节机制,也是多种神经体液调节影响心输出量的主要途径。

2. 心率　　心输出量是搏出量与心率的乘积,当心率在一定范围内(40～180 次/min)增加时,心输出量增加;但如果心率超过 170～180 次/min,由于心室充盈时间过短,造成充盈量减少,搏出量减少到仅有正常一半左右时,心输出量亦开始下降。反之,心率太慢,低于 40 次/min,因为心室舒张期过长,再延长心舒时间也不能相应增加充盈量和搏出量,心输出量亦减少。可见,心率最适宜时,心输出量最大。

### (五)心音和心音图

心动周期中,心肌收缩和舒张、瓣膜启闭、血流对心血管壁的冲击作用等引起的机械振动,可通过心脏的周围组织传递到胸壁,如将听诊器放到胸壁某些部位,就能听到声音,称为心音(heart sound)。若用换能器将这些机械振动转换成电信号记录下来,便得到心音图。

正常心脏可听到 4 个心音:即第一、第二、第三和第四心音。多数情况下只能听到第一和第二心音,在某些健康儿童和青年人也可听到第三心音,40 岁以上的健康人也有可能出现第四心音。心脏某些异常活动可以产生杂音或其他异常心音。因此,听取心音或记录心音图对于心脏疾病的诊断有一定的意义。实际应用最广泛的是用听诊器进行心音听诊。主要听取第一心音和第二心音。

第一心音的音调低、持续时间较长、声音较响,是由房室瓣关闭和心室肌收缩振动所产生的。听诊时常作为心室收缩的标志,其响度和性质变化,可反映心室肌收缩强、弱和房室瓣膜的机能状态。第二心音的音调较高、持续时间较短、较清脆。听诊时常作为心室舒张的标志。主要由肺动脉瓣和主动脉瓣关闭引起振动形成。其响度常可反映动脉压的高低。

## 二、心肌细胞的生物电现象和生理特性

心脏主要由心肌细胞组成。根据组织学特点和电生理特性以及功能上的区别,粗略地将心肌细胞分为两大类型:一类是普通的心肌细胞,包括心房肌和心室肌,执行收缩功能,故又称为工作细胞;另一类是一些特殊分化了的心肌细胞,组成心脏的特殊传导系统。

### (一)心肌细胞的生物电活动

1. 心室肌细胞跨膜电位

(1)静息电位　　心室肌细胞和骨骼肌细胞一样,在静息状态下细胞膜处于内负外正的极化状态,静息电位约为 $-90$ mV,主要由 $K^+$ 向细胞外扩散产生的平衡电位形成。

(2)动作电位　　心室肌动作电位包括除极过程和复极过程,其主要特征在于复极过程比较复杂,持续时间长。通常用 0、1、2、3、4 等数字分别代表心室肌细胞动作电位和静息电位的各个时期(图 4-4)。

1)除极过程(0 期)　　心室肌细胞兴奋时,膜内电位由静息状态时的 $-90$ mV 上升到 $+30$ mV 左右,构成了动作电位的上升支,称为除极(0 期)。它主要由 $Na^+$ 内流形成。当心室肌受到适宜刺激时,$Na^+$ 通道开放,少量 $Na^+$ 内流造成肌膜部分除极,膜电位下降到阈电位水平

时,膜上 $Na^+$ 通道大量开放,$Na^+$ 顺其浓度梯度和电位梯度由膜外快速进入膜内,直至接近于 $Na^+$ 的平衡电位形成动作电位 0 期。特点是持续时间短,除极幅度大,$Na^+$ 通道可被河豚毒(TTX)所阻断。

2)复极过程　当心室细胞除极达到顶峰之后,立即开始复极,包括三个不相同的阶段:

快速复极初期(1 期):在复极初期,膜内电位由 +30 mV 迅速下降到 0 mV 左右,故 1 期又称为快速复极初期,占时约 10 ms。0 期除极和 1 期复极膜电位的变化速度都很快,在记录图形上表现为尖锋状,通常把这两部分合称为锋电位(图 4-4)。1 期是由于 $Na^+$ 通道失活关闭,$K^+$ 通道开放,引起一过性 $K^+$ 外流形成。

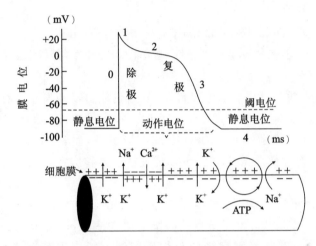

图 4-4　心室肌细胞动作电位及其离子基础示意图

平台期(缓慢复极期,2 期):当膜内电位复极到 0 mV 左右时,复极过程变得非常缓慢,基本上停滞于 0 mV 左右,故 2 期又称为平台期,持续 100~150 ms,是整个动作电位持续时间长的主要原因,也是心室肌细胞以及其他心肌细胞的动作电位区别于骨骼肌和神经纤维的主要特征。主要是 $Ca^{2+}$ 缓慢而持久内流,与 $K^+$ 少量外流共同作用使其对膜电位的影响相互抵消。此 $Ca^{2+}$ 通道可被硝苯地平、维拉帕米等阻断(又称钙通道拮抗剂)。

快速复极末期(3 期):此期膜内电位由 0 mV 左右较快地下降到 -90 mV,完成复极化过程,故 3 期又称为快速复极末期,占时 100~150 ms。主要是 $Ca^{2+}$ 通道关闭,$K^+$ 通道开放,$K^+$ 外流,使膜内电位迅速下降至静息电位水平。

3)静息期(4 期):膜电位稳定于静息电位水平,为恢复细胞内外离子的正常浓度梯度,保持心肌细胞的正常兴奋性,$Na^+$-$K^+$ 泵开始逆浓度差转运,$Ca^{2+}$ 通过 $Ca^{2+}$-$Na^+$ 交换被主动转运出细胞。

心房肌细胞的动作电位与心室肌细胞的相似,但动作电位的时程较短,历时仅 150 ms 左右。

2. 自律细胞的跨膜电位及其形成机制　心脏的特殊传导系统除了具有兴奋性和传导性之外,还具有自动产生节律性兴奋的能力,故称为自律细胞。自律细胞生物电的最显著的特点是动作电位在 3 期复极末期达到最大值(称最大复极电位)后,4 期的膜电位不稳定,立即开始自动除极,除极达阈电位后引起兴奋,出现另一个动作电位,周而复始。4 期自动除极是自律细胞产生自动节律性兴奋的基础。

(1)窦房结 P 细胞的跨膜电位及其形成机制　P 细胞动作电位的主要特征:①除极 0 期由 $Ca^{2+}$ 内流形成,峰值较小,只到 0 mV 左右,除极速度较慢。②复极由 3 期完成($K^+$ 通道被激活,出现 $K^+$ 外流),基本没有 1 期和 2 期。③最大舒张电位约为$-70$ mV。4 期自动除极的形成与三种离子流有关:$K^+$ 外流的进行性衰减;$Na^+$ 内流的进行性增强;生电性 $Na^+$-$Ca^{2+}$ 离子交换。

(2)浦肯野细胞的跨膜电位及产生机理　浦肯野细胞的动作电位及其产生机理与心室肌细胞基本相似,特点是 4 期自动除极化,且速度较慢。4 期自动除极化中膜对 $Na^+$ 通透性随时间进行性增强占主导作用,同时有逐渐衰减的 $K^+$ 外流。

### (二)心肌的生理特性

心肌细胞具自动节律性(autorhythmicity)、兴奋性(excitability)、传导性(conductivity)和收缩性,它们共同决定着心脏的活动。兴奋性、自律性和传导性,是以肌膜的生物电活动为基础的,故又称为电生理特性,收缩性是心肌的一种机械特性。

1. 自动节律性　在没有外来刺激的条件下,心肌仍能自动地发生节律性兴奋的特性称为自动节律性,简称自律性。组织、细胞单位时间(每分钟)内能够自动发生兴奋的次数,即自动兴奋的频率,是衡量自动节律性高低的指标。正常情况下,窦房结自动节律性最高,约 100 次/min,浦肯野纤维网自律性最低 25 次/min,而房室交界和房室束的自律性依次介于两者之间约 50 次/min。

(1)正常起搏点　正常情况下,窦房结主导整个心脏的节律性兴奋,称为正常起搏点(normal pacemaker)。以窦房结为起搏点的心脏节律性活动,称为窦性心律(sinus rhythm)。窦房结以外的起搏点,正常时受窦房结的自律性控制不能表现其自律性,称为潜在起搏点(latent pacemaker)。在异常情况下,它可以代替窦房结控制整个心脏的节律性,这时称为异位起搏点(ectopic pacemaker)。

(2)影响自动节律性的因素　4 期自动除极是自律性形成的基础。因此,自律性的高低既受最大复极电位与阈电位的差距的影响,也取决于 4 期膜自动去极的速度。

1)最大复极电位与阈电位之间的差距　最大复极电位绝对值减少和(或)阈电位下移,均使两者之间的差距减少,自动去极化达到阈电位水平所需时间缩短,自律性增高;反之,最大复极电位绝对值增大,或两者之间的差距增大,自律性降低,心率减慢。

2)4 期自动除极速度　4 期自动除极速度增快,达阈电位水平所需时间缩短,单位时间内发生兴奋的次数增多,自律性增高。反之,4 期自动除极速度慢,到达阈电位的时间就延长,自律性降低。

2. 兴奋性　心肌与其他可兴奋的组织一样,具有兴奋性,其兴奋性的高低通常采用阈值作为衡量指标。

(1)心肌兴奋性的周期性变化　兴奋性的变化可分为以下几个时期(图 4-5)。

1)有效不应期　从 0 期除极开始到 3 期复极达$-55$ mV 这一期间内,心肌细胞对任何刺激均不产生反应,称为绝对不应期(absolute refractory period,ARP)。从复极达$-55$ mV 到$-60$ mV 这段时间内,给予强刺激可使膜发生部分除极或局部兴奋,但不能爆发动作电位,称为局部反应期。因此从 0 期除极开始至复极达$-60$ mV 这段时期内,给予任何刺激均不能产生动作电位,称为有效不应期(effective refractory period,ERP)。这是由于在这段时间内 $Na^+$ 通道完全失活或仅有少量 $Na^+$ 通道刚开始复活,大部分 $Na^+$ 通道未恢复到备用状态,心肌兴奋性等于零。

2)相对不应期　有效不应期完毕,3期膜电位从-60 mV开始到-80 mV这段时期内,用阈上刺激才能引起动作电位,称为相对不应期(relative refractory period,RRP)。此期 $Na^+$ 通道部分恢复活性,心肌的兴奋性逐渐恢复,但仍低于正常。

3)超常期　从复极3期膜内电位-80 mV开始至复极-90 mV这段时期内,用阈下刺激就能产生动作电位,说明心肌的兴奋性超过了正常,故称为超常期(supernormal period,SNP)。此期内,大部分 $Na^+$ 通道已恢复到备用状态,此时膜电位绝对值尚低于静息电位,距阈电位的差距较小,故兴奋性高于正常水平,所需的刺激强度小于正常阈值。

(2)决定和影响兴奋性的因素　心肌兴奋性的高低除了可以用阈值作为衡量指标外,静息电位和阈电位之间的差距以及离子通道的性状也可影响兴奋性。

1)静息电位水平　静息电位绝对值增大时,距阈电位的差距就加大,引起兴奋所需的刺激阈值也增大,兴奋性降低;反之,静息电位绝对值减小时,则兴奋性增高。

2)阈电位水平　阈电位水平上移,则和静息电位之间的差距增大,引起兴奋所需的刺激阈值增大,兴奋性降低。反之阈电位水平下移,则兴奋性增高。

3) $Na^+$ 通道的性状　是指 $Na^+$ 通道所处的状态,心肌细胞产生兴奋,都是以 $Na^+$ 通道能被激活为前提的。$Na^+$ 通道具有三种功能状态,即备用、激活和失活。这三种功能状态是电压依赖性和时间依赖性的。当膜电位处于正常静息电位水平-90 mV时,$Na^+$ 通道处于备用状态。这种状态下,$Na^+$ 通道既是关闭的,又可以在

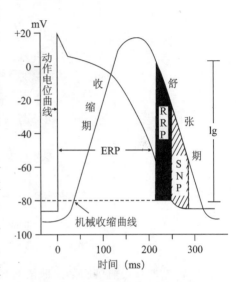

图4-5　心肌兴奋性变化及其与收缩活动的关系

膜电位由静息水平去极化到阈电位水平(膜内-70 mV)时,被激活。而 $Na^+$ 通道激活后就立即迅速失活,此时通道关闭,$Na^+$ 内流迅速终止。处于失活状态的 $Na^+$ 通道不仅限制了 $Na^+$ 的跨膜扩散,并且不能被再次激活;只有在膜电位恢复到静息电位水平时,$Na^+$ 通道才重新恢复到备用状态,即恢复再兴奋的能力,这个过程称为复活。由上可见,$Na^+$ 通道是否处于备用状态,是该心肌细胞当时是否具有兴奋性的前提;而正常静息膜电位水平又是决定 $Na^+$ 通道能否处于或能否复活到备用状态的关键。

(3)心肌兴奋性变化与收缩活动的关系

1)有效不应期长　心肌细胞的有效不应期特别长,几乎占据了整个心肌收缩期和舒张早期(图4-5)。这个特点使得心肌不会像骨骼肌那样产生完全强直收缩而始终做收缩和舒张相交替的活动,有利于心室血液的充盈和射血,提高了心脏泵血的效率。

2)期前收缩与代偿间歇　正常情况下,整个心脏是按照窦房结的节律而兴奋的,每一次兴奋传到,都是在它们前一次兴奋的不应期之后,因此,如果在心室肌有效不应期之后,给予一次额外的(人工的或病理的)刺激,则心室肌可以产生一次兴奋和收缩。此兴奋发生在下次窦房结的正常兴奋到达之前,故称为期前兴奋(premature excitation),随后伴随的心脏收缩为期前收缩(premature systole)(图4-6),又叫早搏。由于期前兴奋也有自己的有效不应期,当紧接在期前兴奋之后的一次窦房结兴奋传到心室肌时,常常正好落在期前兴奋的有效不应期内,因而不

能引起心室的兴奋和收缩,而出现一次"脱失"。必须等到下一次窦房结的兴奋传到心室时,才能引起心室的兴奋和收缩。这样,在期前收缩之后,往往出现一段较长的心室舒张期,称为代偿性间歇(compensatory pause)(图4-6)。

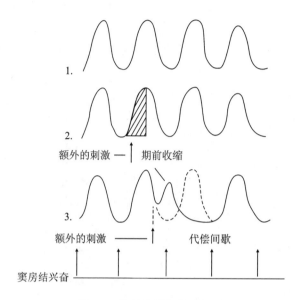

额外的刺激 —— 期前收缩

额外的刺激 —————— 代偿间歇

窦房结兴奋

**图 4-6 期前收缩与代偿间歇**

1:正常收缩曲线  2:刺激落在有效不应期内  3:刺激落在有效不应期后

3. **传导性** 心肌细胞某一部位的兴奋虽然可通过闰盘传播到另一个心肌细胞,从而引起整块心肌的兴奋。但是心脏内各部分的兴奋传播是通过特殊传导系统完成的。

(1)心脏内兴奋传播的途径和特点 正常情况下窦房结发出的兴奋通过心房肌传播到整个右、左心房,尤其是沿着心房肌组成的"优势传导通路"迅速传到房室交界区,经房室束和左、右束支传到浦肯野纤维网,引起心室肌兴奋,再直接通过心室肌将兴奋由内膜侧向外膜侧心室肌扩布,引起整个心室兴奋(图4-7)。

兴奋在心房内和心室内传导的速度都较快,在心房内,心肌兴奋传导速度一般为 0.4 m/s,而优势通路为 1.7 m/s,使兴奋一旦达到心房,很快传遍两心房,使两心房几乎是同步收缩。在心室内,由于心室内的浦肯野纤维传导速度可达 2~4 m/s,而且呈网状分布于心室壁,这样,心室内兴奋传导速度更快,兴奋一旦达到浦肯野纤维,几乎同时传遍整个心室肌,从而保证了左右心室的同步收缩。在房室交界区,特别是结区的传导速度(0.02~0.05 m/s)最慢。由于房室交界是兴奋由心房传到心室的唯一通路,因此兴奋在这里延搁一段时间才能传向心室,这种现象称为房室延搁(atrioventricular delay)。由于房室延搁导致心房收缩完毕后,心室才开始收缩,从而避免了房室收缩的重叠现象,使心室有充分的时间充盈血液,有利于心脏射血。

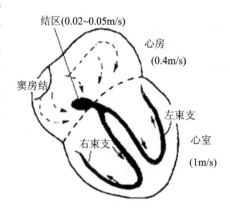

**图 4-7 心脏内兴奋传播的途径**

（2）决定和影响传导性的因素

1）结构因素　兴奋传导速度与心肌细胞的直径呈正变关系。心房肌、心室肌和浦肯野细胞的直径大于窦房结和房室交界细胞,故速度快。其中,末梢浦肯野细胞的直径最大,兴奋传导速度最快;结区细胞直径最小,传导速度最慢。

2）生理因素　动作电位除极速度和幅度愈大,其形成的局部电流也愈大,达到阈电位的速度也愈快,使传导速度加快。快反应细胞 0 期去极速度和幅度明显高于窦房结等慢反应细胞,是前者传导性比后者为高的主要原因。

3）邻近未兴奋部位膜的兴奋性　兴奋在心肌细胞上的传导,是心肌细胞膜依次逐步兴奋的过程。若未兴奋部位的膜上 $Na^+$ 通道尚处于失活状态（处于有效不应期）,则兴奋和未兴奋之间形成的局部电流不能再使它爆发兴奋,结果导致传导阻滞;如果 $Na^+$ 通道处于部分复活（处于相对不应期或超常期）,则局部电流可使邻近膜爆发兴奋,但兴奋所产生动作电位 0 期除极速度慢、幅度小,则传导性下降。

4. 收缩性　心肌细胞收缩具有以下特点。

（1）对细胞外液 $Ca^{2+}$ 有明显的依赖性　由于心肌细胞的终池不发达,贮 $Ca^{2+}$ 量少,加上横管系统发达,有利于细胞外液的 $Ca^{2+}$ 内流。因此,心肌收缩 $Ca^{2+}$ 的来源主要来自细胞外液。在一定范围内,细胞外液 $Ca^{2+}$ 浓度升高,可增强心肌收缩力。反之,则可使心肌收缩力减弱。

（2）"全或无"式收缩　由于心肌细胞以闰盘相连,在结构和功能上形成一个功能性的合胞体,加上兴奋传导速度快,当心房或心室受到激动后,几乎是同时兴奋或收缩。这种现象称为"全或无"式收缩,即要么心肌不产生收缩,一旦产生收缩,则全部心肌细胞都参与收缩。

（3）不会发生强直收缩　由于心肌细胞的有效不应期很长,相当于收缩期加舒张早期,因此心肌不会产生强直收缩。

### （三）心电图

心脏各部分兴奋过程中出现的生物电变化通过心脏周围的导电组织和体液,反映到身体表面,我们将测量电极放置在人体表面的一定部位记录出来的心脏电变化曲线,称为心电图（Electrocardiogram,ECG）。它反映了心脏兴奋的产生、传导和恢复过程中的生物电变化,它在临床上对帮助一些心脏疾病的诊断有很大的价值和意义。

1. 心电图的导联　放置电极并与心电图机连接的线路,称为心电图导联（lead）。常用的导联有标准导联,亦称为双极肢体导联,反映两个肢体之间的电位差。根据连接方式的不同,标准导联分为三种,分别用 Ⅰ、Ⅱ、Ⅲ 表示;加压单极肢体和胸导联:反映人体某点的电位变化,常见的有 aVL、aVR、aVF 和 $V_1 \sim V_6$（图 4-8）。

2. 正常典型心电图的波形及生理意义　心电图导联不同所记录到的心电图不同,但 Ⅱ 导联的波形较典型,下面以它为例说明心电图的波形（图 4-9）。

（1）P 波　反映两心房的除极过程。历时 $0.08 \sim 0.11$ s,波幅不超过 $0.25$ mV。正常 P 波形态小而圆钝。

（2）QRS 波群　反映左右心室除极过程。典型的 QRS 波群,包括向下的 Q 波,向上的 R 波,最后一个向下的 S 波。在不同导联中,这三个波不一定都出现。正常 QRS 波群历时 $0.06 \sim 0.10$ s,代表心室肌兴奋扩布所需的时间。

（3）T 波　反映心室复极过程。历时 $0.05 \sim 0.25$ s,波幅一般为 $0.1 \sim 0.8$ mV。

（4）PR 间期（或 PQ 间期）　P 波起点到 QRS 波起点之间的时程。它反映心房兴奋开始到心室兴奋开始所需要的时间,也称为房室传导时间,历时 $0.12 \sim 0.2 \ s$;PR 间期延长提示房室传导阻滞。

(5)QT 间期 从 QRS 波群起点到 T 波终点的时程,它反映心室开始兴奋到完全复极完毕的时间。QT 间期与心率密切相关,心率快则 QT 间期缩短。

(6)ST 段 指从 QRS 波终点至 T 波开始之间的线段。它反映心室肌细胞全部处于除极状态,它们之间没有电位差,故曲线又恢复到基线水平,正常时与基线平齐。

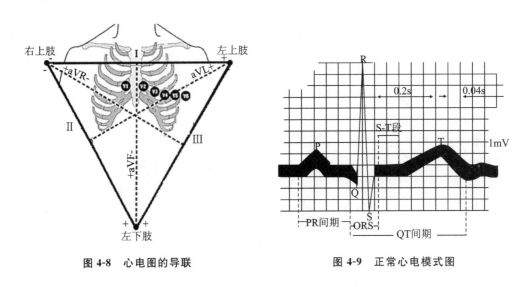

图 4-8 心电图的导联      图 4-9 正常心电模式图

# 第二节 血管生理

血管和心脏构成一个封闭的循环系统。其中血管分为动脉、毛细血管和静脉三大类。各类血管的结构和功能各不相同,它们不仅是运输、分配血液的管道,也是实现物质交换的场所。

## 一、各类血管的结构及功能特点

根据血管的生理功能,可将血管分为以下几类。

1. 弹性贮器血管(windkessel vessels) 指主动脉、肺动脉主干及其发出的最大的分支。这些血管管壁坚厚,富含弹性纤维,有明显的可扩张性和弹性,在心室收缩射血期被动扩张,贮存部分血液。并可将心室收缩时产生的能量暂时以势能的形式贮存;心室舒张期,大动脉管壁发生弹性回缩,释放贮存的部分血液,维持血流的连续性。大动脉的这种功能称为弹性贮器作用。

2. 分配血管(distribution vessels) 指中动脉,是弹性贮器血管的分支到小动脉之间的血管,例如肝动脉、肾动脉等,其中膜平滑肌较多,收缩和舒张时可以调节分配到身体各部和各器官的血流量,故称为分配血管。

3. 毛细血管前阻力血管(precapillary resistance vessels) 是动脉系统的最小分支,包括小动脉、微动脉,由于管径小,管壁所含平滑肌平时保持一定的紧张性,形成血管的外周阻力,故称为阻力血管。而小动脉和微动脉对血流的阻力称为外周阻力(peripheral resistance)。它的舒缩影响着进入微循环的血流量,从而改变相应组织器官的血流量以适应组织的代谢需要。

4. 毛细血管（capillary）　小动脉、微动脉经过 2～5 次的分支，成为直径为 5～10 μm 的细小血管，其管壁薄，由单层内皮细胞和基膜组成，通透性较高，是血液和组织液进行液体、营养物质、电解质、激素和其他物质交换的重要场所，又称交换血管（exchanging vessels）。

5. 毛细血管后阻力血管（postcapillary resistance vessels）　是指微静脉（venules），管径较小，舒缩可以改变毛细血管前阻力和后阻力的比值，从而影响毛细血管血压及组织液的生成和回流。

6. 容量血管（capacitance vessels）　指静脉，其作用是将血液从微循环后阻力血管转运回心脏。静脉和相应的动脉比较，数量较多，口径大，管壁薄，具有扩张性，故容量较大，且管外压力的改变，会引起容量的较大变化。在安静状态下，循环血量的 60%～70% 容纳在静脉中。因此，在生理学中将静脉称为容量血管。

7. 短路血管（shunt）　指一些血管床中小动脉和静脉之间的直接联系。在手指、足趾、耳郭等处的皮肤中多见。它们可使小动脉内的血液不经过毛细血管而直接流入小静脉。功能上与体温调节有关。

## 二、血流量、血流阻力和血压

血液在心血管系统内流动的力学称为血流动力学（hemodynamics），其基本问题是血流量、血流阻力和血压以及它们之间的关系。

### （一）血流量和血流速度

1. 血流量　单位时间内流过血管某一截面的血量称为血流量（blood flow volume），也称容积速度，其单位通常以 mL/min 或 L/min 来表示。根据流体力学规律，血流量（$Q$）和血管两端的压力差（$\Delta P$）成正比，和血流的阻力（$R$）成反比，可写成下式：

$$Q = \Delta P/R$$

在整个体循环系统，$Q$ 相当于心输出量，$R$ 相当于总外周阻力，$\Delta P$ 相当于平均主动脉压与右心房压之差。由于右心房压接近于零，故 $\Delta P$ 接近于平均主动脉压。因此，心输出量 $Q = \Delta P/R$。而对某一器官来说，$Q$ 相当于器官的血流量，$\Delta P$ 相当于灌注该器官的平均动脉压和静脉压之差，$R$ 相当于该器官的血流阻力。

2. 血流速度　血液中的一个质点在血管内移动的线速度，称为血流速度。血流速度与血流量成正比，与同类血管的总横截面积成反比，由于毛细血管的总横截面积最大，主动脉的总横截面积最小，因此，血流速度在毛细血管中最慢，在主动脉中最快。

### （二）血流阻力

血液在血管内流动时所遇到的阻力，称为血流阻力（resistance of blood flow）。它来源于血液流动时血液成分之间的摩擦阻力（即血液的黏滞性），以及血流与管壁之间的摩擦阻力，故血液在血管内流动时压力逐渐降低。根据泊肃叶定律：

$$R = 8\eta l/\pi r^4$$

血流阻力与血管长度（$l$）和血液的黏滞系数（$\eta$）成正比，与血管半径（$r$）的 4 次方成反比。其中血管半径是形成血流阻力的主要因素。阻力血管口径增大时，血流阻力降低，血流量就增多；反之，当阻力血管口径缩小时，器官血流量就减少。机体对器官血流量的调节主要是通过控制各器官阻力血管的口径来实现的。

### （三）血压

血压（blood pressure，BP）是指血管内流动的血液对于单位面积血管壁的侧压力。通常以千帕(kPa)或毫米汞柱(mmHg)为单位(1 mmHg＝133Pa 或 0.133 kPa)。在循环系统中,各类血管的血压均不相同,因此,就有动脉血压、毛细血管血压和静脉血压之分,一般所说的血压指动脉血压。血压是推动血液循环的直接动力,而血液从大动脉流向心房的过程中需不断消耗能量,故从主动脉到右心房,血压逐渐降低(图 4-10)。在各段血管中,血压降落的幅度与该段血管对血流的阻力的大小成正比。体循环中,微动脉阻力最大,血压降落也最显著。

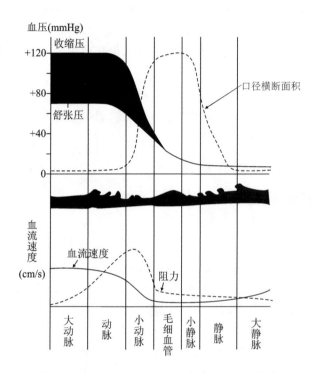

图 4-10 各段血管血压、口径总面积与血流速度的关系示意图

### 三、动脉血压和动脉脉搏

#### (一)动脉血压

1. 动脉血压的概念和正常值 动脉血压(arterial blood pressure,BP)是指血流对动脉管壁的侧压力。在一个心动周期中,动脉血压随着心室的舒缩而发生规律性的波动。心室收缩期内,动脉血压上升达到的最高值称为收缩压(systolic pressure,SP);心室舒张期内,动脉血压下降达到的最低值称为舒张压(diastolic pressure,DP)。收缩压与舒张压之差称为脉搏压,简称脉压(pulse pressure)。在一个心动周期中,动脉血压的平均值称为平均动脉压(mean arterial pressure,MAP),约等于舒张压＋1/3脉压。

一般所说的动脉血压是指主动脉压。通常以肱动脉血压为标准测量动脉血压。我国健康成年人在安静状态时的收缩压为 100～120 mmHg(13.3～16.0 kPa),舒张压为 60～80 mmHg(8.0～10.6 kPa),脉压为 30～40 mmHg(4.0～5.3 kPa),平均动脉压在 100 mmHg(13.3 kPa)左右。如果安静时收缩压≥140 mmHg 或舒张压持续≥90 mmHg,可认为是高血压。舒张压低于 50 mmHg、收缩压低于 90 mmHg,则认为是低血压。一般来说,动脉血压存在个体、性别和年龄的差异。随着年龄的增长,收缩压和舒张压均有逐渐增高的趋势,以收缩压增高较为显著。在性别方面,男性略高于女性。同一个人在情绪激动和运动状态下,由于交感神经活动增强,血压特别是收缩压可明显增高。此外,体位、睡眠、环境温度等也会影响血压。

2. 动脉血压的形成 心血管系统内有足够的血液充盈(循环系统平均充盈压)是血压形成的前提条件。在此基础上,血压的形成有赖于心脏射血和外周阻力这两个基本因素,此外,主动脉和大动脉管壁的弹性在血压的形成中也起重要作用。

一般情况下,左心室收缩时向主动脉射血,由于受到外周阻力以及弹性贮器血管的作用,射出的血量,仅有 1/3 流向外周,其余 2/3 暂时贮存在主动脉和大动脉血管内,使主动脉和大动脉进一步扩张,主动脉和大动脉血压升高,形成较高的收缩压。心室舒张时,射血停止,被扩张的弹性贮器血管发生弹性回缩,将在心缩期贮存的血液继续推向外周,使舒张压维持在较高的水平(图 4-11)。可见,由于大动脉管壁的弹性贮器作用,一方面,使左心室的间断射血变为动脉内的连续血流;另一方面,可以缓冲血压,使收缩压不至于过高,舒张压不至于过低。

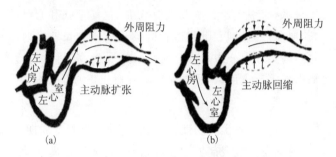

**图 4-11 大动脉管壁的弹性贮器作用**

(a)心室射血 (b)心室舒张

3. 影响动脉血压的因素 由于动脉血压的形成与心脏射血、外周阻力、主动脉和大动脉管壁的弹性贮器作用以及血管系统内有足够的血液充盈量等因素有关,凡改变上述诸因素,动脉血压将受到影响,现分述如下。

(1)每搏输出量 其他因素不变,当每搏输出量增加时,心缩期射入主动脉和大动脉内的血量增多,使动脉管壁所受的张力加大,故收缩期动脉血压明显升高。但动脉血压升高,血液流出主动脉速度加快,使舒张期末主动脉内存留血量增加不多,故舒张压上升较少,脉压加大。因此,当搏出量增加时,动脉血压的升高主要表现为收缩压的升高,舒张压可能升高不多,脉压增大。可见,在一般情况下,收缩压的高低主要反映每搏输出量的多少。

(2)心率 若每搏输出量和外周阻力不变,心率加快,心舒期缩短,在心舒期内流向外周的血量减少,致使心舒期末动脉内存留的血量增多,舒张压明显升高。由于动脉血压升高可使血流速度加快,在收缩期有较多的血液流至外周,所以收缩压上升幅度相对较小,表现为脉压减小。相反,心率减慢时,舒张压降低的幅度比收缩压降低的幅度大,故脉压加大。

(3)外周阻力 如果心输出量不变而外周阻力加大,则心舒期血液向外周流动的速度减慢,心舒期末存留在主动脉内的血量增多,故舒张压明显升高,而收缩期主动脉压的升高使血液流出主动脉速度加快,因此,收缩压的升高不如舒张压的升高明显,脉压减小。可见,在一般情况下,舒张压的高低主要反映外周阻力的大小。原发性高血压的发病,主要是由于阻力血管广泛持续收缩或硬化引起口径变小而造成外周阻力过高。

(4)主动脉和大动脉的弹性贮器作用 如前所述,由于主动脉和大动脉的弹性贮器作用,使动脉血压的波动幅度明显小于心室内压的波动幅度,收缩压不致过高和舒张压不致过低。老年人大动脉的弹性贮器作用减弱,缓冲能力下降,致收缩压升高,但由于阻力血管的弹性也会随年龄的增长而有所降低,外周阻力增大,所以舒张压也随着年龄的增长而升高,老年人表现为收缩压和舒张压均升高,但舒张压升高的程度不如收缩压明显,脉压增大。

(5)循环血量和血管系统容量的比例 在正常情况下,循环血量和血管容积相适应。如果血管容积不变而循环血量减小(如大失血),或者循环血量不变而血管容积增大(如中毒引起的毛细血管、小静脉扩张),都可使体循环的平均充盈压降低,回心血量减少,心排血量减少,动脉血压降低。

上述分析是在假设其他因素不变的前提下,某一因素发生变化时对动脉血压可能发生的影响,实际上,在整体内单一因素的改变而其他因素不变的情况几乎是不存在的。在某种生理或病理情况下动脉血压的变化,往往是各种因素相互作用的综合结果。

4. 动脉血压相对稳定的生理意义 动脉血压过高或过低都会影响各器官的血液供应和心脏的负担。若动脉血压过低,将引起器官血液供应减少,尤其是脑和心脏等重要器官的供血不足,将导致严重后果。若血压过高,则心脏和血管的负担过重。长期高血压患者往往引起心脏代偿性肥大、心功能不全,甚至导致心力衰竭。血管长期受到高压,血管壁本身易发生病变,甚至可导致破裂而引起脑出血等严重后果,所以保持动脉血压正常是十分重要的。

**(二)动脉脉搏**

在每个心动周期中,动脉血压发生周期性波动,引起动脉血管壁周期性起伏搏动,称动脉脉搏,简称脉搏。用手指可摸到身体浅表部位的动脉搏动,通常是触摸桡动脉。由于动脉脉搏与心输出量、动脉的可扩张性以及外周阻力等因素有密切的关系,所以,很早以来,中医把切脉作为诊断疾病的重要手段之一。医生在进行诊断时,通过切脉可以了解病人的脉搏频率和节律是否规则等情况,同时也在心理上构成了医生和病人之间的接触和联系。因此,在某些情况下脉搏可以反映心血管系统的异常状况,中医学中的脉象,就是研究各种生理和病理情况下桡动脉脉搏的特征。

## 四、静脉血压和静脉回心血量

静脉血管是血液回流入心脏的通道。由于静脉易被扩张,故静脉系统容量大,是机体很大的一个贮血库。静脉通过其舒缩活动,能有效地调节回心血量和心输出量。

**(一)静脉血压**

1. 中心静脉压(central venous pressure,CVP)指胸腔内大静脉或右心房的压力。正常成人中心静脉压为 $4 \sim 12$ cm $H_2O$。中心静脉压的高低取决于心脏射血能力和静脉回心血量之间的相互关系。一方面,如果心脏射血能力较强,能及时地将回流入心脏的血液射入动脉,中心静脉压就较低。反之,心脏射血能力减弱时,中心静脉压就升高。另一方面,如果静脉回流速度加快(如输血、输液过多超过心脏负担)时,中心静脉压升高;而静脉回流速度减慢(如血量不足或静脉回流障碍)时,中心静脉压会降低。可见,中心静脉压的高低反映了心脏的功能状态和静脉回心血量的多少。临床上中心静脉压可作为控制补液速度和补液量的指标。如果中心静脉压偏低或有下降趋势,常提示输液量不足;如果中心静脉压高于正常并有进行性升高的趋势,则提示输液过快或心脏射血功能不全。

2. 外周静脉压(peripheral venous pressure)通常将各器官静脉的血压,称为外周静脉压。

当体循环血液流经器官动脉和毛细血管到达微静脉时,血压已下降至 15 mmHg 左右,到达腔静脉和右心房时已接近于零。

### (二)影响静脉回流的因素

静脉回心血量取决于外周静脉压与中心静脉压的压力梯度,以及静脉对血流的阻力。故凡能影响外周静脉压、中心静脉压以及静脉阻力的因素,都能影响静脉回心血量。

1. 体循环平均充盈压　体循环平均充盈压是反映血管系统充盈程度的指标。血管系统内血液充盈程度愈高,静脉回心血量也就愈多。当血量增加或容量血管收缩时,体循环平均充盈压升高,静脉回心血量也就增多。反之,血量减少或容量血管舒张时,如失血、脱水或静脉血管扩张,体循环平均充盈压降低,静脉回心血量减少。

2. 心肌收缩力　心脏收缩舒张是静脉回流的原动力,心肌收缩时将血液射入动脉,舒张时则从静脉抽吸血液,如果心脏收缩力增强,射血时心室排空较完全,心舒期室内压明显降低,对心房和大静脉内血液的抽吸力量也就较大,有利于心房和胸腔内大静脉的血液回流,使中心静脉压降低,造成外周静脉压与中心静脉压的压力梯度增大,静脉回流量增加。反之,心力衰竭时,搏出量减少,心舒期室内压明显升高,外周静脉压与中心静脉压之间的压力梯度减小,致使静脉回流量大大减少。故右心衰竭时,右心室收缩力减弱,使中心静脉压升高,外周静脉回流受阻,导致外周静脉压和毛细血管血压升高,造成静脉系统瘀血和水肿,出现颈静脉怒张、肝充血肿大、下肢水肿等症状。左心衰竭时,引起左心房和肺静脉压升高,造成肺瘀血和肺水肿。

3. 重力和体位改变　由于静脉血管管壁薄,血管的可扩张性大,因而静脉血压和静脉回流受重力和体位的影响较大。平卧时,多数血管与心脏处于同一水平,故各血管的静脉压基本相同。直立不动时,在重力的作用下,低于心脏水平的静脉充盈扩张,容积增大,静脉压升高,而高于心脏水平的静脉则塌陷,容积减小,静脉压降低,甚至出现负压。因此,当人体由平卧位迅速转为直立时,因重力的作用,低于心脏水平的四肢、躯干的静脉充盈扩张,容积增大,可导致静脉回心血量减少,心输出量也相应减少,造成血压下降,引起直立性低血压。这种变化在正常人中会发动体内调节机制使血管收缩,心率增快,动脉血压及时恢复。但在体弱多病或长期卧床病人中由于调节能力下降,由平卧位突然站立时,可因大量血液积滞在下肢,造成回心血量减少和血压下降而发生昏厥。

4. 骨骼肌的挤压作用　静脉血管中因有瓣膜的存在,使血液不能倒流。骨骼肌收缩时,肌肉间和肌肉内的深静脉受到挤压,加速深静脉的血液回流到心脏;骨骼肌舒张时,深部静脉压下降,又促使血液从静脉的远心端或浅静脉流入深静脉,当骨骼肌再次收缩时,又促使这部分血液流向心脏。骨骼肌的节律性舒缩在静脉瓣的配合下,对静脉回流起着一种"泵"的作用,所以把它们称为肌肉泵或静脉泵。骨骼肌的挤压作用有利于加速局部组织和全身的血液循环。

5. 呼吸运动　由于胸膜腔内压为负压,故胸腔内大静脉经常处于充盈扩张状态。吸气时胸腔容积增大,胸膜腔负压绝对值增加有利于胸腔内大静脉和右心房更加扩张,压力降低,有利于静脉回流。反之,呼气时,胸膜腔负压减少,静脉回流减少。可见,呼吸运动对静脉回流也起着"泵"的作用。

## 五、微循环

微循环(microcirculation)是指微动脉和微静脉之间的血液循环。微循环的基本功能是进行血液和组织液之间的物质交换。

### (一)微循环及其组成

各器官、组织的结构和功能不同,微循环的结构也不同。典型的微循环由微动脉、后微动脉、毛细血管前括约肌、真毛细血管、通血毛细血管(或称直捷通路)、动-静脉吻合支和微静脉等部分组成(图 4-12)。其中微动脉、后微动脉、毛细血管前括约肌为毛细血管前阻力血管。微动脉口径的大小决定了微循环的血流量,起着"总闸门"的作用。后微动脉和毛细血管前括约肌开闭直接影响到真毛细血管的血流量,起着"分闸门"的作用。微静脉属毛细血管后阻力血管,其口径的变化在一定程度上控制着静脉回心血量,起着"后闸门"的作用。

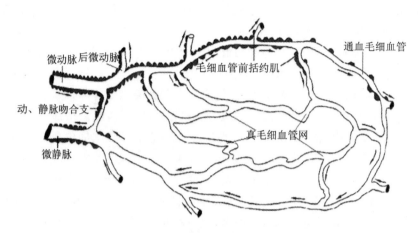

**图 4-12　微循环的组成模式图**

### (二)微循环的血流通路及其功能

1. 迂回通路　血流从微动脉经后微动脉、毛细血管前括约肌、真毛细血管网,最后汇流至微静脉。由于真毛细血管迂回曲折,交织成网,血流缓慢,加之管壁薄,通透性高,是血液与组织进行物质交换的主要场所,又称为营养通路。真毛细血管是交替开放的。安静时,骨骼肌中真毛细血管网大约只有 20% 处于开放状态。

2. 直捷通路(thoroughfare channel)　血流从微动脉经后微动脉、通血毛细血管至微静脉。这条通路经常处于开放状态,血流速度较快,其主要功能并不是物质交换,而是使一部分血液能迅速通过微循环而进入静脉。

3. 动-静脉短路(arteriovenous shunt)　血流经微动脉通过动-静脉吻合支直接回到微静脉。在人体某些部分的皮肤和皮下组织,特别是手指、足趾、耳郭等处,这类通路较多。在体温调节中发挥作用。

### (三)微循环血流量的调节

正常情况下,微循环的血流量受神经、体液的控制,血流量的多少主要受局部体液因素的控制,与组织的代谢活动水平相适应,以保证各组织器官的血液灌流量并调节回心血量。

微动脉和微静脉均受交感神经支配,但微动脉平滑肌分布的交感神经密度较大,故当交感神经兴奋时微动脉收缩,血管口径明显缩小,导致微循环的前阻力加大,器官血流量减少。微静脉收缩但不如微动脉明显。平时交感神经向血管壁平滑肌发放一定数量的冲动,使平滑肌维持一定张力,口径维持在一定水平,以保持微循环内血流量的稳定。微静脉对儿茶酚胺的敏感性也较微动脉低,但对缺 $O_2$ 与酸性代谢产物的耐受性比微动脉大。

毛细血管前括约肌不含平滑肌和神经支配,无收缩功能。主要受体液因素的调节,它的舒缩活动取决于缩血管物质如儿茶酚胺与舒血管物质如局部代谢产物的综合作用。

当局部组织代谢增强或血液供给不足时,$PO_2$ 降低、局部代谢产物($CO_2$、$H^+$、腺苷等)堆积和组胺增多时,使后微动脉和毛细血管前括约肌舒张,真毛细血管开放,血流量增加,代谢产物被运走,$PO_2$ 恢复。此时后微动脉和毛细血管前括约肌处在体液中缩血管物质的影响下,产生收缩,真毛细血管血流量减少,一段时间后又造成上述的局部代谢产物的堆积,使后微动脉和毛细血管前括约肌舒张,血流量又增加,循环往复,在缩血管物质和局部舒血管物质的交替作用下,使真毛细血管网交替开放(图 4-13)。当某一器官的活动增强,代谢旺盛,代谢产物增多,该器官的血流量增加,其原因就是局部代谢产物发挥的舒血管效应。

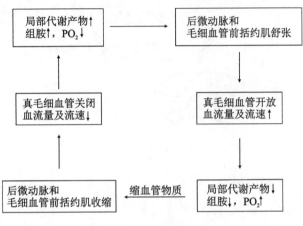

图 4-13　微循环的调节

## 六、组织液生成

组织液存在于组织细胞的间隙内,组织、细胞通过细胞膜和组织液发生物质交换。组织液与血液之间则通过毛细血管壁进行物质交换。因此,组织、细胞和血液之间的物质交换需通过组织液作为中介。

### (一)组织液生成与回流

组织液是血浆通过毛细血管壁滤过形成的,除大分子蛋白质较少外,组织液成分与血浆相同,故其生成的结构基础是毛细血管壁的通透性。由于血液和组织液之间通过滤过和重吸收的方式进行物质交换,所以,组织液生成和回流的动力是有效滤过压(图 4-14)。

在毛细血管壁两侧静水压差和胶体渗透压差的作用下,液体由毛细血管内向毛细血管外的移动称为滤过,而液体向相反方向的移动称为重吸收。根据滤过-重吸收学说,在毛细血管内存在着毛细血管血压(动脉端 30 mmHg;静脉端 12 mmHg)及血浆胶体渗透压(25 mmHg);而在组织间隙中有组织液静水压(10 mmHg)及组织液胶体渗透压(15 mmHg)。毛细血管血压和组织液胶体渗透压两者是促进组织液生成的力,而血浆胶体渗透压和组织液静水压两者是阻止组织液生成的力或促进组织液回吸收的力。这两对力量之差称为有效滤过压(effective filtration pressure,EFP)。可用下式来表示:

有效滤过压＝(毛细血管血压＋组织液胶体渗透压)－(血浆胶体渗透压＋组织液静水压)

若有效滤过压为正值,则组织液生成;有效滤过压为负值,则组织液回流入血。据公式推算,有效滤过压在动脉端为 10 mmHg,静脉端为－8 mmHg。也就是说,流经毛细血管的血浆,在动脉端以滤过的方式进入组织间隙,其中约 90% 在静脉端被重吸收回血液,其余约 10% 进入毛细淋巴管,成为淋巴液,经淋巴系统又回到循环系统中。因此,组织液生成与回流是动态平衡的(图 4-14)。

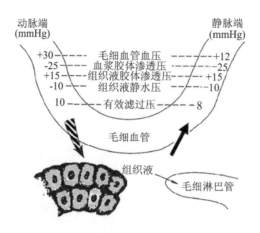

图 4-14 组织液生成与回流的示意图

### (二)影响组织液生成的因素

正常情况下,组织液的生成与回流维持着动态平衡,一旦因某种原因使动态平衡失调,将产生组织液减少(脱水)或组织液过多(水肿)的不良后果。根据组织液生成与回流机制,凡影响有效滤过压和毛细血管壁通透性的各种因素,都可以影响组织液的生成与回流。

1. 毛细血管血压 是影响组织液生成和回流的主要因素。毛细血管血压升高,有效滤过压增大,组织液生成增加。如右心衰,因中心静脉压升高,静脉回流受阻,毛细血管后阻力增大,毛细血管血压升高,结果致组织液生成增加,造成组织水肿。

2. 血浆胶体渗透压 当血浆蛋白减少,如长期饥饿、肝病而使血浆蛋白减少或肾病引起蛋白尿(血浆蛋白丢失过多),都可使血浆胶体渗透压降低,有效滤过压增大,组织液生成过多、回流减少而造成组织水肿。

3. 淋巴回流 由于约 10% 组织液是经淋巴管回流入血,故当淋巴液回流受阻(如丝虫病、肿瘤压迫等因素)时,受阻部位远端组织发生水肿。

4. 毛细血管壁的通透性 若毛细血管壁通透性异常增加,致使部分血浆蛋白漏出血管,使得血浆胶体渗透压降低,组织液胶体渗透压升高,使有效滤过压增大,组织液生成增多,回流减少,引起局部水肿,如烧伤或过敏患者。

## 七、淋巴液的生成和回流

淋巴管系统是组织液向血液回流的一个重要的辅助系统。毛细淋巴管以盲端起始于组织间隙,彼此吻合成网,并逐渐汇合成大的淋巴管。全身的淋巴液经淋巴管收集,最后由右淋巴导管和胸导管导入静脉。

### （一）淋巴液的生成与回流

组织液进入淋巴管,即成为淋巴液,来自某种组织的淋巴液其成分与该组织的组织液非常相近。毛细淋巴管是末端封闭的盲端管道,起始于组织间隙,管壁仅由内皮细胞构成,相邻内皮细胞的边缘像瓦片般互相覆盖,形成向管腔内开启的单向活瓣(图4-15),故毛细淋巴管通透性较大。因此,组织液中的蛋白质及其代谢产物、漏出的红细胞、侵入的细菌以及经消化吸收的小脂肪滴都很容易经细胞间隙进入毛细淋巴管,却不能倒流。

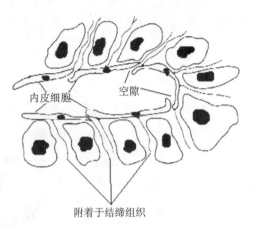

图 4-15　毛细淋巴管盲端结构示意图

### （二）淋巴循环的生理意义

1. 回收蛋白质　组织液中每天有 75～200 g 蛋白质由淋巴液回收到血液中,以保持组织液胶体渗透压在较低水平,有利于毛细血管对组织液的重吸收,回收蛋白质是淋巴回流的最重要的生理作用。

2. 运输脂肪　由小肠吸收的脂肪 80%～90% 是由小肠绒毛的毛细淋巴管吸收。因此小肠的淋巴液呈乳糜状。

3. 调节血浆和组织液之间的液体平衡　淋巴回流的速度虽较缓慢,但一天中回流的淋巴液相当于全身血浆总量,故淋巴液回流对调节血浆与组织间的体液平衡、维持体液的正常分布有重要作用。

4. 防御和免疫功能　由于淋巴结内巨噬细胞的吞噬活动,它能清除组织中的红细胞、细菌及其他微粒,实现机体防卫和屏障作用,此外,淋巴结还产生淋巴细胞,参与免疫反应。

# 第三节　心血管活动的调节

人体通过神经系统和体液因素调节心脏血管的活动,从而满足各器官、组织在不同情况下对血流量的需要。这一过程主要是通过神经和体液调节实现的。

## 一、神经调节

人体对心血管活动的神经调节是通过各种心血管反射实现的。

### （一）心脏和血管的神经支配

1. 心脏的神经支配　心脏受心迷走神经和心交感神经的双重支配(图4-16)。

(1)心交感神经及其作用　脊髓胸段 $T_1$-$T_5$ 侧角发出心交感神经节前纤维,经神经节换元后,节后纤维组成心上、心中、心下神经到达心脏后,组成心脏神经丛,支配心脏各个部分,包括窦房结、房室交界、房室束、心房肌和心室肌。

心交感神经兴奋时,节后纤维释放去甲肾上腺素(noradrenaline or norepinephrine,NA or NE),去甲肾上腺素与心肌细胞膜上的 $\beta_1$ 受体结合,使心肌细胞膜上的 $Ca^{2+}$ 通道激活,故在平台期 $Ca^{2+}$ 的内流增加,肌浆网释放的 $Ca^{2+}$ 也增加,导致心率加快,房室交界的传导加快,心房肌和心室肌的收缩能力加强。这些效应分别称为正性变时作用(positive chronotropic action)、正

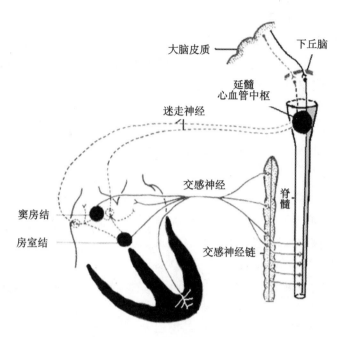

**图 4-16 心脏的神经支配示意图**

性变力作用（positive inotropic action）、正性变传导作用（positive dromotropic action）。心交感神经对心脏的兴奋作用可被肾上腺素能 β 受体拮抗剂（如普萘洛尔）所阻断。

（2）心迷走神经及其作用 心迷走神经节前纤维起源于延髓的迷走神经背核和疑核，节前纤维下行进入心脏，在心内神经节换元后发出节后纤维支配窦房结、心房肌、房室交界、房室束及其分支，仅有少量纤维分布到心室肌，且心室肌对乙酰胆碱不敏感。迷走神经对心脏左右两侧的支配并不对称，右侧迷走神经对窦房结的影响占优势，而左侧迷走神经则对房室交界组织的作用较明显。

心迷走神经兴奋时，节后纤维释放乙酰胆碱（acetylcholine，ACh）与心肌细胞膜上的 M 受体结合，通过提高心肌细胞膜对 $K^+$ 通透性及减少 $Ca^{2+}$ 内流引起心率减慢、心肌收缩能力减弱、房室传导延缓，即具有负性变时作用（negative chronotropic action）、负性变力作用（negative inotropic action）、负性变传导作用（negative dromotropic action）。心迷走神经对心脏的抑制作用可被 M 受体拮抗剂（阿托品等）所阻断。

一般说来，心迷走神经和心交感神经对心脏的作用是相拮抗的。在安静状态下，心迷走神经的作用比交感神经的作用占有较大的优势。

（3）支配心脏的肽能神经元 心脏中还存在多种肽类神经纤维，其末梢可释放神经肽 Y、血管活性肠肽、降钙素基因相关肽、阿片肽等肽类递质。目前对其生理功能还不完全清楚，降钙素基因相关肽有加快心率的作用等。

2. **血管的神经支配** 除毛细血管外，人体几乎所有的血管都接受自主神经的支配。交感神经中含有缩血管神经纤维和舒血管神经纤维两大类。

（1）交感缩血管神经 交感缩血管神经起源于脊髓胸、腰段，在神经节内换元后，发出节后纤维支配血管平滑肌。

交感缩血管神经兴奋时，节后纤维释放 NE 主要与肾上腺素能受体结合，血管平滑肌有 α

和 $\beta_2$ 两类受体。去甲肾上腺素与 $\alpha$ 受体结合,血管平滑肌收缩;与 $\beta_2$ 受体结合,血管平滑肌舒张。NE 与 $\alpha$ 受体结合的能力较与 $\beta_2$ 受体结合的能力强,故交感缩血管神经纤维兴奋时引起缩血管效应。整体来讲,外周阻力增加,动脉血压升高。

在人体内交感缩血管神经纤维占优势,且绝大多数血管主要受单一的交感缩血管神经纤维支配,但不同部位的血管中,交感缩血管神经纤维支配分布的密度不同。皮肤血管中,交感缩血管神经纤维占优势,分布最密;骨骼肌和内脏的血管次之;冠状血管和脑血管中分布较少。在同一器官中,动脉中交感缩血管神经纤维占优势,微动脉中密度最高,高于静脉,但毛细血管前括约肌中,交感缩血管神经纤维支配分布很少。

近年来,研究证明缩血管纤维中有神经肽 Y 与 NA 共存,兴奋时两者可共同释放。神经肽 Y 具有极强烈的缩血管效应。

(2)舒血管神经纤维 体内有一部分血管除接受缩血管纤维支配外,还接受舒血管纤维支配。舒血管纤维的活动只对器官组织局部血流起调节作用,对总的外周阻力的影响很小。

舒血管神经纤维主要有以下几种。

1)交感舒血管神经纤维 主要分布在骨骼肌的微动脉,兴奋时末梢释放 ACh 与 M 受体结合,使骨骼肌血管扩张。只在机体处于激动、恐慌或准备做剧烈运动时才发挥作用,使骨骼肌血流量加大,为骨骼肌运动做好准备。目前认为,这类神经纤维可能参与机体的防御反应。

2)副交感舒血管神经纤维 少数器官如脑膜、唾液腺、胃肠外分泌腺和外生殖器等,除接受交感缩血管纤维支配外,还接受副交感舒血管纤维支配。副交感舒血管纤维末梢释放的递质为 ACh,与血管平滑肌的 M 受体结合后,引起血管舒张。

3)脊髓背根舒血管纤维 为一些传入脊髓的无髓纤维及其在外周末梢分支。递质可能为组胺、ATP、P 物质或降钙素基因相关肽。当皮肤受到伤害性刺激时,感觉冲动一方面沿着传入纤维向中枢传导,另一方面可在末梢分叉处沿其他分支到达受刺激部位邻近的微动脉,使微动脉舒张,局部皮肤出现红晕。这种通过轴突外周部位完成的反应,称为轴突反射。

4)血管活性肠肽神经元 某些自主神经元除含有一般的神经递质外,还有一些肽类物质。例如,支配汗腺的交感神经元和支配颌下腺的副交感神经元,除含有乙酰胆碱外,同时还含有血管活性肠肽(vasoactive intestinal polypeptide,VIP)。刺激这些神经时,其末梢一方面释放乙酸胆碱引起腺体细胞分泌;另一方面释放血管活性肠肽,引起腺体血管舒张,增加局部组织的血流,协同腺体细胞分泌。

### (二)心血管中枢

心血管中枢是指位于中枢神经系统内与心血管反射有关的神经元集中的部位。心血管中枢广泛分布在中枢神经系统的各级水平,包括脊髓灰质侧角、脑干网状结构、下丘脑、小脑、大脑的边缘叶以及大脑皮质的一些部位。它们各具不同的功能,又互相密切联系,使整个心血管系统的活动协调一致,并与整个机体的活动相适应。

1. 延髓 在动物实验中,如在延髓上缘横断脑干后,动脉血压并无明显变化,但如果将横断水平逐步移向脑干尾端,则动脉血压逐步降低,当横断水平下移至延髓的上部时,血压很快下降至 $40\sim50$ mmHg。一般认为延髓是心血管活动调节的最基本中枢,包括心迷走中枢、心交感中枢和交感缩血管中枢。

通常情况下,心迷走神经纤维和交感神经纤维总保持轻微而持续的活动状态,称为紧张性活动。在安静状态下,正常人的心迷走中枢紧张性占优势,故窦房结本身的自动节律性约

100 次/min,而心率较慢平均约为 75 次/min。心交感中枢紧张性和心迷走中枢紧张性相互制约,共同调节心脏的功能活动以适应机体不同状态下的生理活动。

2. 延髓以上的心血管中枢　在延髓以上的脑干、小脑和大脑中,也存在与心血管活动有关的神经元。它们在心血管活动调节中所起的作用较延髓心血管中枢更加高级,更为复杂。

### (三)心血管反射

当内外环境变化时,在整体条件下机体通过各种心血管反射使循环功能适应当时机体所处的环境变化,以维持机体内环境的稳态。

1. 颈动脉窦和主动脉弓压力感受性反射　在颈动脉窦和主动脉弓血管壁的外膜下有丰富的感觉神经末梢,分别称为颈动脉窦压力感受器和主动脉弓压力感受器(图 4-17)。该感受器的适宜刺激是动脉血压升高管壁扩张的牵张作用。在一定范围(60～180 mmHg)内,压力感受器的传入冲动频率与动脉血压、动脉管壁的扩张程度成正比,动脉血压愈高,动脉管壁被扩张的程度愈大,压力感受器传入冲动的频率也就越高。当颈动脉窦区的压力低于 60 mmHg 时,压力感受器没有传入冲动;当动脉血压超过 180 mmHg 时,压力感受器兴奋已接近最大值,传入冲动不再增加。另外,在正常情况下,颈动脉窦压力感受器比主动脉弓压力感受器更敏感。

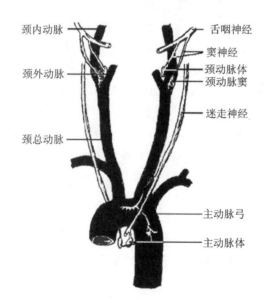

图 4-17　颈动脉窦与主动脉弓压力感受器与化学感受器

颈动脉窦压力感受器的传入神经为窦神经,它加入舌咽神经进入延髓。主动脉弓压力感受器的传入神经并入迷走神经内进入延髓。

在生理状态下,当动脉血压突然升高时,颈动脉窦和主动脉弓压力感受器的传入冲动频率增加,经舌咽神经和迷走神经传入纤维将冲动传入到延髓及延髓以上的各级心血管中枢,引起心迷走中枢兴奋、心交感中枢和交感缩血管中枢抑制。于是,心交感神经传出冲动减少,心迷走神经传出冲动增多,结果使心率减慢,心肌收缩能力减弱,心输出量减少;交感缩血管神经的传出冲动减少,使血管平滑肌舒张,外周阻力下降。心输出量减少和外周阻力下降,均可导致动脉血压下降,恢复正常。由于这一反射效应可使血压下降,故称为降压反射(depressor reflex)。反之,当动脉血压降低时,颈动脉窦和主动脉弓压力感受器传入冲动频率减少,结果延髓心迷走中枢抑制、心交感中枢和交感缩血管中枢兴奋,使动脉血压上升,恢复到正常或接近正常。因此,降压反射是动脉血压的一种负反馈调节。其生理意义在于对动脉血压进行快速调节,防止动脉血压发生明显波动,以维持动脉血压的相对稳定。压力感受性反射在动脉血压的长期调节中并不起重要作用。在高血压情况下,压力感受器的工作范围发生改变,即在较正常高的血压水平上进行工作,故动脉血压维持在比较高的水平。

2. 心肺感受器引起的心血管反射　在心房、心室和肺循环血管中存在许多压力感受器,总称为心肺感受器。血管中压力升高或因血容量增大而使心脏或血管壁受较大的牵张刺激时,心肺感受器兴奋。其结果是使交感神经紧张降低,迷走神经紧张加强,心率减慢,血压降低。心肺感受器兴奋时还能抑制肾素和抗利尿激素的释放。

3. 颈动脉体及主动脉体化学感受性反射　在自然呼吸条件下,血液中 $O_2$ 分压下降、$CO_2$ 分压过高、$H^+$ 浓度过高等,刺激颈动脉体化学感受器会引起呼吸中枢兴奋,呼吸运动加深加快,可通过肺牵张感受器的传入冲动增多,抑制心迷走中枢,反射性引起心率增快。因此,在完整机体内化学感受器兴奋引起的心血管反射效应结果是心率加快,心输出量增加,脑和心脏的血流量增加,而腹腔内脏和肾脏的血流量减少,血压升高。但此反射在正常情况下对心血管活动不起明显的调节作用,其主要生理意义是调节呼吸运动(详见第五章呼吸)。只有在机体发生低 $O_2$、窒息、动脉血压过低或酸中毒等情况下才发挥作用。除提高肺通气量外,还提高心输出量和动脉血压,并使血液重新分配,确保心脑等重要器官的血量供应,以维持其正常功能。

## 二、体液调节

心血管活动的体液调节是指血液和组织液中一些化学物质对心肌和血管平滑肌的活动发生影响,从而起调节作用。体液因素按其作用的范围大致可分为全身性和局部性两大类。全身性体液因素作用范围广,主要包括肾上腺素、去甲肾上腺素、血管紧张素、血管升压素、心房钠尿肽等;局部性体液因素一般只能在它们产生的局部发挥调节作用。这些物质主要有激肽、组胺、前列腺素及组织代谢产物等。

### (一)肾上腺素和去甲肾上腺素

肾上腺素和去甲肾上腺素在化学结构上都属于儿茶酚胺(catecholamine)。血液中的肾上腺素(adrenaline or epinephrine,Ad or E)和去甲肾上腺素主要来自肾上腺髓质的分泌。两者对心脏和血管的作用有许多共同点,但由于两者对不同受体的结合能力不同,其对心血管的作用各有特点。

肾上腺素可激活 α 和 β 两种受体,但对 β 受体的作用更强。故肾上腺素对心肌细胞 $β_1$ 受体的作用较强,可使心跳加快,传导加速,心肌收缩能力加强,心输出量增多,收缩压明显升高。对血管的作用因部位而异,作用于皮肤、肾脏、脾、肠胃等内脏血管的 α 受体,引起血管收缩;作用于骨骼肌血管和冠脉血管的 $β_2$ 受体,使血管舒张。故肾上腺素对总外周阻力影响不大,主要起调节器官血流分配及强心作用。

去甲肾上腺素主要能激活 α 受体,而对 β 受体的作用很小。去甲肾上腺素作用于体内血管 α 受体,使大多数血管明显收缩,总外周阻力增高,血压明显升高。

### (二)肾素-血管紧张素系统(rennin-angiotensin system)

血管紧张素(angiotensin)是一组多肽类物质,其前体是由肝脏所产生的血管紧张素原。当肾缺血、血钠降低或肾交感神经兴奋时,可刺激肾脏近球细胞分泌肾素,肾素是一种蛋白水解酶,能使血浆中的血管紧张素原水解形成血管紧张素Ⅰ,血管紧张素Ⅰ在肺与血浆中的转换酶的作用下形成血管紧张素Ⅱ,血管紧张素Ⅱ又在氨基肽酶的作用下形成血管紧张素Ⅲ,血管紧张素Ⅲ刺激醛固酮的分泌。基于肾素、血管紧张素和醛固酮之间存在着密切关系,将其称为肾素-血管紧张素-醛固酮系统(rennin-angiotesin-aldosterone system,RAAS)。这一系统参与动脉血压的长期调节。

在整个系统中血管紧张素Ⅱ对心血管的作用最为重要。血管紧张素Ⅱ的作用途径多,直接使全身微动脉收缩,血压升高;也能使静脉收缩,增加回心血量。血管紧张素Ⅱ促进交感神经末梢释放去甲肾上腺素,又作用于脑内的一些血管紧张素受体,使交感缩血管紧张加强。血管紧张素Ⅱ能促进肾上腺皮质球状带释放醛固酮,从而促进肾小管对$Na^+$的重吸收,起保$Na^+$保水作用。血管紧张素Ⅱ还可引起渴感,并导致饮水行为。

在正常生理状态下,肾血流量充足,肾素分泌很少,而且很快被酶所破坏,对血压调节所起的作用不大。但在大失血的情况下,随着血压下降,肾血流量减少,肾素大量分泌,使血浆中血管紧张素浓度增高,机体出现广泛而持续的外周血管收缩,从而阻止了血压的过度下降。由此可见,血管紧张素在血压、血容量的调节方面起着很重要的作用。

### (三)血管升压素

血管升压素(vasopressin,VP)又称抗利尿素(anti diuretic hormone,ADH)是下丘脑视上核和室旁核神经元内合成的,垂体后叶释放的激素。过去认为血管升压素在生理浓度范围内,只有抗利尿作用,非生理剂量才有升压效应。近年研究证明,血管升压素在生理浓度范围内,对维持正常血压的稳态和血管紧张性亦有作用。在禁水、失血等情况,血管升压素释放大量增加,可使骨骼肌和内脏的小动脉(包括冠状动脉)强烈收缩,外周阻力增高,保留体液,升高血压。血管升压素作用于血管平滑肌的相应受体,引起血管平滑肌收缩,是已知的最强的缩血管物质之一。

### (四)其他体液因素

1. 血管内皮生成的血管活性物质  研究证实,血管内皮细胞可以释放若干种血管活性物质,引起血管平滑肌舒张或收缩。血管内皮生成和释放的舒血管物质有多种,如前列环素(也称前列腺素$I_2$,$PGI_2$)、内皮舒张因子(EDRF)。EDRF的化学结构尚未完全弄清,但多数人认为可能是一氧化氮(NO),其前体是L-精氨酸。血管内皮生成的缩血管物质称为内皮缩血管因子(EDCF)。近年来研究得较深入的是内皮素(endothelin,ET),是内皮细胞合成和释放的,为已知的最强烈的缩血管物质之一。

2. 激肽释放酶-激肽系统  激肽释放酶使某些蛋白质底物激肽原分解为激肽。激肽使血管平滑肌舒张和毛细血管通透性增高;但对其他的平滑肌则引起收缩,可参与对血压和局部组织血流的调节。缓激肽和血管舒张素是已知的最强烈的舒血管物质。

3. 心钠素(cardionatrin)  是心房肌细胞合成和释放的多肽。心钠素使血管舒张,外周阻力降低;也可使搏出量减少,心率减慢,故心输出量减少。心钠素作用于肾的受体,还可以使肾排水和排钠增多,故心钠素也称为心房钠尿肽。此外,心钠素还能抑制肾的近球细胞释放肾素,抑制肾上腺球状带细胞释放醛固酮。在脑内,心钠素可以抑制血管升压素的释放。

4. 前列腺素  全身各部产生的前列腺素有多种,各种前列腺素对血管平滑肌的作用不同,

如前列腺素 $E_2$、前列环素(即前列腺素 $I_2$)具有强烈的舒血管作用,前列腺素 $F_2$ 则使静脉收缩。

5. 组胺 由组氨酸在脱羧酶的作用下产生的。当组织受到损伤或发生炎症和过敏反应时,许多组织的肥大细胞,都可释放组胺。组胺有强烈的舒血管作用,并能使毛细血管和微静脉的管壁通透性增加,血浆漏入组织,导致局部组织水肿。

### 三、动脉血压的长期调节

动脉血压的快速、短期调节主要通过神经系统调节心血管的活动来实现。动脉血压的长期调节主要通过肾的排水和排钠功能对细胞外液量进行调节而实现。有人将这种机制称为肾-体液控制系统。

肾-体液控制系统的活动受体内若干因素的影响,其中较重要的是血管升压素和肾素-血管紧张素-醛固酮系统。总之,血压的调节是复杂的过程,有许多机制参与。每一种机制都在一个方面发挥调节作用,但不能完成全部的、复杂的调节。

# 第四节 器官循环

本节叙述心、肺、脑几个主要器官的血液循环特征。关于肾的血液循环特征,将在第十章叙述。

## 一、冠脉循环

### (一)冠脉循环的解剖特点

心肌的血液供应来自左、右冠状动脉。冠状动脉的小分支以垂直于心脏表面的方向穿入心肌,并在心内膜下层分支成网,使冠脉血管容易在心肌收缩时受到压迫。

心肌的毛细血管网分布极为丰富。毛细血管数和心肌纤维数的比例为 1:1。因此心肌和冠脉血液之间的物质交换可能很快地进行。正常心脏的冠脉侧支较细小,血流量很少。因此当冠状动脉突然阻塞时,不易很快建立侧支循环,常可导致心肌梗死。但如果冠状动脉阻塞是缓慢形成的,则侧支可逐渐扩张,并可建立新的侧支循环,起代偿作用。

### (二)冠脉血流的特点

1. 血流量大 在安静状态下,人体冠状动脉血流量占心输出量的 $4\%\sim5\%$。当心肌活动增强时,冠脉血流量相应增加,当冠脉最大限度扩张时冠脉血流可增加 5 倍。

2. 血压较高 由于冠脉开口于主动脉根部,主动脉内压可直接传到冠脉内,再加之其途径短,因而在冠脉血管较细的分支内,其压力仍能维持在较高的水平。

3. 心舒期供血为主 一般说来,左心室在收缩期血流量只有舒张期的 $20\%\sim30\%$。当心肌收缩加强时,心缩期血流量所占的比例更小。由此可见,舒张压的高低和心舒期的长短是影响冠脉血流量的重要因素。体循环外周阻力增大时,舒张压升高,冠脉血流量增多。心率加快时,由于心动周期的缩短主要是心舒期缩短,冠脉血流量也减少。

4. 动静脉血含氧量差别大 心肌因连续不断地进行舒缩,故耗氧量较大,即使在人体处于安静状态时,动脉血流经心脏后,其中 $65\%\sim75\%$ 的氧被心肌摄取。因此心脏的动脉血和静脉血的含氧量差别很大,换句话说,心肌从单位血液中摄取氧的潜力较小。

### （三）冠脉血流量的调节

对冠脉血流量进行调节的各种因素中，最重要的是心肌本身的代谢水平。交感和副交感神经也支配冠脉血管平滑肌，但它们的调节作用是次要的。

1. 代谢水平的影响　冠脉血流量和心肌代谢水平成正比。当心肌代谢增强使局部组织中氧分压降低时，代谢产物如 $H^+$、$CO_2$、乳酸、腺苷等增多引起冠脉血管舒张，其中，腺苷具有强烈的舒张小动脉的作用，起最重要的作用。

2. 神经调节　冠状动脉受迷走神经和交感神经支配。迷走神经兴奋对冠状动脉的直接作用是引起舒张。但迷走神经兴奋又使心率减慢，心肌代谢率降低，这些因素可抵消迷走神经对冠状动脉的直接舒张作用。交感神经兴奋可激活冠脉平滑肌的 α 肾上腺素能受体，使血管收缩，但又同时激动心肌的 β 肾上腺素能受体，使心率加快，心肌收缩加强，耗氧量增加，从而使冠脉舒张。一些药物如异丙肾上腺素对冠脉 β 肾上腺素能受体作用明显。

总之，在整体条件下，冠脉血流量主要是由心肌本身的代谢水平来调节的。神经因素对冠脉血流量的影响并不明显。

3. 激素调节　肾上腺素和去甲肾上腺素可通过增强心肌的代谢活动和耗氧量使冠脉血流量增加；也可直接作用于冠脉血管的 α 或 β 受体，引起冠脉血管收缩或舒张。甲状腺素增多时，使冠状动脉舒张，血流量增加。大剂量血管升压素使冠状动脉收缩，冠脉血流量减少。血管紧张素 II 也能使冠状动脉收缩，冠脉血流量减少。

## 二、肺循环

肺循环的功能是使血液在流经肺泡时和肺泡之间进行气体交换。

### （一）肺循环的生理特点

1. 血流阻力小、血压低　肺动脉管壁厚度仅为主动脉的 $1/3$，其分支短而管径较粗，故肺动脉的可扩张性较高，对血流的阻力较小。肺动脉压远较主动脉压低。

2. 血容量多，变化范围大　肺部的血容量约为 $450 mL$，占全身血量的 $9\%$。由于肺组织和肺血管的可扩张性大，故肺部血容量的变化范围较大。由于肺的血容量较多，而且变化范围较大，故肺循环血管起着贮血库的作用。当机体失血时，肺循环可将一部分血液转移至体循环，起代偿作用。在每一个呼吸周期中，肺循环的血容量也发生周期性的变化，并影响左心室输出量和动脉血压。在吸气时，由于肺扩张，血容量增大。在呼气时，发生相反的过程。因此，在吸气开始时，动脉血压下降，到吸气末降至最低点，以后逐渐回升，在呼气末达到最高点。在呼吸周期中出现的这种血压波动，称为动脉血压的呼吸波。

3. 无组织液生成　如前所述，肺循环毛细血管血压平均约 $7 mmHg(0.9 kPa)$，而血浆胶体渗透压平均 $25 mmHg(3.3 kPa)$，因肺毛细血管血压低于有效滤过压，故无组织液生成。现在一般认为肺部组织液的压力为负压。这一特点使肺泡膜和毛细血管管壁互相紧密相贴，有利于肺泡和血液之间的气体交换；还有利于吸收肺泡内的液体，使肺泡内没有液体积聚。

### （二）肺循环血流量的调节

1. 神经体液调节　肺循环血管受交感神经和迷走神经支配。刺激交感神经对肺血管的直接作用是引起收缩和血流阻力增大。但在整体情况下，交感神经兴奋时将一部分血液挤入肺循环，使肺循环内血容量增加。刺激迷走神经可使肺血管舒张。

肾上腺素、去甲肾上腺素、血管紧张素 Ⅱ、血栓素 $A_2$、前列腺素 $F_2\alpha$ 等能使肺循环的微动脉收缩。乙酰胆碱、组胺、5-羟色胺能使肺血管舒张,但在流经肺循环后即分解失活。

2. **肺泡气的氧分压** 急性或慢性的低氧都能使肺部血管收缩,血流阻力增大。当一部分肺泡内气体的氧分压降低时,这些肺泡周围的微动脉收缩。在肺泡气的 $CO_2$ 分压升高时,低氧引起的肺部微动脉的收缩更加显著。可见肺循环血管对局部低氧发生的反应和体循环血管不同。肺泡低氧引起局部缩血管反应,具有一定的生理意义。当一部分肺泡因通气不足而氧分压降低时,这些肺泡周围的血管收缩,血流减少,而使较多的血液流经通气充足,肺泡气氧分压高的肺泡。当吸入氧气分压过低时,例如在高海拔地区,可引起肺循环动脉广泛收缩,使血流阻力增大,故肺动脉压显著升高。长期居住在高海拔地区的人,常可因肺动脉高压使右心室负荷长期加重而导致右心室肥厚。

## 三、脑循环

### (一)脑循环的特点

1. **血流量大,耗氧量多** 脑的比重虽仅占体重的约 2%,但血流量却占心输出量的 15% 左右。可见,脑组织的血流量大。在安静情况下,整个脑的耗氧量约占全身耗氧量的 20%。可见,脑组织的耗氧量也较大。

2. **血流量的变化小** 颅腔内为脑、脑血管和脑脊液所充满,三者的容积是固定的。由于脑组织是不可压缩的,故脑血管舒缩程度受到相当的限制,血流量的变化较其他器官的小。

3. **存在血-脑屏障和血-脑脊液屏障** 脑循环的毛细血管壁内皮细胞相互接触紧密,并有一定的重叠,管壁上没有小孔。另外,毛细血管和神经元之间并不直接接触,而为神经胶质细胞隔开。这一结构特征对于物质在血液和脑组织之间的扩散起着屏障的作用,称为血-脑屏障(blood-brain barrier)。血-脑屏障可限制物质在血液和脑组织之间的自由交换。但脂溶性物质如 $O_2$、$CO_2$、某些麻醉药以及乙醇等,很容易通过血-脑屏障;另外对于不同的水溶性物质来说,其通透性并不一定和分子的大小相关。

血液和脑脊液之间物质的转运并不是被动的过程,而是主动转运过程。另外,一些大分子物质较难从血液进入脑脊液,在血液和脑脊液之间存在着某种特殊的屏障,故称之为血-脑脊液屏障(blood-cerebrospinal fluid barrier)。这种屏障对不同物质的通透性是不同的。例如,$O_2$、$CO_2$ 等脂溶性物质可很容易地通过屏障,但许多离子的通透性则较低。血-脑脊液屏障的基础是无孔的毛细血管壁和脉络丛细胞中运输各种物质的特殊载体系统。

血-脑脊液屏障和血-脑屏障的存在,对于保护脑组织周围稳定的化学环境和防止血液中有害物质侵入脑内具有重要的生理意义。

### (二)脑血流量的调节

1. **脑血管的自身调节** 脑血流量取决于脑的动、静脉的压力差和脑血管的血流阻力。在正常情况下,颈内静脉压接近于右心房压,且变化不大,故影响血流量的主要因素是颈动脉压。当平均动脉压在 $60\sim140$ mmHg($8.0\sim18.6$ kPa)范围内变化时,通过自身调节的机制使脑血流量保持恒定。平均动脉压降低到 60 mmHg($8.0$ kPa)以下时,脑血流量就会显著减少,引起脑的功能障碍。反之,当平均动脉压超过脑血管自身调节的上限时,脑血流量显著增加。

2. **$CO_2$ 和 $O_2$ 分压的影响** 血液 $CO_2$ 分压升高时,脑血管舒张,血流量增加。$CO_2$ 过多时,

通过使细胞外液 $H^+$ 浓度升高而使脑血管舒张。过度通气时，$CO_2$ 呼出过多，动脉血 $CO_2$ 分压过低，也可引起头晕。血液 $O_2$ 分压降低时，也能使脑血管舒张。

3. 脑代谢的影响　当脑的某一部分活动加强时，该部分的血流量就增多。代谢活动加强引起的局部脑血流量增加的机制，可能是通过代谢产物如 $H^+$、$K^+$、腺苷，以及氧分压降低，引起脑血管舒张的。

4. 神经调节　脑血管有交感或副交感神经分布，神经肽纤维末梢也分布在脑血管上。但神经对脑血管活动的调节作用不很明显。刺激或切除支配脑血管的交感或副交感神经，脑血流量没有明显变化。在多种心血管反射中，脑血流量一般变化都很小。

## 思 考 题

1. 名词解释

心率　心动周期　心输出量　心指数　射血分数　自动节律性　中心静脉压　正常起搏点

2. 简述心脏泵血的机制及影响心输出量的因素。

3. 试述心肌的生理特性，特点及其生理意义。

4. 简述血压的形成及影响因素。

5. 正常情况下人体动脉血压是如何保持稳定的？

6. 人从卧位突然到站立时，为什么体弱的人会感到头昏及眼前发黑？

（陈新祥）

# 第五章

# 呼 吸

**学习目标**

**1. 掌握** 肺通气的概念、动力,胸膜腔内负压的形成及生理意义;肺泡表面活性物质的作用及生理意义;肺活量、时间肺活量、肺泡通气量的概念;通气/血流比值;$CO_2$、$H^+$ 和 $O_2$ 对呼吸的影响。

**2. 理解** 呼吸的过程、基本肺容积;气体交换的原理;$O_2$ 和 $CO_2$ 的主要运输形式;血氧饱和度的概念。

**3. 了解** 非弹性阻力,氧离曲线的特征及意义;呼吸节律的形成、肺牵张反射、防御性呼吸反射。

机体与外界环境之间的气体交换过程称呼吸(respiration)。通过呼吸,机体从外界环境摄取新陈代谢所需的 $O_2$,排出代谢过程中所产生的 $CO_2$。因此,呼吸是维持机体正常新陈代谢和生命活动所必需的基本生理过程之一。

在高等动物和人体,呼吸过程由三个相互衔接并同时进行的环节组成(图 5-1):外呼吸,包括肺通气(肺与外界环境之间的气体交换过程)和肺换气(肺泡与肺毛细血管血液之间的气体交换过程);气体在血液中的运输;组织换气或内呼吸(血液与组织细胞之间的气体交换过程)。其中,肺通气是整个呼吸过程的基础。肺通气的动力来源于呼吸运动,因此,狭义的呼吸通常仅指

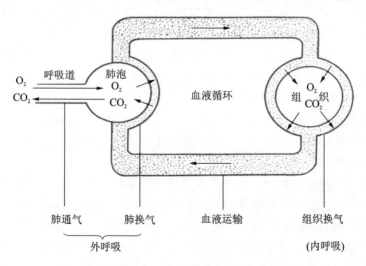

**图 5-1 呼吸全过程示意图**

呼吸运动。呼吸过程的任何一个环节发生障碍,均可导致组织缺 $O_2$ 和 $CO_2$ 潴留,从而影响细胞新陈代谢和其他生理功能。一旦呼吸停止,生命便将终结。

# 第一节　肺　通　气

肺通气(pulmonary ventilation)是指肺与外界环境之间的气体交换过程。实现肺通气的器官包括呼吸道、肺泡和胸廓等。呼吸道是沟通肺泡与外界的通道;肺泡是肺泡气与血液进行气体交换的主要场所;而胸廓的节律性呼吸运动则是实现肺通气的动力。

## 一、肺通气原理

气体进出肺取决于两方面因素的相互作用:一是推动气体流动的动力;二是阻止其流动的阻力。动力必须克服阻力,才能实现肺通气。

### (一)肺通气的动力

气体进出肺是由于外界大气和肺泡气之间存在着压力差的缘故。在自然呼吸条件下,此压力差产生于肺的张缩所引起的肺内压的变化。但是肺本身不具有主动张缩的能力,它的张缩是由胸廓的扩大和缩小所引起,而胸廓的扩大和缩小又是由呼吸肌的收缩和舒张所引起。

可见,肺泡与外界大气之间的压力差是肺通气的直接动力,而呼吸肌收缩和舒张引起的节律性呼吸运动则是肺通气的原动力。

1. 呼吸运动　呼吸肌的收缩和舒张引起胸廓有节律性地扩大和缩小,称为呼吸运动(respiratory movement),包括吸气运动和呼气运动。参与呼吸运动的肌肉统称为呼吸肌。使胸廓扩大产生吸气动作的肌肉为吸气肌,主要有膈肌和肋间外肌;使胸廓缩小产生呼气动作的是呼气肌,主要有肋间内肌和腹壁肌。此外,还有一些辅助吸气肌,如斜角肌、胸锁乳突肌和胸背部的其他肌肉等,这些肌肉只在用力呼吸时才参与呼吸运动。

(1)呼吸运动的过程

1)吸气运动　平静呼吸时,吸气运动是由主要的吸气肌即膈肌和肋间外肌的收缩实现的,只有在吸气肌收缩时,才会发生吸气运动,所以吸气总是主动过程。膈形状似钟罩,静止时向上隆起,位于胸腔和腹腔之间,构成胸腔的底。膈肌收缩时,隆起的中心下移,从而增大了胸腔的上下径。膈下移的距离视其收缩强度而异,平静吸气时,下移 1～2 cm,深吸气时,下移可达 7～10 cm。肋间外肌的肌纤维起自上一肋骨的近脊椎端的下缘,斜向前下方走行,止于下一肋骨近胸骨端的下缘。由于脊椎的位置是固定的,而胸骨可以上下移动,所以当肋间外肌收缩时,肋骨和胸骨都向上提,肋骨下缘还向外侧偏转,从而增大了胸腔的前后径和左右径。胸腔的上下径、前后径和左右径都增大,引起胸腔和肺容积增大,肺内压暂时下降并低于大气压,空气就顺此压力差而进入肺,造成吸气。

2)呼气运动　平静呼吸时,呼气运动并不是由呼气肌收缩所引起,而是因膈肌和肋间外肌舒张,胸廓和肺依靠本身的弹性回缩力量而回位,从而引起胸腔和肺的容积减小,肺内压高于大气压,肺内气体被呼出,也就是呼气的过程。所以平静呼吸时,呼气是被动的。用力呼吸时,呼气肌才参与收缩,使胸廓进一步缩小,呼气也有了主动的成分。肋间内肌走行方向与肋间外肌相反,收缩时使肋骨和胸骨下移,肋骨还向内侧旋转,使胸腔前后、左右缩小,产生呼气。腹壁肌的收缩,一方面压迫腹腔器官,推动膈上移,另一方面也牵拉下部的肋骨向下向内移位,两者都使胸腔容积缩小,协助产生呼气。

(2)呼吸运动的形式

1)平静呼吸和用力呼吸　安静状态下的呼吸称为平静呼吸(eupnea)。其特点是呼吸运动较为平稳均匀,每分钟呼吸频率为 12～18 次,吸气是主动的,呼气是被动的。机体活动时,或吸入气中的 $CO_2$ 含量增加或 $O_2$ 含量减少时,呼吸将加深、加快,称为深呼吸(deep breathing)或用力呼吸(forced breathing),这时不仅吸气肌加强收缩,而且呼气肌和许多辅助呼吸肌也主动参与收缩,所以吸气和呼气过程都是主动的。在某些病理情况下,病人会出现鼻翼扇动等现象外,同时还会产生胸部困压的感觉,临床上称为呼吸困难(dyspnea)。

2)胸式呼吸和腹式呼吸　以肋间外肌舒缩活动为主伴有胸壁起伏的呼吸运动称为胸式呼吸。由膈肌舒缩引起的伴有腹壁起伏的呼吸运动称为腹式呼吸。腹式呼吸和胸式呼吸常同时存在,其中某种形式可占优势;只有在胸部或腹部活动受到限制时,才可能单独出现某一种形式的呼吸。

2. 肺内压　肺内压是指肺泡内的压力。在呼吸暂停、声带开放、呼吸道畅通时,肺内压与大气压相等。吸气之初,肺容积增大,肺内压暂时下降,小于大气压,空气在此压力差的推动下进入肺泡,随着肺内气体逐渐增加,肺内压也逐渐升高,至吸气末,肺内压已升高到和大气压相等,气流也就停止。反之,在呼气之初,肺容积减小,肺内压暂时升高并超过大气压,肺内气体便流出肺,使肺内气体逐渐减少,肺内压逐渐下降,至呼气末,肺内压又降到和大气压相等。

呼吸过程中肺内压变化的程度,视呼吸的缓急、深浅和呼吸道是否通畅而定。若呼吸慢,呼吸道通畅,则肺内压变化较小;若呼吸较快,呼吸道不够通畅,则肺内压变化较大。平静呼吸时,呼吸缓和,肺容积的变化也较小,吸气时,肺内压较大气压低 0.133～0.266 kPa(1～2 mmHg),即肺内压为 $-0.266$～$-0.133$ kPa($-2$～$-1$ mmHg);呼气时较大气压高 0.133～0.266 kPa(1～2 mmHg)。用力呼吸时,呼吸深快,肺内压变化的程度增大。当呼吸道不够通畅时,肺内压的升降将更大。例如紧闭声门,尽力作呼吸动作,吸气时,肺内压可为 $-13.3$～$-4.0$ kPa($-100$～$-30$ mmHg),呼气时可高达 8.0～18.7 kPa(60～140 mmHg)。

由此可见,在呼吸过程中正是由于肺内压的周期性交替升降,造成肺内压和大气压之间的压力差,这一压力差成为推动气体进出肺的直接动力。一旦呼吸停止,便可根据这一原理,用人为的方法造成肺内压和大气压之间的压力差来维持肺通气,这便是人工呼吸(artificial respiration)。人工呼吸的方法很多,如用人工呼吸机进行正压通气;简便易行的口对口的人工呼吸;节律性地举臂压背或挤压胸廓等。但在施行人工呼吸时,首先要保持呼吸道畅通,否则,人工呼吸的操作对肺通气将是无效的。

3. 胸膜腔内压　如上所述,在呼吸运动过程中,肺随胸廓的运动而运动。这是因为在肺和胸廓之间存在着一个密闭的、潜在的胸膜腔和肺本身具有弹性。胸膜腔由两层胸膜构成,即紧贴于肺表面的脏层和紧贴于胸廓内壁的壁层。胸膜腔内仅有少量浆液,没有气体,这一薄层浆液有两方面的作用:一是在两层胸膜之间起润滑作用,因为浆液的黏滞性很低,所以在呼吸运动过程中,两层胸膜可以互相滑动,减小摩擦;二是浆液分子的内聚力使两层胸膜贴附在一起,不易分开,所以肺就可以随胸廓的运动而运动。因此,胸膜腔的密闭性和两层胸膜间浆液分子的内聚力对于维持肺的扩张状态和肺通气具有重要的生理意义。

胸膜腔内的压力称为胸膜腔内压(intrapleural pressure),可用直接法和间接法测定。直接测定法是将与检压计相连接的穿刺针头刺入胸膜腔内,直接由检压计读取相应数值(图 5-2)。其操作简单、直观,但应注意避免刺破胸膜脏层和肺。间接测定法是让受试者将附有薄壁气囊的导管吞入食管,食管介于肺和胸壁之间,壁薄而软,通过测量食管内压来间接地反映呼吸过程中胸膜腔内压力的变化。平静呼吸过程中,胸膜腔内压始终低于大气压(即为负压),并随呼吸过程而发生周期性的波动。因此习惯上称胸膜腔负压,或简称胸内负压。

胸膜腔内负压的形成主要与通过胸膜脏层,也就是肺,作用于胸膜腔的两种力有关。大气压通过呼吸道以肺内压的形式作用于肺,这是使胸膜腔内的压力等于大气压的力;但肺本身具有弹性回缩力,并且与大气压作用力的方向相反,这样就抵消了大气压对胸膜腔的作用力,导致胸膜腔内压低于大气压(图 5-2)。所以,胸膜腔内的实际压力是这两种方向相反力的代数和,即:

$$胸膜腔内压＝肺内压＋（－肺弹性回缩力）$$

在吸气末和呼气末,肺内压等于大气压,因而:

$$胸膜腔内压＝大气压－肺弹性回缩力$$

若以大气压为零,则:

$$胸膜腔内压＝－肺弹性回缩力$$

由此可见,胸膜腔负压实际上是由肺的弹性回缩力所决定的。吸气时,肺扩张,肺的弹性回缩力增大,胸膜腔负压也增大;呼气时,肺缩小,肺弹性回缩力也减小,胸膜腔负压也减少。呼吸愈强,胸膜腔负压的变化也愈大。平静呼气末胸膜腔内压为 $-0.67\sim-0.4$ kPa($-5\sim-3$ mmHg),吸气末为 $-1.33\sim-0.67$ kPa($-10\sim-5$ mmHg)(图 5-2)。关闭声门,用力吸气时,胸膜腔内压可降至 $-12$ kPa($-90$ mmHg),用力呼气时,可升高到 14.66 kPa(110 mmHg)。总之,平静呼吸时,呼气末胸膜腔内压与吸气末一样仍然为负压。这是因为胎儿出生后,胸廓生长的速度比肺快,以致胸廓经常牵引着肺,即使在胸廓因呼气而缩小时,肺仍然处于一定程度的扩张状态,只是扩张程度小些而已。所以,正常情况下,肺总是表现出回缩倾向,胸膜腔内压因而经常为负值。

胸膜腔负压的存在有重要的生理意义:①使肺总是处于扩张状态而不至于萎陷,并使肺能随胸廓的扩大而扩张。②有利于静脉血和淋巴的回流。因为胸膜腔负压不仅对肺有牵拉作用有利于肺扩张,而且加大了胸膜腔内一些壁薄低压的管道(如腔静脉、胸导管等)内外的压力差,有利于其扩张。由于胸膜腔的密闭性是胸膜腔负压形成的前提,因此,如果胸膜受损(如胸壁贯通伤或肺损伤累及胸膜脏层时)气体将顺压力差进入胸膜腔而造成气胸。此时,大量的气体使胸膜腔负压减小,甚至消失,肺将因其本身的回缩力而塌陷(肺不张),这时尽管呼吸仍在进行,肺却不能随胸廓的运动而张缩,从而影响肺通气功能。严重的气胸不仅影响呼吸功能,也影响循环功能,甚至危及生命。

综上所述,可将肺通气的动力概括如下:呼吸肌的舒缩是肺通气的原动力,它引起胸廓的张缩,由于胸膜腔和肺的结构功能特征,肺便随胸廓的张缩而张缩,肺容积的这种变化又造成肺内压和大气压之间的压力差,此压力差直接推动气体进出肺。

### (二)肺通气的阻力

肺通气的动力须克服肺通气的阻力,才能实现肺通气。通气阻力增大是临床上肺通气障碍最常见的原因。肺通气的阻力有两种:一是弹性阻力包括肺的弹性阻力和胸廓的弹性阻力,是平静呼吸时的主要阻力,约占总通气阻力的 70%;二是非弹性阻力,包括气道阻力,惯性阻力和组织的黏滞阻力,约占总通气阻力的 30%,其中又以气道阻力为主。

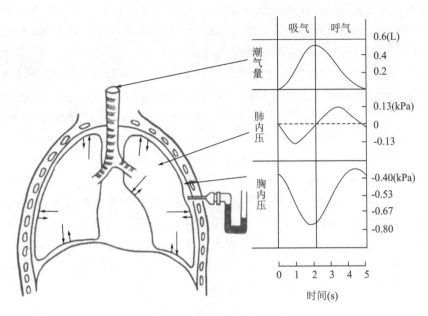

**图 5-2  呼吸时肺内压、胸膜腔内压的变化**

向外的箭头表示肺内压,向内的箭头表示肺回缩力

1. 弹性阻力和顺应性  弹性物体在外力作用下所产生的对抗外力使其发生变形而复位的力称为弹性阻力(elastic resistance)。胸廓和肺都是弹性体,因此,当呼吸运动改变其容积时都会产生弹性阻力。用同等大小的外力作用时,弹性阻力大者不易变形,弹性阻力小者易变形。一般用顺应性来度量弹性阻力。

---

**小贴士**

**肺泡表面活性物质与新生儿肺透明膜病**

新生儿、特别是早产儿可因肺泡发育不良或肺泡不够成熟,使肺内缺乏表面活性物质。此时,肺泡极易缩小而发生肺不张,同时由于肺泡表面张力过高而吸引肺泡隔内毛细血管的血浆成分进入肺泡,在肺泡内表面形成透明质膜,无法进行正常呼吸,造成新生儿肺透明膜病或新生儿呼吸窘迫综合征,导致死亡。现在已可用抽取孕妇的羊水检查其表面活性物质的含量,如果含量缺乏,为加以预防可延长妊娠时间或用药物(糖皮质类固醇)促进其合成。

---

(1)肺弹性阻力  肺弹性阻力来自两个方面:一是肺泡表面液体层所形成的表面张力,约占肺弹性阻力的 2/3;二是肺弹性纤维的弹性回缩力,约占肺弹性阻力的 1/3。

1)肺泡表面张力和肺泡表面活性物质  在肺泡的内表面覆盖着薄层液体,与肺泡内的气体形成液-气界面,在此界面上,液体分子之间相互吸引,因而产生了使液体表面尽量缩小的一种力,这就是表面张力。由于肺泡是半球状囊泡,球形液-气界面各点上表面张力的合力指向中心,使肺泡趋于缩小,即为肺泡扩张的阻力。肺泡液层源于血浆,表面张力较大,足以阻止肺泡扩张,但实际情况并非如此,这是由于肺泡内尚存在一种可降低肺泡表面张力的物质,即肺泡表面活性物质(alveolar surfactant)。肺泡表面活性物质由肺泡Ⅱ型细胞合成并分泌,它是一种复杂的脂蛋白混合物,主要成分是二棕榈酰卵磷脂(DPPC),呈单分子层垂直排列于肺泡液体层表面。

肺泡表面活性物质具有降低肺泡表面张力的作用,因而有下列重要生理功能:①减小吸气阻力。由于肺泡表面活性物质能降低肺泡表面张力,因此,有利于肺的扩张,使吸气省力。②防止肺泡内液体积聚。因为肺泡表面张力过大可使肺泡缩小,肺组织间隙扩大,静水压降低,组织液生成增加,而肺泡表面活性物质能降低肺泡表面张力,减少肺回缩力,阻止液体渗出,从而就防止了液体在肺泡内积聚。③稳定大小肺泡的容积。根据 Laplace 定律,肺泡回缩压($P$)与肺泡表面张力($T$)成正比,而与肺泡半径($R$)成反比,即 $P=2T/r$。如果大、小肺泡的表面张力一样,那么,肺泡回缩压将随肺泡半径的大小而反变。小的肺泡,压力大;大的肺泡,压力小。正常人的肺由大小不等的肺泡构成,而且这些肺泡彼此连通,按照 Laplace 定律推导,气体将从小肺泡流入大肺泡,结果使大肺泡膨胀,小肺泡塌陷[图 5-3(a)、(b)]。但是,这种情况在正常人中是不会出现的。这是因为肺泡表面活性物质的分子密度可随肺泡表面积的变化而变化。大肺泡的表面活性物质密度较小,降低表面张力的作用较弱,表面张力较大,回缩力增加,从而防止了大肺泡过度扩张而破裂;小肺泡的表面活性物质密度较大,降低表面张力的作用较强,表面张力较小,回缩力减小,从而防止了小肺泡的塌陷[图 5-3(c)]。由此可见,表面活性物质通过调整肺泡表面张力,维持了大小肺泡容积及内压的相对稳定性。

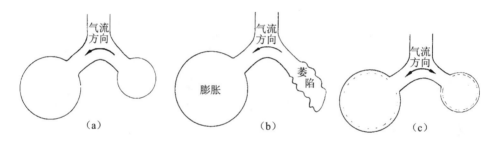

**图 5-3　肺泡表面活性物质使连通的大小肺泡容积维持相对的稳定**

(a)大、小肺泡在无肺泡表面活性物质时,表面张力相同　(b)为 a 的结果　(c)大肺泡表面活性物质分布密度小,表面张力大;小肺泡表面活性物质分布密度大,表面张力小,大小肺泡容积相对稳定

2)肺弹性回缩力　肺组织本身的弹性阻力主要来自弹性纤维和胶原纤维等弹性成分。当肺被扩张时,这些纤维被牵拉而倾向于回缩。肺扩张程度越大,其牵拉作用越强,肺的回缩力和弹性阻力便越大;反之就越小。

总之,肺弹性阻力包括肺泡表面张力和肺弹性回缩力,但它只对吸气起阻力作用,而对呼气来说却有动力作用。因此,在肺充血、肺组织纤维化或肺表面活性物质减少时,肺的弹性阻力增加,肺不易扩张,患者表现为吸气困难;而在肺气肿时,肺弹性成分大量破坏,肺回缩力减小,弹性阻力减小,致使呼气后肺内存留的气量增大,患者表现为呼气困难。这些情况都会导致肺通气功能的降低。

(2)胸廓的弹性阻力　胸廓是一个双向弹性体,其弹性回位力的方向因胸廓所处的位置而改变。当胸廓处于自然位置(平静吸气末,肺容量相当于肺总量的 67%)时,胸廓回位力等于零;当胸廓小于自然位置(平静呼气末,肺容量小于肺总量的 67%)时,胸廓被牵引向内而缩小,胸廓的弹性回缩力向外,是吸气的动力,呼气的阻力;当胸廓大于自然位置(深吸气状态,肺容量大于肺总量的 67%)时,胸廓被牵引向外而扩大,其弹性回位力向内,成为吸气的阻力,呼气的动力。所以胸廓的弹性回缩力既可能是吸气的阻力,也可能是吸气的动力,视胸廓的位置而定,这与肺的不同,肺的弹性回缩力总是吸气的弹性阻力。

胸廓的弹性阻力可因肥胖、胸廓畸形、胸膜增厚等原因而降低，但因此而引起肺通气功能障碍的情况较少，所以临床意义相对较小。

（3）肺和胸廓的顺应性　由于肺和胸廓的弹性阻力难以测定，因此，通常用顺应性来表示肺和胸廓的弹性阻力的大小。顺应性是指在外力作用下，弹性组织扩张的难易程度。容易扩张者顺应性大，弹性阻力小；不易扩张者，顺应性小，弹性阻力大。可见顺应性（$C$）与弹性阻力（$R$）成反变关系，即 $C = \dfrac{1}{R}$。

肺和胸廓的顺应性通常用单位压力变化（$\triangle P$）所引起的容积变化（$\triangle V$）来表示，即：

$$顺应性（C）= \frac{容积变化 \triangle V}{压力变化 \triangle P}　(L/kPa)$$

据测定，正常人肺顺应性约为 $2.0 \text{ L/kPa}（0.2 \text{ L/cm } H_2O）$，胸廓的顺应性也约为 $2.0 \text{ L/kPa}$（$0.2 \text{ L/cm } H_2O$）。肺和胸廓是两个串联的弹性体，它们的总顺应性应是两者倒数之和，因此，肺和胸廓的总顺应性约为 $1.0 \text{ L/kPa}（0.1 \text{ L/cm } H_2O）$。某些病理情况下，如肺充血、肺水肿、肺纤维化等，弹性阻力增大，肺顺应性减小，肺不易扩张，可致吸气困难；而肺气肿时，因弹性组织被破坏，弹性阻力减小，肺顺应性增大，但肺回缩力减小，也可致呼气困难。

2. 非弹性阻力　非弹性阻力包括惯性阻力、黏滞阻力和气道阻力，约占总阻力的 30%。惯性阻力是气流在发动、变速、换向时因气流和组织的惯性所产生的阻止肺通气的力。此阻力平静呼吸时可忽略不计。黏滞阻力来自呼吸时组织相对位移所产生的摩擦力，此力亦较小。气道阻力是指气体通过呼吸道时，气体分子间和气体分子与气道壁之间的摩擦力，它是非弹性阻力的主要成分，占非弹性阻力的 80%～90%。

气道阻力受气流速度、气流形式和管径大小的影响。流速快，阻力大；流速慢，阻力小。气流形式有层流和湍流，层流阻力小，湍流阻力大。气流太快和气道内有黏液、渗出物、肿瘤、异物等造成气道不规则时，容易发生湍流，阻力增大。气道管径的大小是影响气道阻力的另一个重要因素。气道阻力与气道半径的四次方成反比。气道管径的大小受神经、体液因素的调节。例如，迷走神经兴奋，气道平滑肌收缩，气道口径减小，阻力加大；交感神经兴奋使平滑肌舒张，气道口径加大，阻力减小。一些体液因素也影响气道平滑肌的舒缩。如组胺、白三烯、5-羟色胺、内皮素等可使气道平滑肌强烈收缩，气道阻力增加；而儿茶酚胺可使气道平滑肌舒张，气道阻力减小。故临床上常用拟肾上腺素能药物解除支气管痉挛，缓解呼吸困难。

### （三）呼吸功

在呼吸过程中，呼吸肌为克服弹性阻力和非弹性阻力而实现肺通气所做的功为呼吸功。通常以单位时间内压力变化乘以容积变化来计算，单位是 $kg \cdot m$。正常人平静呼吸时，呼吸功不大，每分钟为 $0.3～0.6 \text{ kg} \cdot m$，其中 2/3 用来克服弹性阻力，1/3 用来克服非弹性阻力。在体力劳动或剧烈运动时，呼吸频率、深度增加，呼气是主动的，呼吸功可增至 $10 \text{ kg} \cdot m$。在病理情况下，弹性或非弹性阻力增大时，也可使呼吸功增大。在机体总耗能增加的状态下，呼吸耗能也可提高达几十倍。总之，凡是使呼吸阻力增大的因素，均可使呼吸功增大。

## 二、肺通气功能的指标

### （一）肺容积

肺容积（pulmonary volume）是指肺在不同状态下容纳气体量的变化。构成肺内气体最大容量的各基本肺量为潮气量、补吸气量、补呼气量和残气量,它们互不重叠,全部相加等于肺总容量。图 5-4 右侧示肺的四种基本容积。

1. 潮气量 每次呼吸时吸入或呼出的气量为潮气量(tidal volume,TV)。平静呼吸时,潮气量为 400~600 mL,一般以 500 mL 计算。运动时,潮气量将增大。

2. 补吸气量或吸气贮备量 平静吸气末,再尽力吸气所能吸入的气量为补吸气量(inspiratory reserve volume,IRV),正常成年人为 1 500~2 000 mL。

3. 补呼气量或呼气贮备量 平静呼气末,再尽力呼气所能呼出的气量为补呼气量(expiratory reserve volume,ERV),正常成年人为 900~1 200 mL。

4. 残气量或余气量 最大呼气末尚存留于肺中不能再呼出的气量为残气量(residual volume,RV)。只能用间接方法测定,正常成人为 1 000~1 500 mL。支气管哮喘和肺气肿患者,余气量增加。目前认为余气量是由于最大呼气之末,细支气管特别是呼吸性细支气管关闭所致。

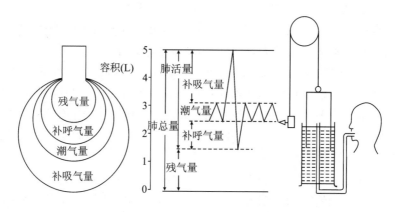

图 5-4　基本肺容积和肺容量

### (二)肺容量

肺容量是指基本肺容积中两项或两项以上的联合气量。

1. 深吸气量 平静呼气末做最大吸气时所能吸入的气量为深吸气量(inspiratory capacity),相当于潮气量和补吸气量之和,是衡量肺最大通气潜力的一个指标。胸廓、胸膜、肺组织和呼吸肌等发生病变,均可使深吸气量减少而降低肺的最大通气潜力。

2. 功能残气量 平静呼气末尚存留于肺内的气量为功能残气量(functional residual capacity,FRC),是余气量和补呼气量之和。正常成年人约为 2 500 mL,肺气肿患者的功能余气量增加,肺实质性病变时减小。功能余气量的生理意义是缓冲呼吸过程中肺泡气气体成分的过度变化,保证 $PO_2$ 和 $PCO_2$ 的相对稳定。由于功能余气量的稀释作用,吸气时,肺内 $PO_2$ 不至突然升得太高,$PCO_2$ 不致降得太低;呼气时,肺内 $PO_2$ 则不会降得太低,$PCO_2$ 不致升得太高。这样,肺泡气和动脉血液的 $PO_2$ 和 $PCO_2$ 就不会随呼吸而发生大幅度的波动,有利于气体交换过程。

3. 肺活量和时间肺活量 最大吸气后,从肺内所能呼出的最大气量称作肺活量(vital capacity,VC)。肺活量是潮气量、补吸气量和补呼气量之和。肺活量有较大的个体差异,与身材大小、性别、年龄、呼吸肌的强弱等有关。正常成年男性平均约为 3 500 mL,女性为 2 500 mL。

肺活量反映了一次肺通气的最大能力,在一定程度上可作为肺通气功能的指标。但由于测定肺活量时不限制呼气的时间,所以不能充分反映肺组织的弹性状态和气道的通畅程度,即通气功能的好坏。例如,某些病人肺组织弹性降低或呼吸道狭窄,通气功能已经受到损害,但是如果延长呼气时间,所测得的肺活量是正常的。因此,提出时间肺活量(timed vital capacity,TVC),也称用力呼气量的概念,用来反映一定时间内所能呼出的气量。时间肺活量为单位时间内呼出的气量占肺活量的百分数。测定时,让受试者先做一次深吸气,然后以最快的速度呼出气体,同时分别测量第 1 s、2 s、3 s 末呼出的气量,计算其所占肺活量的百分数,分别称为第 1 s、2 s、3 s 的时间肺活量,正常人各为 83%、96% 和 99% 肺活量。时间肺活量是一种动态指标,不仅反映肺活量容量的大小,而且反映了呼吸所遇阻力的变化,所以是评价肺通气功能的较好指标。阻塞性肺疾病患者往往需要 5～6 s 或更长的时间才能呼出全部肺活量。

4. 肺总量　肺所能容纳的最大气量为肺总量(total lung capacity,TLC),是肺活量和残气量之和。其值因性别、年龄、身材、运动锻炼情况和体位而异。成年男性平均为 5 000 mL,女性为 3 500 mL。

### (三)肺通气量

1. 每分通气量　每分通气量(minute ventilation volume)是指每分钟进或出肺的气体总量,等于呼吸频率乘以潮气量。平静呼吸时,正常成年人呼吸频率为每分钟 12～18 次,潮气量为 500 mL,则每分通气量为 6～9 L。每分通气量随性别、年龄、身材和活动量不同而有差异。为便于比较,最好在基础条件下测定,并以每平方米体表面积为单位来计算。

劳动和运动时,每分通气量增大。尽力做深快呼吸时,每分钟所能吸入或呼出的最大气量为最大随意通气量。它反映单位时间内充分发挥全部通气能力所能达到的通气量,是估计一个人能进行多大运动量的生理指标之一。测定时,一般只测量 10 s 或 15 s 最深最快的呼出或吸入量,再换算成每分钟的最大通气量。健康成年人最大通气量一般可达 70～120 L。比较平静呼吸时的每分通气量和最大通气量,可以了解通气功能的贮备能力,通常用通气贮量百分比表示:

通气贮量百分比=(最大通气量-每分平静通气量)/最大通气量×100%

其正常值等于或大于 93%,若小于 70%,表明通气贮备功能不良。

2. 无效腔和肺泡通气量　每次吸入的气体,一部分将留在从鼻或口到终末细支气管之间的呼吸道内,这部分气体均不参与肺泡与血液之间的气体交换,故称为解剖无效腔(anatomical dead space),其容积约为 150 mL。进入肺泡内的气体,也可因血流在肺内分布不均而未能都与血液进行气体交换,未能发生气体交换的这一部分肺泡容量称为肺泡无效腔。肺泡无效腔与解剖无效腔一起合称生理无效腔(physiological dead space)。健康人平卧时生理无效腔等于或接近于解剖无效腔。

由于无效腔的存在,每次吸入的新鲜空气不能都到达肺泡进入气体交换。因此,为了计算真正有效的气体交换,应以肺泡通气量为准。肺泡通气量(alveolar ventilation)是每分钟吸入肺泡的新鲜空气量,等于潮气量与无效腔气量之差乘以呼吸频率。如潮气量是 500 mL,无效腔气量是 150 mL,则每次呼吸仅使肺泡内气体更新 1/7 左右。潮气量和呼吸频率的变化,对肺通气和肺泡通气有不同的影响。在潮气量减半和呼吸频率加倍或潮气量加倍而呼吸频率减半时,每分肺通气量保持不变,但是肺泡通气量却发生明显的变化,如表 5-1 所示。对肺换气而言,浅而快的呼吸是不利的。

表 5-1  不同呼吸形式时的每分通气量和肺泡通气量

| 呼吸形式 | 呼吸频率（次/min） | 潮气量（mL） | 每分通气量（mL/min） | 肺泡通气量（mL/min） |
|---|---|---|---|---|
| 平静呼吸 | 12 | 500 | 500×12＝6 000 | (500−150)×12＝4 200 |
| 浅快呼吸 | 24 | 250 | 250×24＝6 000 | (250−150)×24＝2 400 |
| 深慢呼吸 | 6 | 1 000 | 1 000×6＝6 000 | (1 000−150)×6＝5 100 |

# 第二节  肺换气和组织换气

肺换气是指肺泡与肺毛细血管血液之间 $O_2$ 和 $CO_2$ 的交换；组织换气是指血液与组织细胞之间 $O_2$ 和 $CO_2$ 的交换。连续进行的肺通气使肺内气体成分在相对稳定的基础上不断更新，从而也保持肺泡气 $PO_2$、$PCO_2$ 的相对稳定，为机体气体交换的进行奠定了基础条件。

## 一、气体交换的原理

$O_2$ 和 $CO_2$ 的交换都是以扩散的方式通过生物膜实现的。虽然气体分子不停地进行着无定向的运动，但总效应是气体分子从分压高处向分压低处扩散，这一过程称为气体扩散。因此气体交换的动力是气体的分压差。单位时间内气体扩散容积称为气体扩散速率（diffusion rate,D）。

### （一）气体的分压差

在混合气体中，每种气体分子运动所产生的压力称为各气体的分压（partial pressure,P）。在一定条件下，某一气体的分压只决定于其自身在混合气体中的浓度，而与其他气体和相应分压无关。混合气体的总压力等于各组成气体的分压之和。

某气体分压＝混合气体总压力×该气体的容积百分比

混合气体中各组成气体分子的扩散只与该气体的分压差有关，即从分压高处向分压低处扩散，而与总压力和其他气体的分压差无关。分压差越大，气体扩散速率越快。空气、肺泡气、血液、组织中各种气体分压见表 5-2。

由表 5-2 可见，空气、肺泡气、血液、组织内的 $PO_2$ 和 $PCO_2$ 各不相同，彼此之间存在着分压差，两个区域之间的分压差（$\triangle P$）是气体扩散的动力，气体扩散的速率与压力差成正比。

表 5-2  海平面空气、肺泡气、血液和组织内 $O_2$ 和 $CO_2$ 的分压      单位：kPa(mmHg)

| 气体类型 | 空气 | 肺泡气 | 静脉血 | 动脉血 | 组织 |
|---|---|---|---|---|---|
| $PO_2$ | 21.2(159.0) | 13.9(104.0) | 5.3(40.0) | 13.3(100.0) | 4.0(30.0) |
| $PCO_2$ | 0.04(0.3) | 5.3(40.0) | 6.1(46.0) | 5.3(40.0) | 6.7(50.0) |
| $PN_2$ | 79.6(597.0) | 75.8(569.0) | 76.4(573.0) | 76.4(573.0) | 76.4(573.0) |
| $H_2O$ | 0.5(3.7) | 6.3(47.0) | 6.3(47.0) | 6.3(47.0) | 6.3(47.0) |

### （二）气体的扩散速率

质量轻的气体扩散较快。在相同条件下，各气体扩散速率和各气体分子量（MW）的平方根成反比，如果扩散发生在气相和液相之间，则扩散速率还与气体在溶液中的溶解度（S）成正比。

溶解度是单位分压下溶解于单位容积的溶液中的气体的量。溶解度与气体相对分子量的平方根之比为扩散系数，它取决于气体分子本身的特性。虽然 $CO_2$ 的分子量（44）略大于 $O_2$ 的（32），但 $CO_2$ 的扩散系数是 $O_2$ 的 20 倍，因为 $CO_2$ 在血浆中的溶解度（51.5 mL/100 mL）远大于 $O_2$，是 $O_2$ 的（2.14 mL/100 mL）24 倍。因此，上述两种因素综合结果是 $CO_2$ 扩散速率比 $O_2$ 的扩散速率大 2 倍。由于 $CO_2$ 比 $O_2$ 容易扩散，故临床上缺 $O_2$ 比 $CO_2$ 潴留更为常见，呼吸困难的病人常常先出现缺 $O_2$。

此外，气体扩散速率还与扩散面积（$A$）和温度成正比，与扩散距离（$d$）成反比。

综上所述，气体扩散速率与上述诸因素的关系如下。

$$D \propto \frac{\triangle P \cdot T \cdot A \cdot S}{d \cdot \sqrt{MW}}$$

## 二、肺换气

### （一）肺换气的过程

混合静脉血流经肺毛细血管时，血液的 $PO_2$ 是 5.3 kPa（40 mmHg），比肺泡气的 13.9 kPa（104 mmHg）低，肺泡气中 $O_2$ 便顺着分压差向血液扩散，血液的 $PO_2$ 便逐渐上升，最后接近肺泡气的 $PO_2$。混合静脉血的 $PCO_2$ 是 6.1 kPa（46 mmHg），肺泡气的 $PCO_2$ 是 5.3 kPa（40 mmHg），所以，$CO_2$ 则向相反的方向扩散，即从血液到肺泡（图 5-5）。$O_2$ 和 $CO_2$ 均为脂溶性物质，因此在肺泡处气体的扩散很迅速，通常在一次心动周期，血液流经肺毛细血管的时间约需 1 s（平均为 0.7 s），而肺泡处气体交换仅需约 0.3 s 即可完成。所以当血液流经肺毛细血管全长约 1/3 时，已经基本上完成肺换气过程（图 5-5）。可见，当静脉血流经肺毛细血管时有足够的时间进行气体交换，说明肺换气有很大的贮备能力。

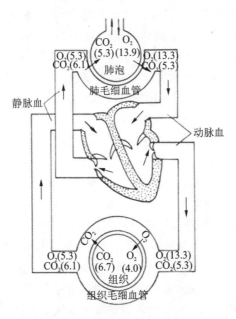

**图 5-5　气体交换示意图**

数字代表气体分压，单位为 kPa

### （二）影响肺换气的因素

前面已经提到气体扩散速率受分压差、扩散面积、扩散距离、温度和扩散系数的影响。这里只需具体说明肺的扩散距离和扩散面积以及影响肺部气体交换的其他因素，即通气/血流比值的影响。

1. 呼吸膜的厚度　在肺部肺泡气通过呼吸膜与血液进行气体交换。气体扩散速率与呼吸膜厚度成反比，呼吸膜越厚，单位时间内交换的气体量就越少。呼吸膜由6层结构组成（图5-6）。含肺泡表面活性物质的液体分子层、肺泡上皮细胞层、上皮基底膜、肺泡上皮和毛细血管基膜之间很小的间隙、毛细血管的基膜和毛细血管内皮细胞层。虽然呼吸膜有6层结构，但却很薄，总厚度不到 $1\mu m$，有的部位只有 $0.2\mu m$，气体易于扩散通过。任何使呼吸膜增厚或扩散距离增加的疾病，如肺纤维化、肺水肿等，都会降低扩散速率，减少扩散量；特别是在运动时，由于血流加速，缩短了气体在肺部的交换时间，这时呼吸膜的厚度或扩散距离的改变对肺换气的影响便显得更加突出。

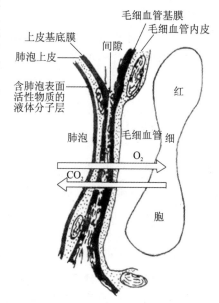

**图 5-6　呼吸膜结构示意图**

2. 呼吸膜的面积　气体扩散速率与扩散面积成正比。正常成人两肺有3亿左右的肺泡，总扩散面积约 $70\ m^2$。安静状态下，用于气体扩散的呼吸膜面积约为 $40\ m^2$，故有相当大的贮备面积。运动时，因肺毛细血管开放数量和开放程度的增加，扩散面积也大大增大。肺不张、肺实变、肺气肿或肺毛细血管关闭和阻塞均使呼吸膜扩散面积减小，进而影响肺换气。

3. 通气/血流比值　通气/血流比值（ventilation / perfusion ratio）是指每分肺泡通气量（$V_A$）和每分肺血流量（Q）之间的比值（$V_A/Q$），正常成年人安静时约为 $4.2/5 = 0.84$。不难理解，只有适宜的 $V_A/Q$ 才能实现适宜的气体交换，这是因为肺部的气体交换依赖于两个泵的协调工作。一个是气体泵，使肺泡通气，肺泡气得以不断更新，提供 $O_2$，排出 $CO_2$；另一个是血液泵，向肺循环泵入相应的血流量，及时带走摄取的 $O_2$，带来机体产生的 $CO_2$。如果 $V_A/Q$ 比值增大，这就意味着通气过剩，血流不足，部分肺泡气体未能与血液气体充分交换，致使肺泡无效腔增大。反之，$V_A/Q$ 下降，则意味着通气不足，血流过剩，部分血液流经通气不良的肺泡，混合静脉血中的气体未能得到充分更新，未能成为动脉血就流回了心脏，犹如发生了动-静脉短路，只不过是功能性的而不是解剖结构所造成的动-静脉短路。由此可见，$V_A/Q$ 增大，肺泡无效腔增加；$V_A/Q$ 减小，发生功能性动-静脉短路。两者都妨碍了有效的气体交换，可导致机体缺 $O_2$ 或 $CO_2$ 潴留，其中主要是缺 $O_2$。在肺气肿病人，因许多细支气管阻塞和肺泡壁的破坏，上述两种 $V_A/Q$ 异常都可以存在，致使肺换气速率受到极大影响，这是造成肺换气功能异常最常见的一种原因。因此，$V_A/Q$ 比值可作为衡量肺换气功能的指标。

健康成人就整个肺而言 $V_A/Q$ 是 0.84。但是肺泡通气量和肺毛细血管血流量在肺内的分布是不均匀的，因此，各个局部的通气/血流比值也不相同。例如人在直立位时，由于重力等因素的作用，从肺尖部到肺底部，肺泡通气量和肺毛细血管血流量都逐渐增加，而以血流量的增加更为显著，所以肺尖部的 $V_A/Q$ 比值较大，可高达 3.3，而肺底部的比值较小，可低至 0.63。虽然正常情况下存在着肺泡通气和血流的不均匀分布,但从总体上来说,由于呼吸膜面积远远超过肺换气的实际需要,所以并未明显影响 $O_2$ 的摄取和 $CO_2$ 的排出。

### 三、组织换气

气体在组织的交换机制、影响因素与肺泡处相似,所不同的是气体的交换发生于液相(血液、组织液、细胞内液)介质之间,而且扩散膜两侧的 $O_2$ 和 $CO_2$ 的分压差随细胞内氧化代谢的强度和组织血流量而异。如果血流量不变,代谢增强、耗 $O_2$ 增多,则组织液中的 $PO_2$ 降低,$PCO_2$ 升高;如果代谢率不变,血流量增大,则组织液中 $PO_2$ 升高,$PCO_2$ 降低。

在组织中,由于细胞的有氧代谢,$O_2$ 被利用,并产生 $CO_2$,所以 $PO_2$ 可低至 4.0 kPa(30 mmHg)以下,$PCO_2$ 可高达 6.7 kPa(30 mmHg)以上,动脉血液流经组织毛细血管时,$O_2$ 便顺分压差由血液向组织液和细胞扩散,$CO_2$ 则由组织液和细胞向血液扩散(图 5-5),动脉血因失去 $O_2$ 和得到 $CO_2$ 而变成静脉血。

# 第三节 气体在血液中的运输

从肺泡扩散入血液的 $O_2$ 必须通过血液运输到各组织器官,而从组织扩散入血液的 $CO_2$ 也必须由血液运输到肺才能排出体外。因此气体在血液中的运输,是实现肺换气和组织换气的重要中间环节。$O_2$ 和 $CO_2$ 在血液中的运输形式有两种,即物理溶解和化学结合。它们都是以化学结合为主要运输形式。尽管物理溶解运输的气体量很少,但它却是实现化学结合所必需的中间步骤。气体必须先溶解于血液,才能进行化学结合;结合状态的气体,也必须先解离成溶解状态,才能逸出血液。

### 一、氧的运输

血液中的 $O_2$ 以物理溶解和化学结合两种形式存在。物理溶解的量极少,约仅占血液总 $O_2$ 含量的 1.5%,化学结合形式占 98.5% 左右。$O_2$ 的结合形式是氧合血红蛋白($HbO_2$)。血红蛋白(hemoglobin,Hb)是红细胞内的色蛋白,它的分子结构特征使之成为极好的运 $O_2$ 工具。Hb 还参与 $CO_2$ 的运输,所以在血液气体运输方面 Hb 占有极为重要的地位。

#### (一)Hb 与 $O_2$ 结合的特征

血液中的 $O_2$ 主要以 $HbO_2$ 形式运输。$O_2$ 与 Hb 的结合有以下一些重要特征:

1. 反应快、可逆、不需酶的催化、受 $PO_2$ 的影响 当血液流经 $PO_2$ 高的肺部时,Hb 与 $O_2$ 结合,形成 $HbO_2$;当血液流经 $PO_2$ 低的组织时,$HbO_2$ 迅速解离,释放 $O_2$,成为去氧 Hb,以上过程可用下式表示:

$$Hb+O_2 \underset{PO_2 \text{分压低}}{\overset{PO_2 \text{分压高}}{\rightleftharpoons}} HbO_2$$

2. 氧合作用 Hb 中血红素的 $Fe^{2+}$ 与 $O_2$ 结合后仍保持二价铁离子状态,铁离子未被氧化,所以 Hb 与 $O_2$ 结合的反应是氧合,而不是氧化。

3. 1 分子 Hb 可以结合 4 分子 $O_2$,1 g Hb 可结合 1.34~1.39 mL $O_2$。在特定条件下(一个

大气压,38℃,pH7.4等),每升血液中 Hb 所能结合的最大 $O_2$ 量称为血红蛋白氧容量(oxygen capacity)。它取决于血液中 Hb 的浓度。而 Hb 实际结合的 $O_2$ 量称为血红蛋白氧含量 (oxygen content),其值取决于血液的 $PO_2$。Hb 氧含量占 Hb 氧容量的百分比为血红蛋白氧饱和度(oxygen saturation)。当血液中 Hb 浓度为 150 g/L 时,Hb 氧容量=1.34×150=201 mL/L 血液,如 Hb 的氧含量是 201 mL,则 Hb 氧饱和度是 100%。如果 Hb 氧含量实际是 150 mL,则 Hb 氧饱和度=150/201×100%=75%。通常情况下,血液中溶解的 $O_2$ 极少,故可忽略不计。因此 Hb 氧容量、Hb 氧含量和 Hb 氧饱和度可分别视为血氧容量、血氧含量和血氧饱和度。$HbO_2$ 呈鲜红色,去氧 Hb 呈紫蓝色。如果血液中 $HbO_2$ 多,则血液呈鲜红色,如动脉血;如果血液中去氧 Hb 多,则血液呈紫蓝色,如静脉血。当体表表浅毛细血管床血液中去氧 Hb 含量达50 g/L 以上时,皮肤、黏膜呈紫蓝色,称为发绀(cyanosis)。发绀一般是机体缺氧的标志。值得注意的是,有些严重贫血的病人,虽然存在缺 $O_2$,但由于 Hb 总量太少,以致毛细血管床血液中去氧 Hb 达不到 50 g/L 故不出现发绀;相反有些患高原性红细胞增多症的人,虽然不存在缺 $O_2$,但因为 Hb 总量太多,以致毛细血管床血液中去氧 Hb 可达 50 g/L 以上,而出现发绀。此外,在 CO 中毒时,血中去氧 Hb 含量不容易达到 50 g/L,人体虽有缺氧但无发绀;在一氧化碳(CO)中毒时,CO 与 Hb 结合生成 HbCO,呈樱桃红色。由于 CO 与 Hb 结合的能力是 $O_2$ 的 210 倍,故 $O_2$ 很难与 Hb 结合,造成患者严重缺 $O_2$。但此时去氧 Hb 并不增多,因此患者不出现发绀,而呈樱桃红色。

4. Hb 与 $O_2$ 的结合或解离曲线呈"S"形,与 Hb 的变构效应有关。当前认为 Hb 有两种构型:去氧 Hb 为紧密型(T 型),氧合 Hb 为疏松型(R 型)。当 $O_2$ 与 Hb 的 $Fe^{2+}$ 结合后,盐键逐步断裂,Hb 分子逐步由 T 型变为 R 型,对 $O_2$ 的亲和力逐步增加,R 型 Hb 对 $O_2$ 的亲和力为 T 型的数百倍。也就是说,Hb 的 4 个亚单位无论在结合 $O_2$ 或释放 $O_2$ 时,彼此间有协同效应,即 1 个亚单位与 $O_2$ 结合后,由于变构效应的结果,其他亚单位更易与 $O_2$ 结合;反之,当 $HbO_2$ 的 1 个亚单位释出 $O_2$ 后,其他亚单位更易释放 $O_2$。因此,Hb 氧离曲线呈 S 形,这更有利于 Hb 的运氧效能发挥。

### (二)氧离曲线

氧离曲线(oxygen dissociation curve)或氧合血红蛋白解离曲线是表示血氧分压或血氧含量与血氧饱和度之间关系的曲线(图 5-7)。该曲线既表示不同 $PO_2$ 时 $O_2$ 与 Hb 的结合情况,也反映不同 $PO_2$ 时 $O_2$ 与 Hb 的解离情况。上面已经提到曲线呈"S"形,是 Hb 变构效应所致。同时曲线的 S 形还有重要的生理意义,下面分析氧离曲线各段的特点及其功能意义。

1. 氧离曲线的上段 相当于血液 $PO_2$ 在 8.0～13.3 kPa(60～100 mmHg)的血氧饱和度。这段曲线是反映 Hb 与 $O_2$ 结合的部分,其特点是曲线比较平坦,表明血液 $PO_2$ 的变化对血氧饱和度影响不大。尽管血液 $PO_2$ 变化幅度可达 40%,而血氧饱和度变化只有不到 10%。例如,$PO_2$ 为 13.3 kPa(100 mmHg)时(相当于动脉血 $PO_2$),血氧饱和度 97.4%,血氧含量约为 194 mL/L。如将吸入气 $PO_2$ 提高到 20 kPa(150 mmHg),血氧饱和度为 100%,只增加了 2.6%。如 $PO_2$ 下降到 9.3 kPa(70 mmHg),血氧饱和度为 94%,也仅降低了 3.4%。因此,即使吸入气或肺泡气 $PO_2$ 有所下降,如在高原、高空或某些呼吸系统疾病时,只要 $PO_2$ 不低于 8.0 kPa(60 mmHg),血氧饱和度仍能保持 90% 以上,血液仍可运载足够量的 $O_2$,不致发生明显的低氧血症。可见,Hb 对血液氧含量具有缓冲作用,从而有助于稳定组织中的 $PO_2$ 和向组织供 $O_2$。

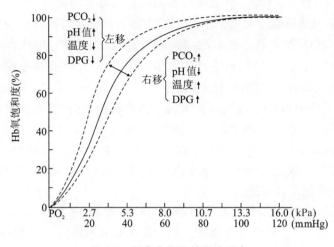

图 5-7　氧离曲线及其影响因素

2. 氧离曲线的中段　相当于血液 $PO_2$ 在 $5.3\sim8.0$ kPa($40\sim60$ mmHg)之间的血氧饱和度,是反映 $HbO_2$ 释放 $O_2$ 的部分。该段曲线较陡。$PO_2$ 为 $5.3$ kPa($40$ mmHg,相当于混合静脉血的 $PO_2$)时,血氧饱和度为 $75\%$,血氧含量约为 $144$ mL/L。即每升血液流经组织时释放了 $50$ mL $O_2$($194\sim144$ mL)。在机体处于安静状态时,以心输出量为 $5$ L 和每升血液流经组织时释放了 $50$ mL $O_2$ 计算,人体每分钟耗氧量为 $250$ mL。因此,氧离曲线中段反映了机体在安静状态下血液中 Hb 对组织的供氧情况。

3. 氧离曲线的下段　相当于血液 $PO_2$ 在 $2.0\sim5.3$ kPa($15\sim40$ mmHg)的血氧饱和度,是反映 $HbO_2$ 与 $O_2$ 解离的部分,是曲线坡度最陡的一段,表明血液 $PO_2$ 发生较小变化就可导致血氧饱和度或血氧含量的明显变化。在组织活动加强(如运动)时,组织中的 $PO_2$ 可降至 $2.0$ kPa($15$ mmHg),$HbO_2$ 进一步解离,释放出更多的 $O_2$,血氧饱和度也随之明显降低,血氧含量仅约 $44$ mL/L 血液。在这种情况下,每升血液能供给组织 $150$ mL $O_2$,是安静时的 $3$ 倍,因此能满足机体对 $O_2$ 需求的增加。氧离曲线的这一特性有利于对低 $O_2$ 环境中的组织供 $O_2$。同时氧离曲线这一特性还提示,当动脉血 $PO_2$ 较低时,只要吸入少量的 $O_2$,就可明显提高血氧饱和度和血氧含量。这就为慢性阻塞性呼吸系统疾病的低氧血症进行低流量持续吸氧治疗提供了理论基础。

**(三)影响氧离曲线的因素**

Hb 与 $O_2$ 的结合和解离可受多种因素影响,使氧离曲线的位置偏移,亦即使 Hb 对 $O_2$ 的亲和力发生变化。通常用 $P_{50}$ 表示 Hb 对 $O_2$ 的亲和力。$P_{50}$ 是使血氧饱和度达 $50\%$ 时的 $PO_2$,正常为 $3.52$ kPa($26.5$ mmHg)。$P_{50}$ 增大,表明 Hb 对 $O_2$ 的亲和力降低,需更高的 $PO_2$ 才能达到 $50\%$ 的血氧饱和度,曲线右移;$P_{50}$ 降低,表明 Hb 对 $O_2$ 的亲和力增加,达 $50\%$ 的血氧饱和度所需的 $PO_2$ 降低,曲线左移。影响氧离曲线的因素有血液中 $PCO_2$、pH 值、温度和 2,3-二磷酸甘油酸(图 5-7)等。

1. $PCO_2$ 与血液 pH 值的影响　1904 年,Bohr 首次报道了 $PCO_2$ 升高可以降低 Hb 对 $O_2$ 的亲和力。因此,后来将 $PCO_2$ 和 pH 值改变对氧解离曲线的影响称为波尔效应(Bohr effect)。pH 值降低或 $PCO_2$ 升高时,Hb 对 $O_2$ 的亲和力降低,$P_{50}$ 增大,曲线右移;pH 值升高或 $PCO_2$ 降低,Hb 对 $O_2$ 的亲和力增加,$P_{50}$ 降低,曲线左移。波尔效应的机制,与 pH 值改变时 Hb 构型变化有关。酸度增加时,$H^+$ 与 Hb 多肽链某些氨基酸残基的基团结合,促进盐键形成,促使 Hb 分子构型变为 T 型,从而降低了对 $O_2$ 的亲和力,曲线右移;酸度降低时,则促使盐键断裂放出 $H^+$,Hb 变为 R 型,对 $O_2$ 的亲和力增加,曲线左移。此外,Hb 与 $O_2$ 的结合也受 $PCO_2$ 的影响,一方面 $PCO_2$ 改变时,可通过 pH 值改变产生间接效应,另一方面可通过 $CO_2$ 与 Hb 结合而直接影响 Hb 与 $O_2$ 的亲和力,不过后一效应极小。

波尔效应有重要的生理意义,它既可促进肺毛细血管的氧合,又有利于组织毛细血管血液释放 $O_2$。当血液流经肺时,$CO_2$ 从血液向肺泡扩散,血液 $PCO_2$ 下降,$H^+$ 也降低,均使 Hb 对 $O_2$ 的亲和力增加,曲线左移,在任一 $PO_2$ 下血氧饱和度均增加,血液运 $O_2$ 量增加。当血液流经组织时,$CO_2$ 从组织扩散进入血液,血液 $PCO_2$ 和 $H^+$ 升高,Hb 对 $O_2$ 的亲和力降低,曲线右移,促使 $HbO_2$ 解离向组织释放更多的 $O_2$。

2. 温度的影响　温度升高,氧离曲线右移,促使 $O_2$ 释放;温度降低,曲线左移,不利于 $O_2$ 的释放。临床低温麻醉手术时应考虑到这一点。温度对氧离曲线的影响,可能与温度影响了 $H^+$ 的活度有关。

3. 2,3-二磷酸甘油酸　红细胞中含有很多有机磷化合物,特别是 2,3-二磷酸甘油酸(2,3-DPG),它在调节 Hb 和 $O_2$ 的亲和力中具有重要作用。2,3-DPG 浓度升高,Hb 对 $O_2$ 亲和力降低,氧离曲线右移;2,3-DPG 浓度降低,Hb 对 $O_2$ 的亲和力增加,曲线左移。其机制可能是 2,3-DPG 与 Hbβ 链形成盐键,促使 Hb 变成 T 型的缘故。此外,2,3-DPG 可以提高 $H^+$ 浓度,由波尔效应来影响 Hb 对 $O_2$ 的亲和力。

可见,氧离曲线受多种因素影响,当 $PCO_2$ 升高,pH 值降低,温度升高,2,3-DPG 增多时,氧离曲线右移;反之,曲线左移。

## 二、二氧化碳的运输

血液中 $CO_2$ 也以物理溶解和化学结合两种形式运输。物理溶解的 $CO_2$ 约占 $CO_2$ 总运输量的 5%,化学结合的占 95%。化学结合形式的 $CO_2$ 主要是碳酸氢盐和氨基甲酰血红蛋白两种形式。其中碳酸氢盐形式约占 $CO_2$ 总运输量的 88%,氨基甲酰血红蛋白形式约占 7%。

### (一)碳酸氢盐的形式

组织细胞代谢生成的 $CO_2$ 扩散入血浆,溶解于血浆中的 $CO_2$ 大部分进入红细胞内,在红细胞中较高浓度碳酸酐酶的催化下,$CO_2$ 与 $H_2O$ 结合生成 $H_2CO_3$,$H_2CO_3$ 又迅速解离成 $HCO_3^-$ 和 $H^+$。在此反应过程中红细胞内 $HCO_3^-$ 浓度不断增加,$HCO_3^-$ 便顺着浓度梯度通过红细胞膜扩散进入血浆,红细胞内负离子因此而减少,这时须伴有同等数量的正离子向外扩散,才能维持电荷平衡。但是,红细胞膜不允许正离子自由通过,而允许小的负离子通过,于是,$Cl^-$ 便由血浆扩散进入红细胞,这一现象称为氯转移。在红细胞膜上有特异的 $HCO_3^-$-$Cl^-$ 载体,运载这两种离子进行跨膜交换。这样,可避免 $HCO_3^-$ 在红细胞内堆积,有利于 $CO_2$ 的运输。红细胞内生成 $HCO_3^-$ 除小部分与 $K^+$ 结合成 $KHCO_3$ 外,大部分扩散入血浆与 $Na^+$ 结合成 $NaHCO_3$,作为机体的碱储。在上述反应中,$H_2CO_3$ 解离出的 $H^+$ 不能伴随 $HCO_3^-$ 外移,则与 $HbO_2$ 结合形成 HHb,同时释放出 $O_2$(图 5-8)。所以 Hb 还是红细胞内的重要缓冲剂。

上述反应是完全可逆的,反应的方向取决于 $PCO_2$ 的高低。当静脉血流入肺部,反应向相反方向进行。因为肺泡气 $PCO_2$ 低于静脉血,血浆中溶解的 $CO_2$ 先扩散入肺泡中,红细胞内的 $HCO_3^-$ 与 $H^+$ 生成 $H_2CO_3$,碳酸酐酶又催化 $H_2CO_3$ 分解成 $CO_2$ 和 $H_2O$,$CO_2$ 又从红细胞扩散入血浆,而血浆中的 $HCO_3^-$ 便进入红细胞以补充消耗的 $HCO_3^-$,$Cl^-$ 则扩散出红细胞。这样,

以 $HCO_3^-$ 形式运输的 $CO_2$ 在肺部被释放出来,进入肺泡并被排出体外。

由此可见,碳酸酐酶在 $CO_2$ 的运输中具有非常重要的意义,因此在使用碳酸酐酶抑制剂如乙酰唑胺时,应注意可能会影响 $CO_2$ 的运输。有动物资料表明,乙酰唑胺可以使组织中的 $PCO_2$ 由正常的 46 mmHg 升高到 80 mmHg。

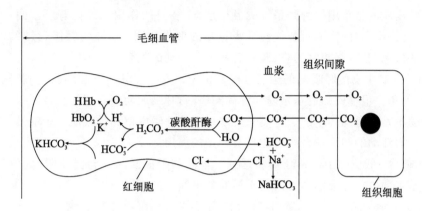

图 5-8　$CO_2$ 在血液中的运输示意图

### (二)氨基甲酰血红蛋白的形式

进入红细胞的 $CO_2$,一部分与 Hb 的氨基结合生成氨基甲酰血红蛋白($HHbNHCOOH$),这一反应无须酶的催化,迅速、可逆,取决于 Hb 的氧合作用。

$$HbNH_2O_2 + H^+ + CO_2 \underset{\text{在　肺}}{\overset{\text{在组织}}{\rightleftharpoons}} HHbNHCOOH + O_2$$

$HbO_2$ 与 $CO_2$ 结合形成 $HHbNHCOOH$ 的能力比去氧 Hb 的小。当动脉血流经组织时,$HbO_2$ 释放出 $O_2$,部分 $HbO_2$ 变成了去氧 Hb,去氧 Hb 与 $CO_2$ 结合的结合能力强,可形成大量的 $HbNHCOOH$。此外,去氧 Hb 的酸性比 $HbO_2$ 弱,去氧 Hb 与 $H^+$ 结合,也能促进上述反应向右进行,并缓冲 pH 值的变化。在肺部,由于 $HbO_2$ 生成增多,迫使已结合的 $CO_2$ 解离,扩散入肺泡。虽然以氨基甲酰血红蛋白形式运输的 $CO_2$ 仅占总运输量的 7%,但在肺排出的 $CO_2$ 中却有 17.5% 是从氨基甲酰血红蛋白释放出来的,可见这种形式的运输对 $CO_2$ 的排出有重要意义。

总之,$O_2$ 和 $CO_2$ 在血液中的运输是沟通肺换气和组织换气的重要环节,而血液对气体的运输又是以化学结合形式为主。$O_2$ 与 Hb 的可逆性结合是 $O_2$ 在血液中的主要运输形式,$CO_2$ 则主要以碳酸氢盐的形式在血浆中运输。

# 第四节　呼吸运动的调节

呼吸运动是一种节律性的活动,其深度和频率随体内、外环境条件的改变而改变。例如劳动或运动时,代谢增强,呼吸加深加快,肺通气量增大,机体摄取更多的 $O_2$,排出更多的 $CO_2$,以与机体的代谢水平相适应。呼吸节律的形成及其与机体代谢水平的适应,都是通过神经系统的调节而实现的。

## 一、呼吸中枢与呼吸节律的形成

### (一)呼吸中枢

呼吸中枢是指中枢神经系统内产生和调节呼吸运动的神经细胞群。呼吸中枢广泛分布在从脊髓到大脑皮质的整个中枢神经系统的各个层面,各自的作用和地位有所不同,但各级中枢密切联系、相互协调,共同完成对节律性呼吸运动的形成和调控。正常呼吸运动的产生则有赖于它们之间的协调配合,互相制约,以及对各种传入冲动的整合。

1. **脊髓** 脊髓中支配呼吸肌的运动神经元位于第 3~5 颈段(支配膈肌)和胸段(支配肋间肌和腹肌等)前角。很早就知道在延髓和脊髓间横断,呼吸运动便立即停止。所以,可以认为节律性呼吸运动不是在脊髓产生的。脊髓只是联系高位呼吸中枢和呼吸肌的中继站。但是,脊髓在某些呼吸反射活动的初级整合中可能具有一定的作用。

2. **低位脑干** 低位脑干包括脑桥和延髓。早期脑干横断的实验已证明,低位脑干是产生呼吸节律的基本部位。呼吸运动可因脑干横断的平面高低不同而异。

在动物中脑和脑桥之间进行横切,呼吸无明显变化。在延髓和脊髓之间横切,呼吸停止。上述结果表明呼吸节律产生于低位脑干,而高位脑对自主性节律性呼吸的产生不是必需的。如果在脑桥上、中部之间横切,呼吸将变慢变深,如再切断双侧迷走神经,吸气便大大延长,这种形式的呼吸称为长吸式呼吸。这一结果提示脑桥上部有抑制吸气的中枢,称为呼吸整合中枢;来自肺部的迷走传入冲动也有抑制吸气的作用,当延髓失去来自这两方面对吸气活动的抑制作用后,吸气活动不能及时中断,便出现长吸呼吸。再在脑桥和延髓之间横切,不论迷走神经是否完整,长吸式呼吸都消失,呼吸不规则,而呈喘息样呼吸。因而认为脑桥中下部存在着能兴奋吸气活动的长吸中枢,而延髓是可以产生呼吸节律的基本中枢部位。于是在 20 世纪 20—50 年代期间形成了三级呼吸中枢理论:脑桥上部有呼吸调整中枢,中下部有长吸中枢,延髓有产生呼吸节律的基本中枢。后来的研究肯定了早期关于延髓有呼吸节律基本中枢和脑桥上部有呼吸调整中枢的结论,但未能证实脑桥中下部存在着结构上特定的长吸中枢。

利用微电极等新技术研究发现,在中枢神经系统内分布有与呼吸周期相关的、呈节律性自发放电神经元,这些神经元被称为呼吸相关神经元或呼吸神经元。这些呼吸神经元有不同类型。就其自发放电所对应的呼吸周期时相来区分。如在吸气相放电的为吸气神经元,在呼气相放电的为呼气神经元,在吸气相放电并延续至呼气相的为吸气-呼气神经元,在呼气相放电并延续到吸气相者,为呼气-吸气神经元,后两类神经元均被称为跨时相神经元。

在脑干中,呼吸神经元主要集中分布于左右对称的三个区域(图 5-9)。

(1)**背侧呼吸组** 背侧呼吸组(DRG)神经元分布在延髓的背内侧部,相当于孤束核的腹外侧部,该部位主要含吸气神经元,其主要作用是使吸气肌收缩,引起吸气。

(2)**腹侧呼吸组** 腹侧呼吸组(VRG)神经元分布在延髓的腹外侧区,从尾端到头端相当于后疑核、疑核和面神经后核以及它们的邻近区域,含有多种类型的呼吸神经元,其主要作用是引起呼气肌收缩,产生主动呼气,还可调节咽喉部辅助呼吸肌的活动以及延髓和脊髓内呼吸神经元的活动。

(3)**脑桥呼吸组** 脑桥呼吸组(PRG)神经元分布在脑桥头端的背侧部,相当于臂旁内侧核(NPBM)和与其相邻的 Kolliker-Fuse(KF)核,两者合称为 PB-KF 核群,即呼吸调整中枢所在的部位,主要含呼气神经元,其作用是限制吸气,促使吸气向呼气转换。

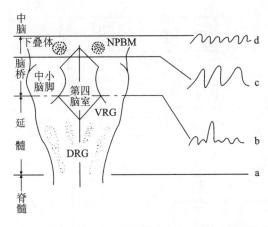

**图 5-9　脑干内呼吸核团和不同平面横切后呼吸的变化（脑干背侧面）**

DRG:背侧呼吸组　　VRG:腹侧呼吸组　　NPBM:臂旁内侧核　　a、b、c、d:表示不同平面横切后呼吸的变化

3. 高位脑　呼吸还受脑桥以上中枢部位的影响,如大脑皮质、边缘系统、下丘脑等。特别是大脑皮质,可通过皮质脑干束和皮质脊髓束在一定程度上随意控制低位脑干和脊髓呼吸神经元的活动,以保证其他与呼吸运动相关的重要活动的完成,例如说话、唱歌、哭笑、咳嗽、吞咽、排便等等。在一定限度内随意屏气或加深加快呼吸也是靠大脑皮质的控制实现的。如果说大脑皮质对呼吸的调节系统是随意呼吸调节系统,那么低位脑干的呼吸运动调节系统则是自主呼吸节律调节系统。这两个系统的下行通路是分开的。临床上有时可以观察到自主呼吸和随意呼吸分离的现象。例如在脊髓前外侧索下行的自主呼吸通路受损后,自主节律呼吸停止,但病人仍可进行随意呼吸。患者靠随意呼吸或人工呼吸来维持肺通气,如未进行人工呼吸,一旦病人入睡,可能发生呼吸停止。

**（二）呼吸节律形成**

关于正常呼吸节律的形成机制,至今尚无定论,目前主要有两种解释,一是起步细胞学说,二是神经元网络学说。起步细胞学说认为,节律性呼吸犹如窦房结起搏细胞的节律性兴奋引起整个心脏产生节律性收缩一样,是由延髓内具有起步样活动的神经元的节律性兴奋引起的。神经元网络学说认为,呼吸节律的产生依赖于延髓内呼吸神经元之间复杂的相互联系和相互作用。

有学者在大量实验研究的基础上提出了多种模型,其中最有影响的是 20 世纪 70 年代提出的中枢吸气活动发生器和吸气切断机制模型(图 5-10),该模型认为,在延髓存在着一些起着中枢吸气活动发生器和起吸气切断机制作用的神经元。中枢吸气活动发生器神经元的活动引起吸气神经元呈渐增性放电,继而兴奋吸气肌的运动神经元,引起吸气过程。与此同时,中枢吸气活动发生器的兴奋也可通过三条途径使吸气切断机制兴奋,即:①脊髓吸气肌运动神经元,引起吸气,肺扩张,增加肺牵张感受器的传入冲动。②加强脑桥呼吸调整中枢的活动。③直接兴奋吸气切断机制。吸气切断机制接受来自吸气神经元、脑桥呼吸调整中枢和肺牵张感受器的冲动。随着吸气相的进行,来自这 3 个方面的冲动均逐渐增强,在吸气切断机制总和达到阈值时,吸气切断机制兴奋,发出冲动到中枢吸气活动发生器或吸气神经元,以负反馈形式终止其活动,使吸气停止,转为呼气。

此模型只解释了平静呼吸时,吸气相向呼气相转换的可能机制,但是关于中枢吸气活动发

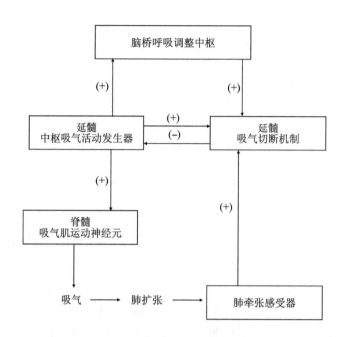

**图 5-10 呼吸节律形成机制模式图**

（＋）表示兴奋 （－）表示抑制

生器的自发兴奋的机制、呼气相又是如何转换为吸气相，以及用力呼吸时呼气又是如何由被动转为主动的等等，目前所知甚少。

## 二、呼吸的反射性调节

中枢神经系统接受各种感受器的传入冲动，实现对呼吸运动的反射性调节，使呼吸运动的频率、深度和形式等发生相应的变化。呼吸反射包括化学感受器反射、机械感受性反射和防御性呼吸反射。

### （一）化学感受性反射

动脉血或脑脊液中的 $PO_2$、$PCO_2$ 和 $H^+$ 浓度的变化，通过化学感受器，反射性地改变呼吸运动的过程，称为化学感受性反射。呼吸的化学感受性反射是一种经常发挥作用的调节活动，以维持血液 $PO_2$、$PCO_2$ 和 $H^+$ 浓度的相对稳定。

1. 化学感受器　参与呼吸调节的化学感受器因其所在部位的不同，分为外周化学感受器和中枢化学感受器。

（1）外周化学感受器　指的是颈动脉体和主动脉体，它们能感受血液中 $PO_2$、$PCO_2$ 和 $H^+$ 浓度的变化。当动脉血 $PO_2$ 降低、$PCO_2$ 或 $H^+$ 浓度升高时，都可刺激外周化学感受器，产生兴奋，兴奋冲动经窦神经和迷走神经传入延髓呼吸中枢，反射性地引起呼吸加深加快和循环功能的变化。虽然颈动脉体和主动脉体两者都参与呼吸和循环的调节，但是颈动脉体主要调节呼吸，而主动脉体在循环调节方面较为重要。

（2）中枢化学感受器　中枢化学感受器位于延髓腹外侧浅表部位，左右对称。中枢化学感受器的生理刺激是脑脊液和局部细胞外液的 $H^+$。因为如果保持人脑脊液的 pH 值不变，用含高浓度 $CO_2$ 的人工脑脊液灌流脑室时所引起的通气增强反应消失，可见有效刺激不是 $CO_2$

本身,而是 $CO_2$ 所引起 $H^+$ 浓度的升高。在体内,血液中的 $CO_2$ 能迅速通过血-脑屏障,使中枢化学感受器周围液体中的 $H^+$ 浓度升高,从而刺激中枢化学感受器,再引起呼吸中枢的兴奋。可是,脑脊液中碳酸酐酶含量很少,$CO_2$ 与水的水合反应很慢,所以对 $CO_2$ 的反应有一定的时间延迟。血液中的 $H^+$ 不易通过血液屏障,故血液 pH 值的变化对中枢化学感受器的直接作用不大,也较缓慢。

与外周化学感受器不同,中枢化学感受器不感受缺 $O_2$ 的刺激,但对 $CO_2$ 的敏感性高于外周化学感受器。中枢化学感受器的作用可能是调节脑脊液的 $H^+$ 浓度,使中枢神经系统有一稳定的 pH 值环境,而外周化学感受器的作用主要是在机体低 $O_2$ 时驱动呼吸运动。

2. $CO_2$、$H^+$ 和 $O_2$ 对呼吸的影响

(1)$CO_2$ 对呼吸的影响　人们很早已经知道,在麻醉动物或人中,动脉血液 $PCO_2$ 降得很低时可发生呼吸暂停。因此,一定水平的 $PCO_2$ 对维持呼吸和呼吸中枢的兴奋性是必要的,$CO_2$ 是调节呼吸的最重要的生理性体液因子。

吸入气中 $CO_2$ 含量增加时,将使肺泡气的 $PCO_2$ 升高,动脉血 $PCO_2$ 也随之升高,使呼吸加深加快,肺通气量增加。肺通气量的增加可以增加 $CO_2$ 的排出量,肺泡气和动脉血 $PCO_2$ 才可能接近于正常水平。但是,当吸入气 $CO_2$ 含量超过 7% 时,肺通气量不能再相应增加,致使肺泡气和动脉血 $PCO_2$ 显著升高。$CO_2$ 过多可抑制中枢神经系统包括呼吸中枢的活动,引起呼吸困难、头痛、头昏,甚至昏迷,出现 $CO_2$ 麻醉。总之,$CO_2$ 在呼吸调节中经常起作用,动脉血 $PCO_2$ 在一定范围内升高时可以加强对呼吸运动的刺激作用,但超过一定限度则有抑制和麻醉效应。

$CO_2$ 刺激呼吸是通过两条途径实现的,一是通过刺激中枢化学感受器再兴奋呼吸中枢;二是刺激外周化学感受器、冲动经窦神经和迷走神经传入延髓,反射性地使呼吸加深、加快,肺通气增加。但两条途径中前者是主要的。因为 $CO_2$ 能迅速通过血-脑屏障,在碳酸酐酶的作用下与 $H_2O$ 结合成 $H_2CO_3$,继而解离出 $H^+$,而中枢化学感受器对 $H^+$ 非常敏感。

(2)$H^+$ 对呼吸的影响　动脉血中 $H^+$ 浓度升高时,呼吸加深加快,肺通气增加;$H^+$ 浓度降低时,呼吸受到抑制。虽然中枢化学感受器对 $H^+$ 的敏感性较高,约为外周化学感受器的 25 倍。但由于 $H^+$ 不易通过血-脑屏障,限制了它对中枢化学感受器的作用。因此,血液中的 $H^+$ 对呼吸的影响是通过外周化学感受器而实现的。

(3)低 $O_2$ 对呼吸的影响　吸入气 $PO_2$ 降低时,肺泡气和动脉血中 $PO_2$ 都随之降低,呼吸加深、加快,肺通气增加(图 5-11)。一般在动脉 $PO_2$ 下降到 10.64 kPa(80 mmHg)以下时,肺通气才出现可觉察到的增加,可见动脉血 $PO_2$ 对正常呼吸的调节作用不大,仅在特殊情况下低 $O_2$ 刺激才有重要意义。如严重肺气肿、肺心病患者,由于肺换气功能障碍,导致低 $O_2$ 和 $CO_2$ 潴留。长时间 $CO_2$ 潴留使中枢化学感受器对 $CO_2$ 的刺激作用发生适应或敏感性降低了,而外周化学感受器对低 $O_2$ 刺激适应很慢,这时低 $O_2$ 对外周化学感受器的刺激成为驱动呼吸的主要刺激。

低 $O_2$ 对呼吸的刺激作用完全是通过外周化学感受器实现的。切断动物外周化学感受器的传入神经或摘除人的颈动脉体,急性低 $O_2$ 的呼吸刺激反应完全消失。低 $O_2$ 对中枢的直接作用是抑制作用。但是低 $O_2$ 可以通过对外周化学感受器的刺激而兴奋呼吸中枢,这样在一定程度上可以对抗低 $O_2$ 对中枢的直接抑制作用。不过在严重低 $O_2$ 时,外周化学感受性反射已不足以克服低 $O_2$ 对中枢的抑制作用,终将导致呼吸障碍。对于低 $O_2$ 伴长时间 $CO_2$ 潴留的病人给氧时,不宜快速高浓度给氧,以免解除低 $O_2$ 对外周化学感受器的刺激,引起呼吸暂停。因

此应采取低流量持续给氧。

3. $CO_2$、$H^+$ 和 $O_2$ 在调节呼吸中的相互作用 图 5-11 示保持其他两个因素不变而只改变其中一个因素时的单因素通气效应。可以看出 $PO_2$ 下降对呼吸的影响较慢、较弱，在一般动脉血 $PO_2$ 变化范围内作用不大，要在 $PO_2$ 低于 10.64 kPa（80 mmHg）后，通气量才逐渐增大。$PCO_2$ 和 $H^+$ 与低 $O_2$ 不同，只要略有升高，通气就明显增大，$PCO_2$ 的作用尤为突出。

但实际情况不可能是单因素的改变，而其他因素不变。往往是一种因素的改变会引起其余一种或两种因素的相继改变或存在几种因素的同时改变，三者间相互影响、相互作用，既可因相互总和而加大，也可因相互抵消而减弱。图 5-12 为一种因素改变，另两种因素不加控制时的情况。可以看出，$PCO_2$ 升高时，$H^+$ 浓度也随之升高，两者的作用总和起来，使肺通气量较单独 $PCO_2$ 升高时（图 5-11）更明显。$H^+$ 浓度升高时，因肺通气量增大使 $CO_2$ 排出，$PCO_2$ 下降，抵消了一部分 $H^+$ 的刺激作用；$CO_2$ 含量的下降，也使 $H^+$ 浓度有所降低。两者均使肺通气的增加较单独 $H^+$ 浓度时为小。$PO_2$ 下降时，也因肺通气量增加，呼出较多的 $CO_2$，使 $PCO_2$ 和 $H^+$ 浓度下降，从而减弱了低 $O_2$ 的刺激作用。

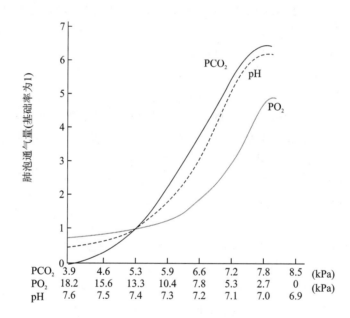

**图 5-11 动脉血液 $PCO_2$、$PO_2$、pH 值改变对肺泡通气率的影响**

仅改变一种体液因素而保持另两种因素于正常水平的情况

**（二）机械感受性反射**

1. 肺牵张反射 1868 年 Breuer 和 Hering 发现，在麻醉动物中，肺扩张或向肺内充气可引起吸气抑制；而肺萎陷或从肺内抽气则可引起吸气加强。切断迷走神经，上述反应消失，说明上述现象是迷走神经参与的反射性反应。这种由肺扩张引起的吸气抑制或肺萎陷引起的吸气兴奋的反射称为肺牵张反射（pulmonary stretch reflex）或黑-伯反射（Hering-Breuer reflex）。肺牵张反射包括肺扩张反射和肺萎陷反射。

（1）肺扩张反射 是肺扩张时抑制吸气活动的反射。感受器位于从气管到细支气管的平滑肌中，是牵张感受器，其阈值低，适应慢。当肺扩张牵拉呼吸道，使之也扩张时，牵张感觉器兴

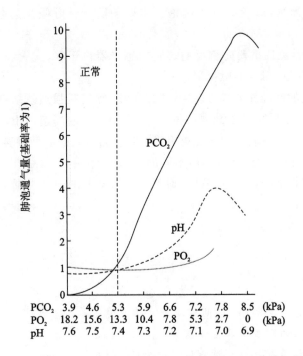

**图 5-12 动脉血液 PCO₂ 升高、PO₂ 降低、pH 值降低对肺泡通气率的影响**

改变动脉血液 $PCO_2$、$PO_2$、pH 值三个因素之一而不控制另外两个因素时的肺泡通气反应

奋,冲动经迷走神经粗纤维传入延髓。在延髓内通过一定的神经联系使吸气切断机制兴奋,切断吸气,转入呼气。肺扩张反射的生理意义在于加速吸气过程向呼气过程的转换,使呼吸频率增加。所以在实验动物中,切断迷走神经后动物吸气过程延长、吸气加深,呼吸变得深而慢。

有人比较了 8 种动物的肺扩张反射,发现有种属差异,兔的最敏感,人的敏感性最低。在人体,当潮气量增加至 800 mL 以上时,才能引起肺扩张反射,可能是由于人体肺扩张反射的中枢阈值较高所致。所以,平静呼吸时,肺扩张反射不参与人的呼吸调节。但在初生婴儿,存在这一反射,在出生 4～5 d 后,反射就显著减弱。在病理情况下,肺顺应性降低,肺扩张时使气道扩张较大,刺激较强,可以引起该反射,使呼吸变浅变快。

(2)肺萎陷反射 是肺萎陷时引起吸气活动的反射。感受器同样位于气道平滑肌内,但其性质尚不十分清楚。肺萎陷反射一般在较大程度的肺缩小时才出现,它在平静呼吸调节中意义不大,但对防止呼气过深和在肺不张等情况下可能起一定作用。

2. 呼吸肌本体感受性反射 由呼吸肌本体感受器传入冲动所引起的反射性呼吸变化,称为呼吸肌本体感受性反射。此反射的感受器是肌梭,存在于骨骼肌内部。当肌肉受到牵拉时,肌梭受刺激而兴奋,其冲动经背根传入脊髓中枢,反射性地引起受牵拉的肌肉收缩。呼吸肌通过本体感受性反射,可使呼吸增强,但在平静呼吸时,这一反射活动不明显。运动或呼吸阻力增大时,肌梭受到较强的刺激,可反射性地引起呼吸肌收缩加强。可见,呼吸肌本体感受性反射参与呼吸的调节,其意义在于随着呼吸肌负荷的增加而相应地加强呼吸运动,这在克服气道阻力上起重要作用。

### (三)防御性呼吸反射

呼吸道黏膜受到机械或化学刺激时引起的一系列保护性呼吸反射称为防御性呼吸反射。

其作用是清除呼吸道异物,避免其进入肺泡。主要的防御性呼吸反射包括咳嗽反射和喷嚏反射。

1. 咳嗽反射　是常见的重要防御反射。它的感受器位于喉、气管和支气管的黏膜。传入冲动经迷走神经传入延髓,触发咳嗽反射。

咳嗽时,先是短促的或较深的吸气,接着声门紧闭,呼气肌强烈收缩,肺内压和胸膜腔内压急剧上升,然后声门突然开放,由于肺内压很高,气体便由肺内高速冲出,将呼吸道内异物或分泌物排出。剧烈咳嗽时,因胸膜腔内压显著升高,可阻碍静脉回流,使静脉压和脑脊液压升高。

2. 喷嚏反射　是与咳嗽类似的反射,不同的是,刺激作用于鼻黏膜感受器,传入神经是三叉神经,反射效应是腭垂下降,舌压向软腭,而不是声门关闭,呼出气主要从鼻腔喷出,以清除鼻腔中的刺激物。

# 思 考 题

1. 名词解释

呼吸运动　肺通气　肺活量　时间肺活量　肺泡通气量　顺应性

2. 试述胸膜腔内压的形成及其生理意义。

3. 肺泡表面活性物质是什么? 该物质有何生理意义?

4. 试述 $CO_2$ 增多、低 $O_2$ 和 $H^+$ 浓度升高对呼吸运动影响的主要机制。

（罗华荣）

# 第六章

# 消化和吸收

**学习目标**

**1. 掌握** 消化、吸收的概念及消化的方式；胃液、胰液的主要组成成分及生理作用。

**2. 理解** 胃的自身保护作用、胃的运动形式及各自的意义；胆汁的生理作用；各种营养物质的吸收部位、吸收机制及排便反射的过程；交感神经及副交感神经的作用。

**3. 了解** 胃排空的概念、时间及胃肠激素的作用。

## 第一节 概　　述

人体在正常的生命活动过程中不仅要从外界摄取足够的氧气，还必须不断从外界摄取各种营养物质，营养物质来自食物。食物中的营养物质包括水、无机盐、维生素、蛋白质、脂肪和糖类。水、无机盐和维生素是结构简单的小分子物质，可以直接被机体吸收利用，蛋白质、脂肪和糖类都是结构复杂、难以溶解的大分子物质，它们不能直接被人体利用，必须先在消化管内经过分解，转变为结构简单的小分子物质，才能供组织细胞利用。食物在消化管内被分解为可以吸收的小分子物质的过程称为消化。消化分解后的小分子物质、水、无机盐和维生素通过消化管黏膜进入血液和淋巴的过程称为吸收。消化和吸收是两个紧密相连的过程。消化系统的主要功能是对食物进行消化和吸收。此外，消化器官还具有内分泌功能，可分泌多种胃肠激素。

### 一、消化的方式

消化器官由消化管和消化腺组成，它的主要生理功能是对食物进行消化和吸收，从而为机体新陈代谢提供必不可少的物质和能量来源。食物在消化管内的消化方式有两种：一种是机械性消化，它是指通过消化管平滑肌的舒缩活动，将食物磨碎，同时使食物与消化液充分混合，并将食物由消化管上段向下段推进。另一种是化学性消化，它是指在消化腺分泌的消化酶作用下，将蛋白质、脂肪、糖类等大分子物质分解成可以被吸收的小分子物质的过程。机械性消化只能使食物的物理性状发生改变，而化学性消化是彻底的。机械性消化和化学性消化同时进行，相互配合，共同协调地完成对食物的消化作用。

### 二、消化管平滑肌的一般特性

消化管除了口、咽、食管上端的肌肉和肛门外括约肌是骨骼肌外，其余部分都是由平滑肌组成。消化管平滑肌具有如下特点。

### （一）兴奋性低、收缩缓慢

消化管平滑肌与骨骼肌相比，消化管平滑肌的兴奋性低，收缩的潜伏期、收缩期和舒张期都比骨骼肌长。

### （二）富有伸展性

消化管平滑肌能适应实际需要而作很大的伸展，它可容纳数倍于自己原初体积的食物而压力不发生明显的变化。

### （三）紧张性

消化管平滑肌经常保持在一种微弱而持续的收缩状态，称紧张性或紧张性收缩。其意义在于保持消化管内的基础压力和消化器官的位置、形态，并且是消化管平滑肌产生各种运动的基础。

### （四）自动节律性

消化管平滑肌离体后，在适宜条件下仍能进行良好的节律性收缩，但其收缩缓慢而不规则。

### （五）对化学、温度和机械牵拉等刺激敏感，对电刺激不敏感

对一些生物组织产物的刺激特别敏感，如微量的乙酰胆碱可使之收缩，而肾上腺素则使其舒张。

## 三、消化腺的分泌功能

消化液由分布于消化管各部的消化腺所分泌，人体的消化腺有唾液腺、胃腺、十二指肠腺、肠腺、胰、肝等，其分泌的消化液分别为唾液、胃液、小肠液、胰液和胆汁。人每日由各种消化腺分泌的消化液总量达 6.0～8.0 L，其主要成分是水、无机盐和各种有机物，特别是各种消化酶（表 6-1）。消化腺的分泌过程是腺细胞的主动活动过程，一般包括从血液中摄取原料，在细胞内合成分泌物，以及将分泌物通过出胞方式由细胞内排出 3 个步骤。

表 6-1　各种消化液的分泌量、pH 值和主要的消化酶

| 消化液名称 | 分泌量（L/d） | pH 值 | 主要消化酶 |
|---|---|---|---|
| 唾液 | 1.0～1.5 | 6.6～7.1 | 唾液淀粉酶 |
| 胃液 | 1.5～2.5 | 0.9～1.5 | 胃蛋白酶 |
| 胰液 | 1.0～2.0 | 7.8～8.4 | 胰淀粉酶、胰脂肪酶、胰蛋白酶、糜蛋白酶 |
| 胆汁 | 0.8～1.0 | 6.8～7.4 | 无消化酶 |
| 小肠液 | 1.0～3.0 | 7.6～8.0 | 肠激酶 |
| 大肠液 | 0.6～0.8 | 8.3～8.4 | 少量二肽酶、淀粉酶 |

消化液的主要功能有：①消化酶将食物中的大分子营养物质通过化学性消化分解为可以吸收的小分子物质，黏液对消化道黏膜具有保护作用。②改变消化管腔内的 pH 值，为消化酶发挥作用提供适宜的 pH 环境。③稀释并溶解食物，有利于消化与吸收。④保护消化管黏膜，防止消化管黏膜被机械、化学和生物因素损害。

# 第二节　口腔内消化

消化过程是从口腔内开始的,食物在口腔内停留的时间很短(15～20 s),在这里食物通过咀嚼被磨碎,并与唾液混合形成食团而便于吞咽。同时,食物中部分淀粉在口腔内进行化学性消化,为在胃肠消化创造了一定的条件。

## 一、唾液分泌

口腔内化学性消化是在唾液的作用下完成的,人的口腔内有三对大的唾液腺:腮腺、颌下腺和舌下腺,另外,还有无数散在的小唾液腺,这些大小唾液腺分泌的混合液就是唾液。

### (一)唾液的性质和成分

唾液无色、无味、近于中性(pH值为6.6～7.1),正常成人每日分泌量为1.0～1.5 L。其中水分约占99%,还有少量的有机物和无机物。有机物主要为黏蛋白、唾液淀粉酶和溶菌酶等;无机物主要是 $Na^+$、$K^+$、$Ca^{2+}$、$Cl^-$、$NH_3$ 等。

### (二)唾液的作用

唾液的主要作用有:①湿润口腔和食物,以利于吞咽,并引起味觉。②消化淀粉,唾液淀粉酶可使淀粉分解为麦芽糖。唾液淀粉酶的最适 pH 值为 6.9,食团进入胃后,仍可作用一段时间,直到胃内容物的 pH 值降至 4.5,唾液淀粉酶的作用才消失。③清洁和保护口腔,唾液能清除口腔内的食物残渣,唾液中的溶菌酶还有杀菌作用。④排泄功能,进入体内的某些物质如铅、汞等可部分随唾液排出,有些致病微生物(如狂犬病毒)也可以从唾液排出。

## 二、咀嚼和吞咽

口腔内机械性消化是通过咀嚼和吞咽实现的。

咀嚼是由咀嚼肌协调而有序的收缩,使上颌向下颌反复运动完成的反射动作。咀嚼的作用是经牙齿切、撕、研磨而粉碎食物,并通过舌的搅拌使食物和唾液充分混合形成食团,便于吞咽。

吞咽是指食团从口腔经咽部和食管送入胃内的过程。吞咽是一系列复杂的反射动作,它可分为三个连续的阶段:第一阶段是由口腔到咽。是一种随意动作,主要依靠舌的搅拌,把食物由舌背推至咽部。第二阶段是由咽到食管上端。当咽部感受器受到食团刺激时,反射性地引起咽部肌群的有序收缩,使软腭和悬雍垂上举,咽后壁前凸,封闭鼻咽通道;声带内收从而关闭声门,喉头上移并紧贴会厌,封闭咽与气管之间的通道,使呼吸暂停,避免食物进入呼吸道。由于喉头上移,咽肌收缩,食管上口张开,使食团从咽推入食管。第三阶段是由食管至胃,通过蠕动完成(图6-1)。蠕动是消化管平滑肌共有的一种运动形式,它是一种向前推进的波形运动,表现为食团上端平滑肌收缩,下端平滑肌舒张,食团被挤入舒张部分,由于蠕动波依次下行,食团不断下移被推送入胃(图6-2)。在食管和胃连接处上段,有一长 4～6 cm 的高压区,其内压力比胃高 $0.67～1.33$ kPa(5～10 mmHg),在正常情况下,可阻止胃内容物逆流入食管,起到生理括约肌的作用,此段食管称为食管-胃括约肌。当食物经过食管时,刺激食管壁的感受器,反射性地引起食管-胃括约肌舒张,使食物顺利入胃。

吞咽是一种复杂的反射活动,它是在中枢神经系统的调节下完成的。在昏迷、深度麻醉和某些神经疾病时吞咽反射发生障碍,食物或口腔、上呼吸道的分泌物都易误入气管。

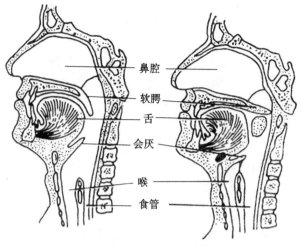

图 6-1　吞咽动作模式图

（a）平静时　　（b）吞咽时

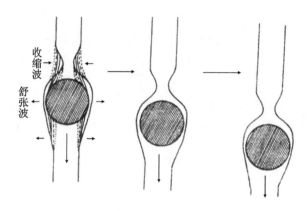

图 6-2　食管蠕动示意图

食物在口腔内的消化主要是机械消化，食物的形状由大变小，并形成食团。口腔内的咀嚼、吞咽及唾液的分泌对食物在胃肠内的消化做好准备并为下段消化器官的活动起到启动作用。

# 第三节　胃 内 消 化

胃是消化管中最膨大的部分，其主要功能是暂时贮存食物，并对食物进行初步消化。通过机械性消化进一步将食物磨碎，并与胃液混合，形成食糜；通过化学性消化对蛋白质进行初步分解。此后，食糜逐步、分批地排入十二指肠。

## 一、胃液的分泌

胃黏膜内有两类分泌腺。一类是外分泌腺，包括贲门腺、泌酸腺和幽门腺，胃液的主要成分就是这三种腺体分泌物的混合液；另一类是内分泌腺，散在分布于胃黏膜中。

### （一）胃液的性质、成分和作用

纯净的胃液是无色、透明、呈酸性的液体（pH 值为 0.9～1.5），正常人每日分泌量为 1.5～

2.5 L,其主要成分有盐酸、胃蛋白酶原、黏液和内因子。

1. 盐酸　又称胃酸,是泌酸腺壁细胞分泌的强酸性液体。其生理作用有:①激活胃蛋白酶原,使之转变为胃蛋白酶,并为胃蛋白酶提供适宜的酸性环境。②使食物中蛋白质变性而易于水解。③杀灭随食物入胃的细菌。④盐酸进入小肠后可促进胰液、肠液和胆汁的分泌。⑤盐酸进入小肠还能促进小肠对铁和钙的吸收。若盐酸分泌过多,对胃和十二指肠黏膜有侵蚀作用,是溃疡病发病的重要原因之一。

胃液中的盐酸有两种形式:一种是解离的游离酸,另一种是与蛋白质结合的结合酸,两种合称为总酸。其中游离酸占绝大部分。以每升胃液含盐酸的毫摩尔数(mmol)表示,称为盐酸排出量。这种表示法较酸浓度表示法更为确切,它有单位时间内排酸的定量概念。空腹时的盐酸称为基础酸,其排出量称为基础排酸量。正常人为 $0\sim5$ mmol/h,男性的酸分泌多于女性,50 岁以后,分泌率有所下降。在进食或药物(如组胺)刺激下,盐酸排出量明显增加,称为最大排酸量。正常人可达 $20\sim25$ mmol/h,盐酸的最大排酸量与胃黏膜壁细胞的数目有关,壁细胞数目多,最大排酸量也多。

胃液中的 $H^+$ 浓度比血液高 300 万～400 万倍,最高可达 150 mmol/h,因此,壁细胞分泌 $H^+$ 是逆着浓度差的主动转运过程,需要消耗能量。壁细胞制造盐酸的过程尚未完全弄清楚,但看法日趋一致。一般认为,$H^+$ 的分泌是靠壁细胞膜上的质子泵($H^+$-$K^+$ 依赖式 ATP 酶)实现的。

2. 胃蛋白酶原　由泌酸腺主细胞合成、分泌,是胃液中最重要的消化酶。刚分泌出来时是无活性的酶原,在胃酸作用下转变为具有活性的胃蛋白酶,胃蛋白酶反过来又可以激活胃蛋白酶原,形成局部正反馈。胃蛋白酶在强酸环境中能将食物中的蛋白质水解为䏡和胨以及少量的多肽和氨基酸,其最适 pH 值为 2.0。随着 pH 值升高,胃蛋白酶的活性降低。当 pH 值超过 6.0 时,胃蛋白酶的活性完全消失。

3. 内因子　由泌酸腺壁细胞分泌,是一种糖蛋白。其生理作用是:一方面与食物中的维生素 $B_{12}$ 结合形成复合物,保护维生素 $B_{12}$ 在小肠内免遭破坏,另一方面可促进维生素 $B_{12}$ 的吸收。当体内丧失或缺乏内因子时,则进入消化管的维生素 $B_{12}$ 会被破坏或吸收困难,造成维生素 $B_{12}$ 缺乏症,将使红细胞内 DNA 合成障碍,出现巨幼红细胞性贫血。

4. 黏液　胃黏液是由胃黏膜的表面上皮细胞、胃腺的黏液细胞共同分泌的,其主要成分为糖蛋白。分泌出来的黏液经常覆盖在胃黏膜表层,形成一层保护层,具有润滑作用,保护胃黏膜免遭食物的机械性损伤。黏液还可参与胃黏液屏障的形成,防止盐酸和胃蛋白酶对胃黏膜细胞的化学侵蚀。

### (二)胃的自身保护作用

胃液的 $H^+$ 浓度很高,盐酸的腐蚀性又很强,而且还有能消化胃黏膜的蛋白酶,这些因素对胃黏膜都具有很强的损伤性。然而正常人的胃黏液能够抵抗这些损伤因素,保持胃黏膜的完整而不被损害,其原因就是因为胃本身具有自身保护作用。

1. 黏液屏障　黏液具有较高的黏滞性和形成凝胶的特性,分泌后覆盖在胃黏膜表面形成凝胶保护层,其厚度约为 $500~\mu m$,相当于胃黏膜上皮厚度的 10～20 倍,具有润滑作用,可保护胃黏膜免遭粗糙食物的机械损伤;其黏滞性可降低 $H^+$ 在黏液层中的扩散速度,从而减弱 $H^+$ 对胃黏膜的侵蚀。黏液中还有胃黏膜表面上皮细胞分泌的 $HCO_3^-$,胃黏液和 $HCO_3^-$ 结合在一起形成一道抵抗胃酸侵蚀的屏障,称为黏液屏障。当 $H^+$ 从黏液表层向深层扩散时,$HCO_3^-$ 也从黏膜深层逐渐向表层扩散,二者相遇,$H^+$ 和 $HCO_3^-$ 中和,因此使胃黏膜表面处于中性或偏碱状态,从而防止胃酸和胃蛋白酶对胃黏膜的侵蚀。

2. 胃黏膜屏障　由胃黏膜上皮细胞的腔面膜和细胞间的紧密连接构成的胃腔与胃黏膜上

皮细胞之间的一道生理屏障称为胃黏膜屏障。腔面膜是脂蛋白层,紧密连接组织是致密结构,离子难以通过,它既能防止 $H^+$ 由胃腔侵入黏膜内,又能防止 $Na^+$ 从黏膜内向胃腔扩散,因而使胃黏膜与胃腔之间维持着悬殊的 $H^+$ 浓度梯度,这样,既能使盐酸在胃腔内适应消化的需要,又能使胃壁各层免遭 $H^+$ 逆向扩散的损害。如果胃黏膜屏障受损,大量的 $H^+$ 迅速向黏膜内扩散,破坏黏膜细胞引起一系列的病理变化,最后导致溃疡的出现。

3. 胃壁的细胞保护作用　胃壁细胞合成的某些物质具有防止有害物质(强酸、强碱、酒精和沸水)对消化管上皮细胞损伤的能力,称为胃壁细胞的保护作用。

胃黏膜上皮细胞能不断合成和释放内源性前列腺素(PG),主要是 $PGE_2$ 和 $PGI_2$。PG 具有明显的细胞保护作用,可防止实验性胃溃疡的形成和加速胃溃疡的愈合。近年还发现,经常存在的弱刺激,可以阻止强刺激造成的胃黏膜损伤,如胃内各种物质、胃酸、胃蛋白酶、甚至倒流的胆汁,均可构成对胃壁经常性的刺激,促使胃黏膜持续少量地合成和释放 PG,以实现适应性细胞保护作用,这一作用称为适应性细胞保护。这可能是人体对进入胃内有害物质的局部防御反应,是维持胃肠道完整性的一种生理机制。

## 二、胃的运动

胃内机械性消化是通过胃的运动实现的。在非消化期,胃的运动不明显,进食之后,胃的运动才变得明显起来。

### (一)胃的运动形式

1. 容受性舒张　当咀嚼和吞咽食物时,食物对咽、食管等处感受器的刺激可通过迷走神经反射性地引起胃底和胃体部平滑肌的舒张,称为容受性舒张。胃内无食物时,胃容积约为 0.5 L,进食之后,胃容积可增大到 1.0～2.0 L,而胃内压升高却很少。它的生理意义是使胃的容量适应于大量食物的涌入,以完成贮存和容纳食物的功能,同时保持胃内压的不变。

2. 紧张性收缩　胃壁平滑肌经常处于一定的收缩状态,称为紧张性收缩。紧张性收缩对于维持胃的形态和位置具有重要的意义。胃被充盈后,紧张性收缩逐渐加强,使胃内压升高,一方面促使胃液渗入食物内部,有助于化学性消化,另一方面由于胃内压增加,使胃与十二指肠之间的压力增大,可协助食糜向十二指肠方向移动。

3. 蠕动　食物入胃后约 5 min 蠕动即开始,蠕动波是从胃中部开始,逐渐向幽门方向传播,其频率为每分钟 3 次左右,一个蠕动波约需 1 min 到达幽门(图 6-3),胃的蠕动通常是一波未平一波又起。蠕动开始较弱,愈来愈强,在胃窦处明显加强,可驱使 1～3 mL 食糜进入十二指肠,这种作用称为幽门泵。并不是每一个蠕动波都能到达幽门,有些蠕动波到胃窦后即行消失。当收缩波超越胃内容物并到达胃窦终末部时,由于胃窦终末部的有力收缩,部分胃内容物将被反向地挤回胃体。胃内容物的这种后退非常有利于食物和消化液的混合,还可机械地磨碎块状固体食物。胃蠕动的生理作用是:①促进食糜与胃液混合,以利于化学性消化。②研磨固体食物。③推进食糜从胃体向幽门方向移动并控制它向十二指肠排出。

### (二)胃的排空及其机制

食物由胃排入十二指肠的过程,称为胃排空。一般在食物入胃后 5 min 左右开始排空。混合食物由胃全部排空的时间为 4～6 h,食物排空速度与食物的组成和性状有关。一般来说,稀的食物比稠的食物排空快;小分子食物比大分子食物排空快。在三种主要营养物质中,糖类的排空最快,蛋白质次之,脂肪最慢。在消化期,由于食物的刺激,反射性地引起胃的紧张性收缩

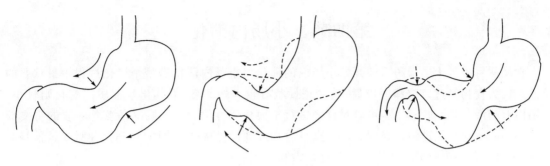

图 6-3 胃的蠕动

和蠕动增强,因而提高了胃内压,当胃内压超过十二指肠内压时,克服了幽门部的阻力,食糜就排入十二指肠,每次排入十二指肠的食糜约为 5 mL。当食糜进入十二指肠后,刺激十二指肠内多种感受器,又反射性地引起胃运动减弱,胃内压降低,当等于十二指肠内压时,胃排空就停止。由此可知,引起胃排空的动力是胃的运动以及由此形成的胃与十二指肠之间的压力差。

  胃的排空受两种方式控制,一种方式是胃肠道的反射,它包括胃内与肠内的两个方面。当大量食物进入胃内后,胃受到食物的机械刺激可通过迷走-迷走反射及壁内神经丛反射使胃的蠕动和紧张性收缩增强,胃内压升高,促进胃的排空。迷走-迷走反射是由迷走神经中的传入纤维将冲动传至中枢,再通过迷走神经中的传出纤维兴奋引起胃的紧张性收缩和蠕动增强。壁内神经丛反射是指当胃黏膜感受器受刺激时,通过壁内神经丛内的感觉神经元将信号直接或间接传递给运动神经元,最终引起胃运动加强。肠内反射是当食糜进入十二指肠后,刺激十二指肠壁上的机械感受器和化学感受器,反射性地抑制胃运动,减慢胃的排空,此反射称为肠-胃反射。这是一组协调的反射,胃的反射性运动增强促进胃内容物排入十二指肠,而进入十二指肠的酸性胃内容物又启动肠胃反射抑制胃的排空,这样就保证胃内容物有序的逐步排空入肠。

  胃排空的另一种控制方式是体液机制:胃内刺激引起促胃液素释放,可促进胃的排空。当大量食糜尤其是盐酸或脂肪进入十二指肠后,可引起小肠黏膜释放肠抑胃素,它的作用是抑制胃的运动,延缓胃排空。这种激素是由小肠壁分泌,并通过血流带到胃壁,因此,胃的排空就是从胃及十二指肠两个方面通过神经及体液两种方式来调控的(图 6-4)。

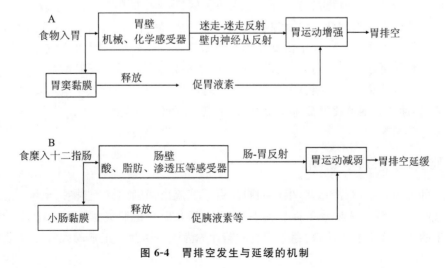

图 6-4 胃排空发生与延缓的机制

# 第四节　小肠内消化

食糜从胃进入十二指肠后即开始小肠内的消化。小肠内消化是整个消化过程中最重要的阶段。因为食物经过口腔和胃以后，其物理性状有较大的改变，但其化学性质的变化则较小。小肠内有胰液、胆汁和小肠液，可以对食物进行全面化学性消化。小肠又是营养吸收的主要部位。小肠的运动有促进消化、吸收和推送内容物的作用，食物通过小肠后，消化和吸收过程基本完成，未被消化和吸收的物质则由小肠进入大肠。

## 一、胰液的分泌及作用

胰液是由胰腺的腺泡细胞和小导管的管壁细胞所分泌的，腺泡细胞主要分泌消化酶，管壁细胞主要分泌碳酸氢盐和水分。

### （一）胰液的性质和成分

胰液是无色透明的碱性液体，pH 值为 7.8～8.4。正常成人每天分泌的胰液量为 1.0～2.0 L，胰液中含有大量的水，此外，还含有无机盐和有机物。无机盐的成分有碳酸氢盐和各种离子，主要为碳酸氢盐。有机物主要为各种消化酶，如胰淀粉酶、胰脂肪酶、胰蛋白酶和糜蛋白酶、核糖核酸酶、脱氧核糖核酸酶和羟基肽酶等水解酶。

### （二）胰液的作用

1. 碳酸氢盐　其主要作用是中和进入十二指肠的胃酸，使肠黏膜免受强酸侵蚀，同时为小肠内各种消化酶的活动提供最适宜的 pH 值环境。

2. 胰淀粉酶　它能水解淀粉为麦芽糖、糊精和葡萄糖，其最适 pH 值为 6.7～7.0，胰淀粉酶对生熟淀粉都能水解，水解的效率很高，速度快。

3. 胰脂肪酶　它是消化脂肪的主要消化酶，能分解三酰甘油为甘油、甘油一酯和脂肪酸，其最适 pH 值为 7.5～8.5。胰液中还含有一定量的胆固醇脂酶和磷脂酶，分别水解胆固醇脂和卵磷脂。

4. 胰蛋白酶和糜蛋白酶　这两种酶是消化蛋白质的主要酶，它们是以无活性的酶原形式存在于胰液中。分泌出来时也没有活性。进入小肠后，肠液中的肠致活酶、盐酸、组织液以及胰蛋白酶本身均能将无活性的胰蛋白酶原激活成胰蛋白酶，后者还能激活无活性的糜蛋白酶原，使其变为有活性的糜蛋白酶。胰蛋白酶和糜蛋白酶将蛋白质分解为䏡和胨，它们协同作用时，分解蛋白质的作用可以加强，使蛋白质进一步分解成小分子的多肽和氨基酸。

由于胰液含有消化 3 种主要营养物质的消化酶，因而是所有消化液中最重要的一种。当胰液分泌障碍时，即使其他消化液分泌正常，也会影响脂肪和蛋白质的消化和吸收，但糖类的消化和吸收一般不受影响。

## 二、胆汁的分泌及作用

胆汁由肝细胞分泌，在消化期，生成的胆汁由肝管流出，经胆总管直接排至十二指肠；在非消化期，胆汁由肝总管转入胆囊管而贮存于胆囊，在消化时再由胆囊排入十二指肠。刚从肝细胞分泌出来的胆汁称为肝胆汁，贮存于胆囊的胆汁称为胆囊胆汁。正常成人每日胆汁的分泌量为 0.8～1.0 L。

### （一）胆汁的性质和成分

胆汁是味苦、较稠的有色液体,肝胆汁为金黄色或橘棕色,pH 值为 7.4。胆囊胆汁被浓缩后颜色加深,pH 值为 6.8,是因碳酸氢盐在胆囊中被吸收的缘故。胆汁的成分除水以外,无机物中有 $Na^+$、$K^+$、$Cl^-$、碳酸氢盐等,有机物有胆色素、胆盐、胆固醇、脂肪酸及卵磷脂等,胆汁中没有消化酶,但其中的胆盐对于脂肪的消化和吸收具有重要意义。

### （二）胆汁的作用

胆汁的主要作用有 4 个。①乳化脂肪:胆汁中的胆盐、胆固醇和卵磷脂可作为乳化剂,降低脂肪表面张力,使脂肪乳化成微滴,这就增加了胰脂肪酶的作用面积,使其分解脂肪的速度加快,从而促进脂肪的消化。②帮助脂肪的吸收:胆盐可与脂肪酸、甘油一酯、胆固醇等形成水溶性复合物,将不溶于水的甘油一酯、长链脂肪酸等脂肪分解产物运送到肠黏膜表面,从而促进它们的吸收。③胆汁在促进脂肪分解产物吸收的同时也促进了脂溶性维生素 A、维生素 D、维生素 E、维生素 K 的吸收。④胆盐可直接刺激肝细胞分泌胆汁,这种作用称为胆盐的利胆作用。胆汁中的胆盐或胆汁酸进入十二指肠后,其中绝大部分从回肠黏膜吸收入血,通过门静脉回到肝,再参与组成胆汁,由肝细胞分泌后排入小肠,这一过程称为胆盐的肠-肝循环。胆石阻塞或肿瘤压迫胆管,可引起胆汁排入困难,因而影响脂肪的消化吸收及脂溶性维生素的吸收,同时由于胆管内压力升高,一部分胆色素进入血液可发生黄疸。

### （三）胆囊的功能

胆囊可贮存和浓缩胆汁,在非消化期间,肝胆汁经胆囊管贮存于胆囊内。胆囊黏膜吸收胆汁中的水分和无机盐,可使胆汁浓缩 4～10 倍。另外,胆囊还有调节胆管内压和排放胆汁的作用。胆囊的收缩或舒张可调节胆管内的压力,当奥迪(Oddi)括约肌收缩时,胆囊舒张,肝胆汁流入胆囊,胆管内压力无明显变化;当胆囊收缩时,胆管内压升高,Oddi 括约肌舒张,胆囊内胆汁排入十二指肠。胆囊摘除后,小肠的消化和吸收并无明显影响,这是因为肝胆汁可直接流入小肠内的缘故。

## 三、小肠液的分泌及作用

### （一）小肠液的性质和成分

小肠液是由十二指肠腺和小肠腺分泌的混合液。十二指肠腺分泌黏稠的碱性液体,小肠腺分泌大量的小肠液,pH 值约为 7.6。小肠液除水和无机盐外,还有黏液蛋白和肠激酶。

### （二）小肠液的作用

小肠液的主要作用有 3 个。①保护十二指肠黏膜不被胃酸侵蚀。②大量的小肠液可稀释消化产物,降低肠道内渗透压,从而有利于小肠内水及营养物质的吸收。③肠激酶可激活胰蛋白酶原,从而促进蛋白质的消化。

过去曾认为小肠液中还含有其他各种消化酶,但近年来的研究发现,小肠腺并不分泌其他消化酶,而肠上皮细胞却可以合成多种消化酶,所以,营养物质被吸收入小肠上皮细胞后,再继续对它们进行消化,当多肽与纹状缘接触后,被膜上的多肽酶水解成二肽或三肽,然后进入上皮细胞内,再被二肽酶或三肽酶水解成氨基酸;当双糖与纹状缘接触后,被膜上的蔗糖酶、麦芽糖酶及乳糖酶水解成单糖。

现将各种营养物质的化学消化总结在表 6-2 中。

表 6-2　各种营养物质的化学消化

|  | 消化部位 | 消化酶 | 消化产物 |
|---|---|---|---|
| 蛋白质 | 胃、小肠 | 胃蛋白酶<br>胰蛋白酶<br>糜蛋白酶 | 脲、脉、多肽、氨基酸 |
| 多肽 | 小肠黏膜纹状缘 | 多肽酶 | 二肽、三肽 |
| 二肽和三肽 | 小肠上皮细胞内 | 二肽酶<br>三肽酶 | 氨基酸 |
| 淀粉 | 口腔、胃、小肠 | 唾液淀粉酶<br>胰淀粉酶 | 麦芽糖 |
| 双糖 | 小肠黏膜纹状缘 | 麦芽糖酶<br>蔗糖酶 | 葡萄糖 |
| 三酰甘油 | 小肠 | 胰脂肪酶 | 甘油、脂肪酸、甘油一酯 |

## 四、小肠的运动

### (一)小肠运动的形式

1. 紧张性收缩　小肠平滑肌的紧张性收缩是其他运动形式进行的基础。当小肠的紧张性收缩降低时,肠腔易于扩张,肠内容物的混合和转运减慢;当小肠的紧张性收缩增强时,肠内容物的混合和转运增快。

2. 蠕动　小肠的任何部位都可发生蠕动,其速度为 0.5～2.0 cm/s,小肠蠕动推进的速度缓慢,每个蠕动波将食糜推进数厘米即消失,但蠕动可反复发生。其主要作用是使经分节运动混合的食糜逐步向前推送便于消化吸收,到达下一肠段。吞咽动作及食糜进入十二指肠时,小肠还有一种进行速度很快,传播距离较远的蠕动,称为蠕动冲。蠕动冲可以一次就把食糜从小肠始段推送到末端,有时还可推送到大肠。肠蠕动时,由于肠腔内容物被推动,可产生一种声音,称为肠鸣音。蠕动亢进时,肠鸣音增强;肠麻痹时,肠鸣音减弱或消失。

3. 分节运动　分节运动是小肠特有的运动形式,这是一种以环行肌舒缩为主的节律性运动,在食糜所在的一段肠管,环行肌在许多点上同时收缩,把食糜分割成许多节段,随后原来收缩处舒张,而原来舒张处收缩,使每个节段又分为两半,而邻近的两半食糜又合拢形成一个新的节段,如此反复进行,这样使肠内食糜得以不断地分开,又不断地合拢。分节运动的主要作用是:①促进食

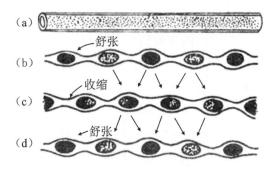

图 6-5　小肠的分节运动模式图

(a)肠管表面观　(b)、(c)、(d)肠管纵切面,表示不同阶段的食糜节段分割与合拢的情况

糜与消化液充分混合,便于化学性消化。②使食糜与肠壁紧密接触,为吸收创造了良好条件(图6-5)。③分节运动挤压肠壁,促进血液和淋巴回流,有利于吸收。小肠各段分节运动的频率不同,由上至下频率递减,十二指肠为 11 次/min,回肠末端为 8 次/min,形成一个活动和压力梯度,这种活动梯度可促使肠腔内容物向下移动。

### （二）回盲括约肌的功能

回肠末端与盲肠交界处的环行肌显著加厚，称为回盲括约肌，回盲括约肌在平时保持轻微的收缩状态，当蠕动波到达回肠末端时，括约肌舒张，食糜由回肠进入结肠。回盲括约肌的作用是使回肠内容物不至过快进入大肠，延长食糜在回肠内停留的时间，有利于食物的充分消化和吸收。此外，回盲括约肌还有活瓣样作用，它可阻止大肠内容物向回肠倒流。

# 第五节　大肠内消化

大肠内消化是消化的最后阶段，人的大肠没有重要的消化功能，其主要功能是吸收水分，形成和贮存粪便。

## 一、大肠液的分泌

大肠液是由大肠黏膜的柱状上皮细胞和杯状细胞分泌的，其主要成分为黏液和碳酸氢盐。pH 值为 8.3～8.4。大肠液的主要作用是保护肠黏膜和润滑粪便，大肠液的分泌主要由食物残渣对肠壁的机械刺激引起。

## 二、大肠内细菌的活动

大肠内有大量的细菌，是随食物和空气进入消化管的，大肠内的环境极适合细菌的生长、繁殖。据估计，粪便中的细菌占粪便固体总量的 20%～30%。大肠内的细菌能对肠内容物中一些成分进行分解。糖类发酵的产物有乳酸、$CO_2$、甲烷等。脂肪的发酵产物有脂肪酸、甘油、胆碱等。蛋白质的腐败产物有氨、硫化氢、胺类和吲哚等。消化不良及便秘时，其中一些有毒物质产生和吸收增多，严重时可危害人体。在一般情况下，由于吸收甚少，经肝解毒后，对人体无明显不良影响。

大肠内的细菌能利用肠内较简单的物质合成 B 族维生素及维生素 K，它们可被人体吸收利用，若长期使用肠道抗菌药物，肠内的细菌被抑制，可引起 B 族维生素和维生素 K 缺乏。

## 三、大肠的运动和排便

### （一）大肠的运动形式

1. 袋状往返运动　由环行肌无规律地收缩所引起，它使结肠袋中的内容物往返作短距离的位移，但并不向前推进。

2. 分节运动或多袋推进运动　这是一个结肠袋或多个结肠袋收缩，使肠内容物被推移到下一段结肠的运动。

3. 蠕动　大肠蠕动与小肠蠕动相似，以 1～2 cm/min 的蠕动波速度将肠腔内容物向前推进。大肠还有一种进行速度快、传播远的蠕动，称为集团蠕动。这种运动每天只发生数次，多在早晨或进餐后产生，它是由食物充胀胃肠壁引起的一种反射活动，故称胃-结肠反射。集团运动通常自横结肠开始，把大肠内容物直接送到结肠下端或直肠而产生便意。

### （二）排便

排便是一种复杂的反射动作，正常人的直肠内通常没有粪便，当粪便被推入直肠，可刺激直肠壁内的感受器，冲动沿盆神经和腹下神经传至脊髓腰骶部的初级排便中枢，同时上传到大脑皮质引起便意,如果条件允许,传出冲动沿盆神经的传出纤维,引起降结肠、乙状结肠和直肠收缩,肛门内括约肌舒张,同时阴部神经的传出冲动减少,肛门外括约肌舒张,使粪便排出体外。此外,膈神经和肋间神经兴奋,引起膈肌和腹肌收缩,腹内压增加促进粪便的排出。如果条件不适合于排便,皮质发出冲动,抑制初级排便中枢的活动,使括约肌的紧张性增强,结肠的紧张性降低,便意消失。如果皮质经常抑制便意,就使直肠对粪便压力刺激的阈值升高,加之粪便在大肠内停留过久,水分吸收过多而变得干硬,引起排便困难,这是产生便秘的常见原因之一,经常便秘又可引起痔疮、肛裂等疾病。

# 第六节 吸 收

消化是吸收的基础。食物的消化产物,以及水分、无机盐等通过消化管黏膜的上皮细胞进入血液和淋巴的过程称为吸收。正常人所需要的各种营养物质都须经消化管吸收进入人体。

## 一、吸收的部位

消化管的不同部位,由于其组织结构不同,营养物质在各消化段被消化的程度和停留的时间各异,因此,各消化段吸收营养物质的种类和量是不同的,吸收的速度也不一样。

在口腔和食管内,营养物质实际上被吸收很少,在胃内也只吸收酒精和少量水分,大肠吸收少量水分和无机盐,营养物质主要的吸收部位是小肠。一般认为,蛋白质、糖、脂肪的大部分消化产物在十二指肠和空肠被吸收,胆盐和维生素 $B_{12}$ 在回肠被吸收(图 6-6)。

小肠之所以成为吸收的主要场所,是由以下对吸收有利的条件决定的:①小肠有巨大的吸收面积,小肠黏膜上有许多环形皱褶,皱褶上有许多绒毛,绒毛顶端柱状上皮细胞有许多微绒毛,而且小肠很长,约为 4 m,使小肠的吸收面积达到 200 m² 左右。②食物在小肠内已被充分消化成为可以吸收的结构简单的小分子物质。③食物在小肠内停留的时间长达 3～8 h,有充分的时间进行吸收。④绒毛内毛细血管和毛细淋巴管十分丰富,有助于吸收。

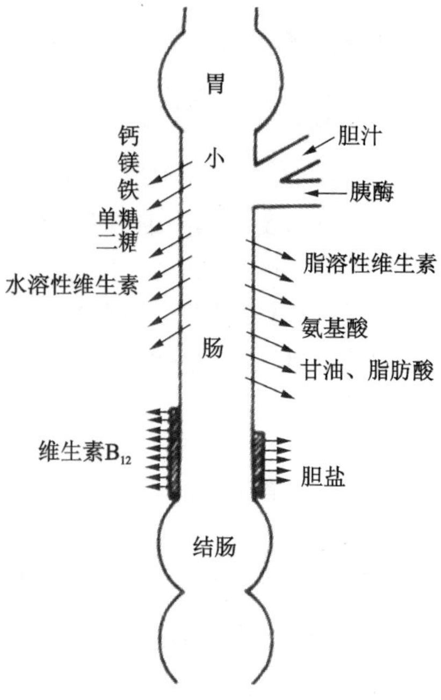

图 6-6 各种主要营养物质在小肠的吸收部位

## 二、各种主要营养物质的吸收

### (一)糖的吸收

糖类必须被分解为单糖后才能透过小肠黏膜上皮细胞被吸收入血。单糖有葡萄糖、半乳糖、甘露糖和果糖,以葡萄糖为主,约占单糖总量的80%。各种单糖吸收的速度不同,以半乳糖和葡萄糖的吸收最快,果糖次之,甘露糖最慢。食物中的糖类,在小肠上部几乎被消化成各种单糖,并由小肠上部黏膜细胞迅速吸收,葡萄糖的吸收是主动转运过程,其能量来自于钠泵,属于继发性主动转运。过程如下:肠黏膜上皮细胞上有钠泵,葡萄糖与 $Na^+$ 同时与上皮细胞腔面膜上的转运体结合,由于钠泵的转运,造成肠腔内的高势能,

当 $Na^+$ 通过与转运体结合顺浓度差进入细胞时,由此释放的能量可用于葡萄糖分子逆浓度差进入细胞。以后,葡萄糖再以易化扩散的方式扩散到细胞外,然后进入血液。由此可见,葡萄糖主动转运所消耗的能量,不是直接来自 ATP 的分解,而是来自钠泵运转造成细胞膜外 $Na^+$ 的高势能,故称为继发性主动转运。因此如果 $Na^+$ 的主动转运受阻,葡萄糖的吸收也发生障碍。

### (二)蛋白质的吸收

蛋白质吸收的主要形式是氨基酸。氨基酸被吸收的途径是血液,部位在小肠上段。近年来发现二肽和三肽也能以完整的形式转运进入细胞,然后在细胞内酶的作用下水解成氨基酸再进入血液。氨基酸的吸收与葡萄糖相似,也是通过与 $Na^+$ 耦联进行,当 $Na^+$ 的主动转运受阻时,二肽、三肽及氨基酸的转运也不能进行。当小肠吸收氨基酸后,肝门静脉血液中氨基酸含量即增加。

### (三)脂肪的吸收

脂肪吸收的主要形式是甘油、甘油一酯和游离脂肪酸,还有少量的甘油二酯和未消化的三酰甘油。在胆盐的作用下,甘油一酯、脂肪酸等形成水溶性混合微胶粒,从而增加与黏膜的接触面积,大大有利于吸收。混合微胶粒的各种成分首先分别进入小肠上皮细胞,在细胞内又重新合成脂肪,再与细胞中的载体蛋白形成乳糜微粒,这种乳糜微粒是转运三酰甘油进入体内的重要形式,它从上皮细胞的底面进入中央乳糜管,然后上行至胸导管进入颈部大静脉(图6-7)。

脂肪的吸收可由淋巴和血液两条途径完成,短链和中链脂肪酸及甘油进入肝门静脉运输,而乳糜微粒(中性脂肪)以及多数长链脂肪酸则由淋巴途径间接进入血液。由于膳食中的动物油、食物油中长链脂肪酸较多,所以脂肪的吸收途径以淋巴为主。

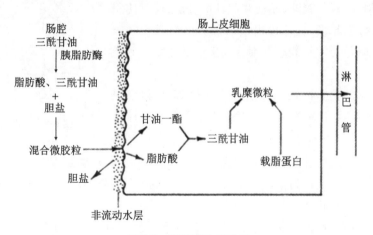

图 6-7 脂肪吸收示意图

## 三、无机盐、水和维生素的吸收

小肠对钠、钾、铵盐等单价的盐类吸收很快,对铁、钙、镁等盐类吸收很慢,与钙结合而沉淀的盐如草酸盐、磷酸盐等则不能吸收。食物中的钙必须转变成水溶性的离子状态才能被吸收,维生素 D 可促进钙的吸收。水的吸收是被动的,各种溶质,特别是 NaCl 的主动吸收所产生的渗透压梯度是水分吸收的主要动力。水溶性维生素主要以易化扩散的方式在小肠上段被吸收入血液,维生素 $B_{12}$ 必须与内因子结合成复合物才能在回肠内被吸收。

总之,食物在小肠内的消化和吸收是同时进行的。消化是吸收的前提,吸收又为下一批食糜的消化创造了条件,消化不良或吸收障碍,都会影响新陈代谢的正常进行,从而产生严重后果。

# 第七节 消化器官活动的调节

在人体内消化系统各器官之间的活动是密切配合的。此外,消化系统与人体其他系统的功能活动也是密切相关的。消化系统各器官之间的活动相互配合,以及消化系统与人体其他系统的功能活动协调一致,都是在神经和体液的调节下实现的。

## 一、神经调节

### (一)消化器官的神经支配及作用

消化器官除口腔、食管上段及肛门外括约肌外,都受交感神经和副交感神经的双重支配(图6-8)。此外,从食管中段至肛门的大部分消化管壁内还存在壁内神经丛。

支配消化器官的副交感神经主要来自迷走神经,但支配远端结肠和直肠的副交感神经是盆神经,唾液腺受面神经和舌咽神经的副交感纤维支配。副交感神经兴奋时,其末梢释放乙酰胆碱,能促进胃肠运动,使其紧张性增强,蠕动加强加快,括约肌舒张,加快胃肠道内容物的推进速度;能使消化腺的分泌增加,如引起唾液、胃液、胰液和胆汁的分泌;还可使胆囊收缩,Oddi 括约肌舒张,胆汁排出量增加。副交感神经末梢释放的乙酰胆碱是通过与效应器细胞膜上的受体结合而产生作用的。

支配消化器官的交感神经起源于胸 5 到腰 3 节段,在腹腔神经节和肠系膜上、下神经节换元后,节后纤维组成神经丛,随血管分布到胃肠各部分,交感神经兴奋时,其末梢释放

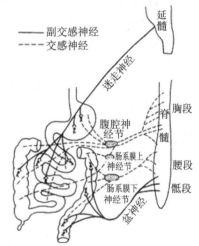

**图 6-8 胃肠的神经支配**

去甲肾上腺素,与效应器细胞膜上相应受体结合后,能抑制胃肠运动,使其紧张性降低,蠕动减弱或停止,括约肌收缩,减慢胃肠内容物的推进速度;消化腺分泌减少;还可抑制胆囊的运动,Oddi 括约肌收缩,减少胆汁排出。

壁内神经丛也称内在神经丛,包括肌间神经丛和黏膜下神经丛(图 6-9)。它们由许多互相形成突触联系的神经节细胞和神经纤维组成,有的神经元与平滑肌和腺体发生联系,有的与胃肠壁的机械或化学感受器发生联系,构成一个完整的局部神经反射系统。食物对消化管壁的机械或化学刺激,可不通过中枢神经而仅通过壁内神经丛,引起消化道运动和腺体分泌,称为局部反射。壁内神经丛还接受副交感神经和交感神经的联系。在正常情况下,自主神经对壁内神经丛具有调节作用。当切断自主神经后,这种局部反射仍然存在。

### (二)消化器官活动的反射性调节

1. 非条件反射 非条件反射是由食物直接刺激消化管壁的机械感受器和化学感受器引起的。

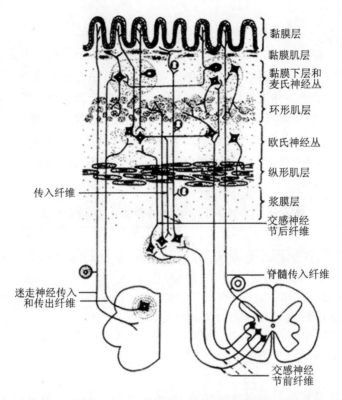

图中标注（从上到下）：黏膜层、黏膜肌层、黏膜下层和麦氏神经丛、环形肌层、欧氏神经丛、纵形肌层、浆膜层、交感神经节后纤维、脊髓传入纤维、交感神经节前纤维；左侧标注：传入纤维、迷走神经传入和传出纤维

**图 6-9　胃肠壁内神经丛及其与外来神经的联系表示管壁的各层及壁内神经丛**

（1）口腔内消化的非条件反射　食物在口腔内刺激口腔黏膜、舌、咽等处的感受器，兴奋由第Ⅴ、Ⅶ、Ⅸ、Ⅹ对脑神经传入中枢（位于延髓、下丘脑和大脑皮质等处），经整合处理后，再由副交感神经和交感神经两条途径传出支配唾液腺，引起唾液的分泌。其中，支配唾液腺的传出神经以副交感神经为主，它通过释放乙酰胆碱起作用。因此，乙酰胆碱能促进唾液分泌，而抗乙酰胆碱药物如阿托品会抑制唾液分泌，引起口干。

（2）胃内消化的非条件反射　食物入胃后，刺激胃黏膜的感受器，可通过两个途径进行反射性调节。一个是通过迷走-迷走反射引起胃运动增强，胃液、胰液、胆汁等消化液分泌增加。另一个是通过壁内神经丛反射，引起胃运动加强，胃液分泌增加。

（3）小肠的非条件反射　食物刺激口腔黏膜的感受器时，能反射性地引起唾液分泌，食物对胃肠的刺激，可反射性地引起胃肠运动和分泌，此外，上段消化器官的活动，可影响下段器官的活动。例如，食物在口腔内咀嚼和吞咽时，可反射性地引起胃的容受性舒张以及胃液、胰液和胆汁的分泌，下段消化器官的活动也可影响上段器官的活动。如前述，当酸性食糜排入十二指肠后，通过神经和体液机制抑制胃排空，使胃排空的速度能适应食物在小肠内消化和吸收的速度。以上都属于非条件反射，通过这些反射，使消化器官各部分的活动相互影响，密切配合，更好地完成消化功能。

2. 条件反射　在进食前或进食时，食物的形状、颜色、气味，以及进食环境和有关的语言、文字，都能反射性地引起胃肠运动和消化腺分泌的改变，这些则属于条件反射。它使消化器官的活动更加协调，并为食物的消化做好充分准备。重视饮食时的心理因素，布置良好的饮食环境，注意食物的色、香、味、形以及愉快的交谈等，均有利于激发良好的情绪，以引起食欲，促进消化。

## 二、体液调节

调节消化器官活动的体液因素,有胃肠激素和组胺等。由分散存在于胃肠黏膜层内的多种内分泌细胞分泌的肽类激素称为胃肠激素。目前已发现的有 30 余种,其中最主要的有促胃液素、缩胆素、促胰液素、糖依赖性胰岛素释放肽等 4 种。胃肠激素的生理作用非常广泛,主要有以下三方面:①调节消化腺的分泌和消化道的运动。②调节其他激素的释放(如刺激胰岛素分泌)。③刺激消化道组织的代谢和生长。现将促胃液素、缩胆素、促胰液素等 3 种胃肠激素的产生部位和主要作用如表 6-3。

表 6-3　三种胃肠激素的主要作用及引起释放的因素

| 激素名称 | 主要生理作用 | 引起释放的主要因素 |
| --- | --- | --- |
| 促胃液素 | 促进胃液(以胃液和胃蛋白酶原为主)、胰液、胆汁分泌,加强胃肠运动和胆囊收缩,促进消化道黏膜生长 | 迷走神经兴奋,胃幽门和小肠上部蛋白质的分解产物 |
| 促胰液素 | 促进胰液(以分泌 $H_2O$ 和 $HCO_3^-$ 为主)、胆汁、小肠液分泌,胆囊收缩,抑制胃肠运动和胃液分泌 | 小肠上部的盐酸、蛋白质分解产物、脂酸钠 |
| 缩胆囊素 | 促进胃液、胰液(以消化酶为主)、胆汁、小肠液分泌,加强胃肠运动和胆囊收缩,胰腺外分泌组织生长 | 小肠上部蛋白质分解产物、脂酸钠、盐酸、脂肪 |

组胺是一种很强的胃酸分泌刺激物,正常情况下,胃黏膜恒定地释放少量组胺,通过局部扩散作用于壁细胞,使其分泌盐酸增多。临床上常用注射组胺的方法来检查胃腺分泌盐酸的能力。

## 思　考　题

1. 名词解释
   消化　吸收　胃排空　紧张性收缩　机械性消化　化学性消化
2. 胃液的主要成分有哪些?各有何生理作用?
3. 试述胰液的主要成分及作用。
4. 简述排便反射的过程及其机制。

(陈新祥)

# 第七章

# 能量代谢与体温

**学习目标**

1. **掌握** 基础代谢率体温的概念及其正常值；机体的产热部位、散热方式及调控。

2. **理解** 能量的储存和利用；能量代谢的概念及其影响因素和体温的正常生理变动；调定点的概念及体温调节中枢。

3. **了解** 影响能量代谢的因素。

## 第一节 能量代谢

能量代谢（energy metabolism）是指体内伴随物质代谢过程而发生的能量释放、转移、贮存和利用的过程。能量代谢和物质代谢是密不可分的，外界物质以食物形式被人体摄入消化道，通过消化吸收过程进入血液，而后分布到各器官，在那里发生一系列的化学变化，包括合成代谢和分解代谢。合成代谢是指机体将摄入的营养物质合成自身结构成分及能量储备物质的过程；分解代谢是指体内物质和组织成分被分解氧化，并释放能量的过程。可以看出在物质的分解与合成过程中，同时伴随着能量的释放、利用与储备。下面从整体角度对体内的能量代谢作一简要叙述。

### 一、机体能量的来源和去路

人体一切活动所需的能量，来源于摄入体内的营养物质的分解氧化。人体内糖、脂肪和蛋白质的分解氧化提供的能量是人体主要的能量来源。一般情况下，糖为主要的能源物质，人体所需能量的 70% 以上由糖提供，脑组织所需能量则完全来源于糖的有氧氧化。所以体内缺氧或血糖水平过低，均可导致意识障碍、昏迷以及抽搐。脂肪按单位质量计算是体内含能量最多的营养物质。一般情况下，机体主要利用体内糖和脂肪供应能量，而不依靠蛋白质供能。蛋白质在体内主要是构成机体组织的原料，在特殊情况下，如长期不能进食或能量消耗量极大，而体内的糖原、脂肪储备耗竭时，体内蛋白质才被分解转化为能量以维持必需的生理功能活动。

营养物质在体内经生物氧化，释放所蕴藏的能量，生成 $CO_2$ 和 $H_2O$，在人体的全部能量中，大约有 50% 以上的能量转化为热能，其余部分以化学能的形式贮存于三磷酸腺苷（adenosine triphosphate，ATP）中。在 ATP 分解时，再放出能量，供应人体合成代谢以及各种生理活动的需要，如肌肉收缩和舒张、神经传导以及细胞内外各种物质的主动转运等。所以说 ATP 是体内重要的贮能和直接的供能物质,它的合成和分解,是体内能量转移、贮存、利用的重要环节。ATP 还可以把能量通过高能磷酸键转移给肌酸生成磷酸肌酸,以扩大体内能量贮存。磷酸肌酸在体内,特别是在肌肉中含量很多,需要时可水解高能磷酸键提供能量,使 ADP 生成 ATP,以补充组织细胞 ATP 之消耗。上述体内能量的释放、转移、贮存和利用的情况,可综合如图 7-1 所示。

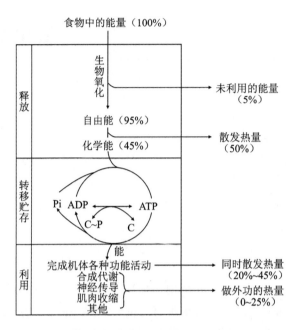

**图 7-1　体内能量的释放、转移、贮存和利用示意图**
C:肌酸　Pi:无机磷酸　C~P:磷酸肌酸

## 二、影响能量代谢的因素

人体的能量代谢受多方面因素影响,尤其经常受到肌肉活动、精神紧张、食物和环境温度的影响,当这些因素改变时,能量代谢也随着改变。因此,在测定能量代谢时,应充分考虑到这些因素的影响。下面将这些因素对能量代谢的影响作一介绍。

### (一)肌肉活动

肌肉活动对能量代谢的影响最为显著,人体任何轻微的躯体活动,都可提高能量代谢率。运动或劳动时,人体的氧耗量显著增加,剧烈运动或极强劳动时,其产热量可比平静时增加 $10 \sim 20$ 倍。图 7-2 显示不同强度劳动或运动时,能量代谢的增长情况。

### (二)精神活动

精神和情绪活动对能量代谢亦有显著影响。当人体处于紧张状态下,如激动、发怒、恐惧及焦虑等,能量代谢率可显著增高。这与精神紧张引起的骨骼肌张力增高、交感神经兴奋致儿茶酚胺释放刺激代谢活动有关。

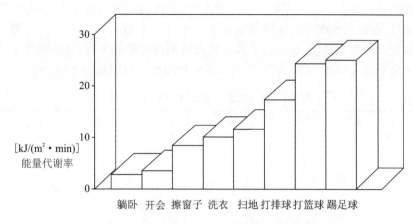

图 7-2　不同活动状态时的能量代谢率

### （三）食物的特殊动力效应

进食之后人体即使处于安静状态,其产热量也要比进食前有所增加。这种由食物引起人体额外产生热量的作用称为食物的特殊动力效应。在调配饮食时,这部分额外消耗应予补充。蛋白质类食物的特殊动力效应最大。进食蛋白质额外增加产生的热量可达 30% 左右。糖类和脂肪可增加产热量约为 10%。各类食物的特殊动力效应的发生,在时间上也有不同,蛋白质食物在进食 1～2 h 即开始,2～3 h 可达高峰,持续可达 7～8 h,糖类食物一般仅持续 2～3 h。食物特殊动力效应的产生机制还不甚清楚。有报告将氨基酸注射入静脉内,可出现与经口服给予时相同的代谢率,说明它不是由于消化腺和胃肠道活动所引起。现在普遍认为,食物的特殊动力效应是餐后肝脏加工处理营养物质所消耗的能量,这种能量消耗是额外热量产生的原因。

### （四）环境温度

人处于安静状态下,在 20～30℃ 的环境中,能量代谢率最为稳定。当环境温度降低或升高时,代谢率均将增高。这是由于低温寒冷,可使机体发生寒战和肌肉紧张度增高,使代谢率提高。高温可使体内生化反应速度加快和发汗功能旺盛、呼吸循环功能增强,所以代谢率亦增高。

## 三、基础代谢

基础代谢是指人体处于基础状态下的能量代谢。单位时间内的基础代谢称为基础代谢率（basal metabolic rate,BMR）。所谓基础状态是指人在室温 20～25℃、空腹（禁食 12 h 以上）、清醒而又极其安静的状态。这时人体各种生理活动和代谢都比较低而稳定,能量消耗仅限于维持心跳、呼吸以及其他基本生命活动的需要。所以,临床上基础代谢率的测定,规定必须在以下条件下进行：①清晨空腹,距前次进餐 12 h 以上,前次进餐必须是清素食物,以排除食物特殊动力效应的影响。②平卧使全身肌肉放松,以排除肌肉活动的影响,并要求被测者尽力排除精神紧张、焦虑和恐惧等心理。③室温保持在 20～25℃,以排除环境温度的影响。基础代谢率通常以 kJ/(m² · h) 来表示。基础代谢率与年龄、性别均有关系。我国正常人基础代谢率的平均值如表 7-1 所示。

临床测定基础代谢率的数值,同表 7-1 所列正常均值比较,相差在 ±10%～±15% 以内都属于正常。如果相差超过 ±20% 时,才有可能是病理情况。在各种疾病中,甲状腺功能改变对基础代谢率的影响最为显著。如甲状腺功能减退时,基础代谢率将比正常值低 20%～40%;甲状腺功能亢进时,基础代谢率可比正常值高 25%～80%。所以基础代谢率的测定,是临床诊断甲状腺疾病的重要辅助方法,其他如肾上腺皮质及脑垂体功能低下时,基础代谢率也可能降低。发热时基础代谢率也会升高,体温每升高 1℃,基础代谢率一般要增加 13%。

表 7-1　我国正常人基础代谢率的平均值　　　　　　　单位:kJ/(m² · h)

| 性别 | 11～15 岁 | 16～17 岁 | 18～19 岁 | 20～30 岁 | 31～40 岁 | 41～50 岁 | >51 岁 |
|------|-----------|-----------|-----------|-----------|-----------|-----------|--------|
| 男 | 195.4 | 193.3 | 166.1 | 157.7 | 158.6 | 154.0 | 149.0 |
| 女 | 172.4 | 181.6 | 154.0 | 146.4 | 146.9 | 142.3 | 138.5 |

# 第二节　体　温

医学上所说的体温(body temperature)是指人体深部的平均温度。它与体表温度是完全不同的两个概念。人和大多数哺乳动物,由于体内有完善的体温调节机制,所以具有相对恒定的体温,不会因外界气温变化或机体活动情况的改变而发生明显的变动。体温的恒定,是内环境稳态的重要内容,是机体新陈代谢和一切生命活动正常进行的必要条件。新陈代谢和生命活动,都是以体内复杂的生物化学反应——酶促反应为基础的,而酶类必须在适宜的温度条件下才能充分有效地发挥作用,体温过高或过低,都会降低酶的活性。体温过高引起酶蛋白变性而活性降低,人的体温上升到 40～41℃会出现神经系统功能障碍,发生谵语乃至神志不清,超过 42～43℃就会引起死亡。相反人体体温下降到 22～23℃时,代谢过程极度缓慢,亦有生命危险。

## 一、人的正常体温及生理变动

### (一)正常体温

由于身体各部组织的代谢水平和散热条件不同,各部温度存在一定的差别。体表温度由于散热快,一般比深层温度低。体表各部的温度也由于散热和血液供应不同而有明显差异。一般头面部较高,胸腹部次之,四肢末端最低。深部温度尽管因各器官代谢水平不同而存在差别,但由于血液不停地循环流动,热量不停地交换,故而使各处温度差别较小,一般不超过 0.5℃,且较为稳定。通常在直肠、口腔、腋下三个部位测量体温,直肠温度正常为 36.9～37.9℃,平均37.4℃,比较接近机体深部温度;口腔温度一般比直肠温度低 0.3℃;腋下温度一般又比口腔温度低 0.4℃。应当指出,正常人腋下温度为 36.0～37.4℃,是可以超过 37℃的,所以遇到腋下测温稍高于 37℃的人,在确认是否有低热的问题上要持审慎态度。

### (二)体温的生理变动

生理情况下,体温在一昼夜间呈现一定的周期性波动。在凌晨 2 时至清晨 6 时体温最低,午后 13～18 时最高。但是,正常波动幅度一般不超过 1℃。初潮以后的女性基础体温略高于同龄男性,且随月经周期发生规律性变化,月经前期较高,随月经来潮下降 0.2～0.3℃,月经后期处于较低的水平,排卵日最低,而后体温恢复到月经前期较高的水平,直到下次月经来潮(图7-3)。女性这种随月经周期出现的体温周期性变化,是由于体内孕激素水平周期性变化而产生的。妊娠早期,孕激素水平较高,体温亦较高。新生儿体温略高于成人。新生儿特别是早产儿,由于体温调节中枢尚未发育成熟,其体温易受环境温度的影响而变动,应注意保持适宜的室温。

另外,肌肉运动、情绪激动、精神紧张和进食等都会对体温产生影响。麻醉药物能降低体温,所以麻醉手术时或术后一段时间,均应注意病人的保温。

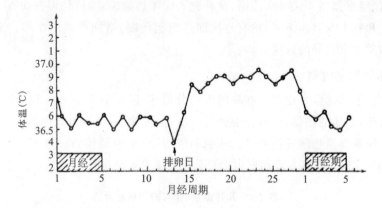

图 7-3　女子一个月经周期中基础体温的变化

## 二、人体的产热和散热

人体在代谢过程中,不断地产热,同时又不断地将热量向外界散发出去。人体体温的维持正是产热和散热两个生理过程保持动态平衡的结果(图 7-4)。

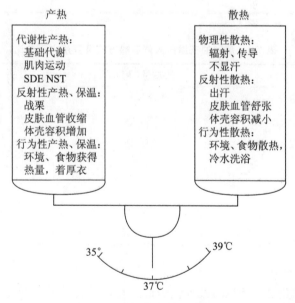

图 7-4　人体热平衡示意图

SDE:食物的特殊动力　　NST:非战栗产热

### (一)人体的产热过程

人体的热量来自体内各组织器官所进行的氧化分解反应。安静状态时,主要的产热部位是脑和内脏器官。肝是体内代谢最旺盛的内脏器官,按单位质量计算,肝组织产热量最大。劳动或运动时,产热的主要器官是全身的骨骼肌。骨骼肌的产热潜力最大,剧烈运动情况下,其产热量占全身总产热量的比例由平静状态下的 18％上升达 90％（表 7-2）。另外人体在寒冷环境中发生的战栗，即骨骼肌屈肌和伸肌同时发生的不随意节律性收缩，其意义在于最大限度地增加产热量，可使代谢率提高 4～5 倍，因而，在补充人体体热散失，维持体温方面有一定作用。其他如甲状腺激素和肾上腺髓质激素，均有直接促进细胞代谢，增加产热的作用。交感神经兴奋具有与肾上腺髓质激素相同的效应。

### （二）人体的散热过程

人体的主要散热部位是皮肤。在我国大部分地区，除酷暑季节外，通常外界气温是低于体表温度的。因此，人体的热量，大部分能够通过辐射、传导、对流等方式向外界发散，一小部分则随呼吸、尿、粪便等排泄物散发到外界。在温和气候中，从事轻体力劳动的人，每日向外界散发热量约为 12 552 kJ，其散热方式和所占的百分比如表 7-3 所示。

**表 7-2　几种组织、器官的产热百分比**

| 器官、组织 | 占体重百分比（0％） | 产热量（％） | |
| --- | --- | --- | --- |
| | | 安静状态 | 劳动或运动状态 |
| 脑 | 2.5 | 16 | 1 |
| 内脏 | 34.0 | 56 | 8 |
| 骨骼肌 | 56.0 | 18 | 90 |
| 其他 | 7.5 | 10 | 1 |

**表 7-3　温和的气温时人体散热方式及其所占百分比**

| 散热方式 | 散热量（kJ） | 所占百分比（％） |
| --- | --- | --- |
| 辐射、传导、对流 | 8 786.40 | 70.0 |
| 皮肤水分蒸发 | 1 820.04 | 14.5 |
| 呼吸道水分蒸发 | 1 004.16 | 8.0 |
| 呼出气 | 439.32 | 3.5 |
| 加温吸入气 | 313.80 | 2.5 |
| 粪、尿 | 188.28 | 1.5 |
| 合计 | 12 442.00 | 100.0 |

1. 几种主要的散热方式

（1）辐射　辐射散热是人体以热红外线的形式将体热传给外界较冷物体的一种散热方式。辐射散热的量和皮肤与环境温差及人体有效辐射面积呈正比关系。在一般温和气候条件下，安静时的辐射散热所占的百分比较大，可达总散热量的 60％。

（2）传导和对流　传导是指人体将热量直接传递给同它接触物体的一种散热方式。其散热量的多少除了与物体接触面积、温差大小有关外，还和物体的导热性能有关。当接触比皮肤温度低的良导热体如金属和水时，由于热传导迅速，故体热散发快，体表温度下降而有寒冷的感觉；若接触不良导热体如棉毛织物、泡沫塑料等，由于散热缓慢，局部皮肤温度增高，故有温暖的感觉。冰为良导热体，临床上根据传导散热的原理，常用冰袋、冰帽给高热病人降温。

对流散热是指通过气体或液体流动来交换热量的一种方式。通常情况下,主要是气体流动的方式。例如,当人体周围空气温度低于体表温度时,体热将使与皮肤接触的较冷空气加温,由于空气的不断流动——对流,便将体热带走,从而达到散热的目的。因此严格讲,对流是传导散热的一种特殊方式。显然,对流散热的方式受风速的影响很大,在体表温度与环境温度之间的温差不变的情况下,风速越大,散热越多,风速减小,散热减慢。另一方面,当衣着尤其是棉毛织物覆盖在皮肤表面时,可于体表形成不流动的空气层,阻碍对流,减弱传导散热而利于保暖。

以辐射、传导、对流的方式散热只有在体表温度高于外界气温的前提下才能进行。一旦外界气温等于或高于体表温度(约30℃)时,辐射、传导和对流散热就会停止,人体不但不能运用上述方式散热,反而会从周围环境吸热,此时,蒸发便成为体表散热的唯一方式。

(3)蒸发　蒸发是利用水分从体表汽化时吸收体热的一种散热方式。体表每蒸发1 g水,可吸收并放散体热2.43 kJ。人体蒸发的形式分为不显汗和显汗两种。不显汗又称不感蒸发,是指水分直接透出皮肤和黏膜表面,在未聚成明显水滴之前便被蒸发的一种形式。它是在身体表面上弥漫性地持续进行,即使在寒冷季节也依然存在。一个人每天的不显汗量大约有1 L,其中通过皮肤蒸发量为0.6~0.8 L,通过呼吸蒸发量为0.2~0.4 L。不显汗与汗腺活动无直接关系,受体温和环境温度的影响,在环境温度不变时,体温每升高1℃,不显汗增加约15%。显汗是指通过汗腺分泌在皮肤表面有明显汗滴存在而被蒸发的方式,也可称为可感蒸发,其主要意义是散热。汗腺分泌量差异很大,在冬季或低温环境中,无汗液分泌或分泌量少形不成汗滴,一般计入不感蒸发。在夏季或高温环境中,或剧烈运动及劳动时,汗腺分泌量可达每小时1.5 L或更多。通过汗液蒸发放散大量体热,使体热不致瘀积体内导致体温骤升。

2. 散热过程的调控

(1)出汗　即汗腺分泌汗液的活动。人在安静状态下,环境温度在30℃左右时开始出汗。劳动或运动时,气温虽在20℃以下,亦可出汗,这类出汗又称温热性出汗。汗液分泌量与体热发散的需要相适应。出汗速度取决于参与活动的汗腺数量和它的活动强度。影响出汗的因素包括劳动强度、环境气温、湿度、风速等。劳动强度越大,环境气温越高,出汗量越多,速度越快;环境湿度大,汗液蒸发困难,体热不易发散,导致出汗增多;风速大时,汗液易于蒸发,体热易于发散,出汗量则减少。人在高温、高湿、小风速(或无风)环境中,不但辐射、传导、对流的散热停止,蒸发散热也很困难,造成体热瘀积,容易发生中暑。所谓中暑(heat stroke)是指因高温环境或受到烈日的暴晒而引起的疾病。正常情况下,汗液的密度(过去常称为比重)在1.001~1.006 g/cm³,pH值为6.2~8.2,汗液中水分约占99%以上,固体成分不足1%。在固体成分中,大部分是NaCl,还有少量KCl、尿素、乳酸、丙酮酸和葡萄糖等。汗液中的NaCl浓度一般低于血浆,是由于汗液在流经汗腺管时,部分NaCl被重吸收所致。因为汗液是低渗的,因此当人大量出汗时,可造成机体高渗性脱水。但是出汗速度过快时,汗腺管来不及重吸收NaCl,大量的NaCl将随汗液排出,此时机体除丢失大量水分外,还丢失了大量NaCl,因此应注意及时补充水分和NaCl,否则会引起电解质紊乱,重者可影响神经肌肉组织兴奋性而发生"热痉挛"。

除温热性出汗外,精神紧张和情绪激动也可引起出汗,称为精神性出汗。精神性出汗的汗液主要见于手掌、足跖、腋窝等处。精神性出汗在体温调节中意义不大。

(2)皮肤血流量改变　皮肤通过辐射、传导、对流方式散热的多少取决于皮肤与环境之间的温度差,而皮肤温度的高低是由流经皮肤的血流量的多少来调控的。因此,皮肤的血流量对体热的发散有重要作用。

皮肤血液循环具有在乳头层下形成较多的动脉网、皮下毛细血管卷曲形成静脉丛和动静脉吻合支等特点,故而皮肤血流量可以在很大范围内变动以改变皮肤温度。人体皮肤血管受交感神经控制。在寒冷环境中,交感神经活动增强,皮肤血管收缩,血流量减少,皮肤表层温度降低,形成阻热层,发挥隔热器的作用,使散热量大幅度下降,防止体热散失;在炎热的环境中,交感神经兴奋性降低,皮肤小动脉舒张,动静脉吻合支开放,皮肤血流量增加,有大量热量从机体深部被血流带到体表,使皮肤温度增高,此时机体表层犹如一散热器,散热能力显著增加,以防止体温升高;环境温度适中或机体处于安静状态,产热量没有大幅度改变时,机体既不出汗,也无寒战,仅靠调节皮肤血管口径,改变皮肤血流量,通过皮肤温度调控散热量,就能使体热的产生和发散达到平衡。

## 三、体温调节

人体体温的相对恒定,有赖于自主性和行为性两种体温调节功能的活动。自主性体温调节(automatic thermoregulation)是在下丘脑体温调节中枢控制下,随机体内外环境温热性刺激信息的变动,通过增减皮肤血流量、发汗、战栗等生理反应,调节体热的放散和产生,使体温保持恒定。行为性体温调节(behavioral thermoregulation)是指机体通过一定的行为来保持体温相对恒定。如动物避开过冷或过热的环境向适宜的温度环境靠近,或改变姿态如蜷缩而保暖,伸展肢体而散热,以及人类在寒冷时拱肩缩背、踏步跺脚以御寒等。行为性体温调节是以自主性体温调节为基础的,是对自主性体温调节的补充。其他如人类的生火取暖、衣着增减、人工御寒防暑措施的采取等,均属行为性体温调节。生理学仅讨论自主性体温调节,它是通过复杂的非条件反射来实现的。

### (一)温度感受器

1. 外周温度感受器  实验研究发现,在动物的皮肤、黏膜和腹腔等处都存在温度感受器,包括热觉感受器和冷觉感受器。它们的传入冲动频率在一定范围内能灵敏反映温度的改变,对机体外周部位的温度起监测作用。其传入冲动到达中枢后,除产生温度感觉之外,还能引起体温调节反应。

2. 中枢性温度敏感神经元  在下丘脑、脑干网状结构和脊髓等部位,都存在对温度敏感的神经元。动物实验在下丘脑前部加温或冷却,发现在视前区-下丘脑前部(preoptic anterior hypothalamus,PO/AH)存在着热敏神经元和冷敏神经元。下丘脑局部加温时热敏神经元的放电记录和呼吸曲线的放电频率随局部脑组织温度升高而增加,而后者的放电频率则随局部脑组织的降温而增加(图 7-5)。在视前区-下丘脑前部的神经元中,约有 30% 是热敏神经元,有 10% 是冷敏神经元,其余是对温度不敏感的神经元。其中某些对温度敏感的神经元,能够对下丘脑以外的部位,如中脑、延髓、脊髓、皮肤等处的温度变化发生反应,表明外周温度信息都会聚于这类神经元。这类神经元还能直接对致热物质和 5-羟色胺、去甲肾上腺素等发生反应。另外在脊髓、延髓及脑干网状结构,都发现存在有对局部温度变化发生反应的神经元,这些温度敏感神经元,还具有接受来自皮肤等处的外周温度信息并把这些信息向视前区-下丘脑前部输送的功能。

### (二)体温调节中枢

具有体温调节作用的中枢结构,广泛地存在于中枢神经系统各级部位。脑分段切除、部分破坏以及电刺激等实验研究均证明,只要保持下丘脑及其以下部位神经系统结构完整,动物便

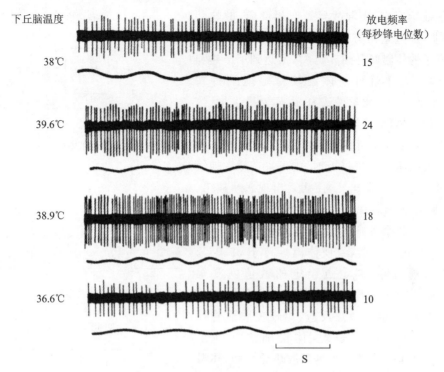

下丘脑温度　　　　　　　　　　　　　　　　　　　　放电频率
（每秒锋电位数）

38℃　　　　　　　　　　　　　　　　　　　　　　　　15

39.6℃　　　　　　　　　　　　　　　　　　　　　　24

38.9℃　　　　　　　　　　　　　　　　　　　　　　18

36.6℃　　　　　　　　　　　　　　　　　　　　　　10

S

图 7-5　下丘脑局部加温时热敏神经元的放电记录和呼吸曲线

具有维持体温恒定的能力。据此认为，体温调节的基本中枢在下丘脑。下丘脑的视前区-下丘脑前部温度敏感神经元，既能感受它局部组织温度变化的刺激，又能对由其他途径传入的温度变化信息作整合处理。现在对体温调节中枢功能的认识，普遍认为应从整合机构这一概念去理解，而视前区-下丘脑前部被认为是体温调节中枢整合机构的中心部位。

### （三）体温调节机制

体温相对恒定是机体内稳态的重要内容之一，自主性体温调节是机体内自动控制系统功能活动的一个典型例子。如图 7-6 所示，下丘脑体温调节中枢包括调定点属控制系统，它传出指令，控制着受控即产热装置（如肝、骨骼肌）和散热装置（如皮肤血管、汗腺）的活动，使受控的机体深部温度得以维持恒定的水平。具体调节过程简述于下：当体内外温度变动使体温发生变化时，通过外周温度感受器和中枢温度敏感神经元，将体温变化的信息，由相应的传入途径传入中枢，视前区-下丘脑前部汇集各种信息进行最后整合处理，再由广泛的传出途径，包括自主神经系统（支配汗腺、皮肤血管）、躯体神经（支配骨骼肌等）、内分泌腺（分泌肾上腺素等），调节人体的产热过程和散热过程，结果使变化了的体温再恢复到原来的水平。

体温调节的调定点学说认为，体温的调节类似于恒温调节器，视前区-下丘脑前部的中枢性温度敏感神经元，在体温调节中起调定点的作用。调定点（set point）是指控制体温稳定的平衡点，类似恒温装置中的控制器。调定点有其自身设定的温度值，这个数值实际上反映了温度敏感神经元的敏感性（阈值）。如调定点设定数值为 37.0℃，则当体温超过 37.0℃时，可刺激热敏神经元兴奋，它发出的冲动可加强散热装置的活动，引起出汗等散热反应，同时抑制产热装置，减少产热，通过这两方面的活动使散热大于产热，将升高了的体温调回到 37.0℃，使产热和散热达到平衡。当体温低于 37.0℃时，则刺激冷敏神经元兴奋，其冲动传至产热装置和散热装置,使产热装置兴奋,引起战栗等产热反应,散热装置则被抑制,通过这两方面的活动又使产热大于散热,将降低了的体温回升到37.0℃,又达到了产热和散热的平衡,这样就可使体温较稳定地维持在37.0℃的水平上。依此学说认为,由病原微生物(致热原)引起的发热,是致热原使热敏神经元兴奋性下降,使调定点设定数值上移所致。譬如调定点上移至39.0℃,实际体温为37.0℃时,则可兴奋冷敏神经元引起产热反应和抑制出汗,使病人出现恶寒战栗、无汗等发热的临床表现。当体温上升达到39.0℃时,热敏神经元和冷敏神经元活动处于平衡状态,保持了产热与散热的平衡,致使体温维持于39.0℃。如果致热原被清除,调定点设定的数值恢复至37.0℃,此时39.0℃的体温就会兴奋热敏神经元,从而抑制产热反应,增强散热反应,出现皮肤血管扩张、出汗等退热的临床表现,体温随之回降至37.0℃,并在此水平上维持产热和散热的平衡,体温又恢复正常。

人生活在自然和社会环境之中,生理、心理和社会环境的刺激是经常存在的,这些刺激可以引起多方面生理功能的改变,人体的体温也不例外。研究

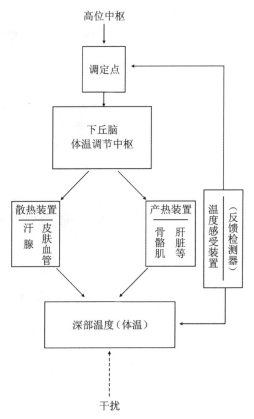

图 7-6　体温调节装置自动控制示意图

表明,生活在紧张环境的人,当紧张刺激作用于人体时,可以通过大脑活动引起下丘脑自主神经中枢特别是交感神经系统兴奋,使心跳、呼吸加快,代谢率增加,从而引起体温的升高,并通过出汗加速体热的散发。动物实验也证明,如将动物放入 22℃ 的房间中,可使动物散热增加,经过多次重复后,将此房间的温度降至 10℃,受试动物进入这一房间后,仍可以引起散热的增加。相反,温暖房间生活的动物,多次放入 10℃ 的房间,可以引起动物产热增加,而后即使将这一房间的温度升高到一定温度,当受试动物再次进入这一房间时,仍可引起该动物产热增加,使体温升高。这表明,环境中的非温度因素,可以引起机体产热和散热的改变,从而改变体温。

## 四、人体对高温、寒冷环境的反应和习服

### (一)人体对高温环境的反应

除盛夏酷暑气温增高外,高温还是工农业生产和军事作业中经常遇到的问题。在高温条件下劳动,人体受到高气温和热辐射的影响,产热量增加,此时体热非但不能有效放散,身体反而会从周围高温环境的辐射和传导中吸收热量,所以蒸发就成为机体散热的唯一方式。在温度较高时,发汗较多,汗液往往不能全部得到蒸发,而是成汗珠流失,起不到蒸发散热作用,尤其在高气温、高湿度、低风速的时候更是如此。在大量出汗时,可使机体损失水分和 NaCl,导致人体脱水及电解质紊乱,严重者可产生酸中毒,所以对高温条件下的作业人员要及时补充一定量的水分和 NaCl,高温作业还可产生心率加快、血压升高、消化酶分泌量减少、胃肠运动减弱,以及尿液浓缩、中枢神经系统功能抑制等生理反应,故应注意适时采取有效的降温防暑措施。如果人

体长时间产热和产热的总量大于散热量，多余的热量在体内蓄积，超过人体耐受限度，将会发生体温调节紊乱而导致体温增高，产生热痉挛等，应注意防护。

### （二）人体对寒冷环境的反应

人体在寒冷和低温环境中，经由中枢神经系统和内分泌系统等调节机构协同发挥作用，使皮肤血管收缩、血流量减少、体表温度下降而减少体热放散，与此同时，兼有战栗发生而使体热产量增加，故而体温不致随环境温度降低而降低。人体在低温寒冷环境中时间过长，或人体产热量减少，不足以维持正常体温而发生体温降低时，则出现人体代谢率降低、氧耗量减少，使神经系统功能处于抑制状态，产生感觉减退、反应迟钝、嗜睡及意识障碍等自身防卫反应。但是在低温状态下，由于代谢率降低、氧耗量减少，可以使体内组织和重要器官包括心脏和大脑，对缺氧的耐受性增强，能耐受较长时间的血流阻断而不致发生不可逆性组织损伤，这就是低温麻醉的生理学基础。有实验资料证明，在低温状态下，大脑等重要器官组织，耐受血流阻断时间较正常体温时长 6～10 倍，这就给这些器官在阻断血流情况下进行手术带来了可能性。我国生理学家赵以炳教授是我国低温生理研究的创始人，为开创我国低温生理学的研究做出了重要贡献。

### （三）习服

人们在较热或较冷环境中长期居住、生活和工作，对这种环境的温度，能够逐步发生适应而维持正常健康状态，这种对环境的适应称为习服。对高温和寒冷习服的人，虽然在高温或寒冷的环境中生活和工作，但并不出现高、低温引起的不良反应，仍能正常地生活和工作，这是由于长期的高温或寒冷的刺激使他们对高温或寒冷的耐受力提高了的缘故。但是习服也是有限度的，环境温度超出一定范围，对高温或寒冷习服的人同样也不能耐受。人类对环境温度的耐受范围与环境湿度有关，湿度越大，耐受范围越小。在干燥的环境中，健康人裸体长时间耐受的环境温度范围在 15.1～54.4℃，超出这个范围，体温将随环境温度的改变而改变。

## 思　考　题

1. 名词解释

能量代谢　基础代谢率　体温
食物特殊动力作用　调定点

2. 影响能量代谢的因素有哪些？

（陈新祥）

# 第八章

# 肾脏的排泄

**1. 掌握** 排泄、肾小球滤过率、有效滤过压等概念；尿生成的 3 个阶段；影响尿生成的因素。

**2. 理解** 肾小管和集合管重吸收的部位、方式、特点；肾小管和集合管分泌作用的生理意义；正常尿量及尿量异常，排尿反射的过程。

**3. 了解** 肾脏的结构和循环特点；尿液的浓缩和稀释；尿的成分和理化性质。

## 第一节 概 述

排泄(excretion)是指机体将代谢所产生的终产物和过多的物质以及进入机体的某些异物，经血液循环通过相应的途径排出体外的过程。食物经消化吸收后留下的残渣由直肠排出，因未进入内环境，故不属于排泄。

机体排泄的主要途径有：①经呼吸器官，通过呼气排出水、$CO_2$ 和挥发性药物等。②经消化器官，排泄来自胆汁的胆色素和无机盐(钙、铁、镁等)。③经皮肤，排出水、$NaCl$、$KCl$、尿素和乳酸等。④经肾，排泄绝大多数的代谢终产物和过多的物质等。

由于肾排出的代谢终产物种类最多、数量最大，故肾是机体最主要的排泄器官。它以泌尿的形式实现排泄代谢废物和进入机体的异物、调节机体水和电解质的平衡以及调节机体酸碱平衡的功能。此外，肾脏也具有内分泌功能，能产生肾素、促红细胞生成素、前列腺素等多种生物活性物质。本章仅介绍肾的排泄功能，重点阐述肾生成尿的过程及其调节机制。

### 一、肾的结构特点

#### (一)肾单位和集合管

肾单位(nephron)是肾的基本功能单位，它与集合管共同完成泌尿功能。人的两肾共有170 万～240 万个肾单位。每个肾单位由一个球形的肾小体和一根细长而弯曲的肾小管组成(图 8-1)。

肾小体包括肾小球与包裹在肾小球外面的肾小囊两个部分。肾小球是入球小动脉和出球小动脉之间的一团盘曲成球状的毛细血管网。肾小球的包囊是肾小囊，它由两层上皮细胞构成，两层之间为囊腔，与肾小管相通。

肾小管的起始段高度屈曲，走行于肾皮质内，称为近曲小管。走行于髓质内的一段呈"U"

形,称为髓袢。髓袢又分为降支和升支。与近曲小管相连接的是髓袢降支粗段,以后管径缩窄,称为降支细段。降支细段在髓袢顶端折返向上称为升支细段,以后管径又增粗而称为升支粗段,升支粗段与远曲小管相连。远曲小管最后汇入集合管。近曲小管和髓袢降支粗段合称为近球小管;髓袢升支粗段和远曲小管合称为远球小管。

集合管虽然不包括在肾单位中,但在尿生成,尤其在尿液的浓缩过程中起重要作用。许多集合管再合并汇入乳头管,尿液最后经肾盏、肾盂进入输尿管。

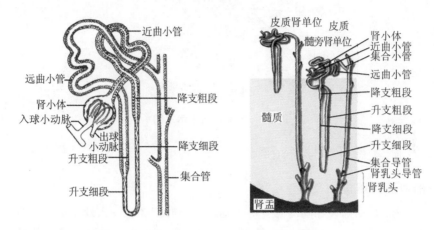

图 8-1 肾单位结构示意图

## (二)皮质肾单位和近髓肾单位

根据肾小体在皮质中的位置不同,可将肾单位分成皮质肾单位和近髓(或髓旁)肾单位(图8-1),两者在结构上有一定差异,两类肾单位的主要区别见表8-1。

表 8-1 皮质肾单位和近髓肾单位的结构特点比较

| 类别 | 皮质肾单位 | 近髓肾单位 |
|---|---|---|
| 分布 | 肾皮质的外、中层 | 肾皮质的近髓层 |
| 占肾单位总数 | 85%~90% | 10%~15% |
| 肾小球体积 | 较小 | 较大 |
| 入、出球小动脉口径 | 入球小动脉>出球小动脉 | 差异甚小 |
| 出球小动脉分支 | 形成的毛细血管网几乎全部缠绕在皮质部肾小管周围 | 形成肾小管周围毛细血管网和"U"形直小血管 |
| 髓袢 | 短,只达外髓层 | 长,深入内髓层,甚至达乳头部 |
| 球旁器 | 有,肾素含量多 | 几乎无 |

## (三)球旁器

球旁器(juxtaglomerular apparatus)又称近球小体,由 3 种特殊的细胞组成,即球旁细胞(也叫颗粒细胞)、球外系膜细胞和致密斑(图8-2)。

球旁细胞是位于入球小动脉中层平滑肌细胞的肌上皮样细胞,内含分泌颗粒,可释放肾素。致密斑由位于远曲小管起始部分的呈高柱状的上皮细胞构成,其功能是感受小管液中 NaCl 含量的改变,并将信息传递给相邻的球旁细胞,调节肾素的分泌。球外系膜细胞是介于出球小动脉和入球小动脉之间的一群细胞,有吞噬作用。

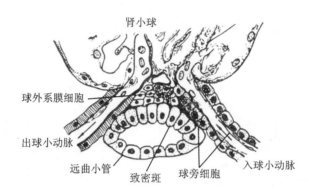

图 8-2　球旁器组成示意图

## 二、肾的血液循环及其特征

### (一)肾的血液循环

肾的循环途径:肾动脉→叶间动脉→弓形动脉→小叶间动脉→入球小动脉→肾小球毛细血管网→出球小动脉→肾小管周围毛细血管网和直小血管→小叶间静脉→弓形静脉→叶间静脉→肾静脉。

### (二)肾血液循环的特点

1. 血流量大　正常成人安静时,每分钟流经两肾的血液量占心输出量的 20％～25％,约 1 200 mL/min,居全身器官血流量之首,有利于其完成尿的生成功能。肾内的血液分配并不均匀,肾血流量的 94％左右分布于皮质,5％～6％分布于外髓质层,其余不到 1％供应内髓质层。通常所称的肾血流量主要是指肾皮质血流量而言。

2. 肾内有串联的两套毛细血管网　第一套是肾小球毛细血管网,介于入球小动脉和出球小动脉之间。由于肾动脉直接来自于腹主动脉,血压较高,加之入球小动脉短而粗,出球小动脉长而细,使得肾小球毛细血管血压较高,有利于肾小球的滤过作用。第二套是肾小管周围毛细血管网,由出球小动脉分支所形成,缠绕于肾小管周围或形成与髓袢平行的"U"形直小血管。这些毛细血管的血压较低,且胶体渗透压较高,有利于肾小管的重吸收(图 8-3)。

### (三)肾血流量的调节

肾血流量的调节包括肾血流量的自身调节和神经及体液调节。

1. 自身调节　动脉血压在 10.7～24.0 kPa(80～180 mmHg)范围内变动时,肾血流量不依赖神经和体液调节而维持相对稳定,这称为肾血流量的自身调节。当动脉血压升高时,入球小动脉受到牵张刺激,从而引起血管平滑肌紧张性增强,入球小动脉半径缩小,阻力增大,结果肾血流量不会因动脉血压的升高而增加;反之,动脉血压降低时,入球小动脉管壁平滑肌渐舒张,管径变大,阻力减小,肾血流量不会减少。

2. 神经和体液调节　肾脏主要受交感神经支配。正常情况下,肾交感神经的紧张性较低,对肾血流的调节作用不大,但当机体进行剧烈活动、环境温度升高或大出血时,交感神经兴奋,肾血流量减少,以保证心、脑等重要脏器的血液供应。

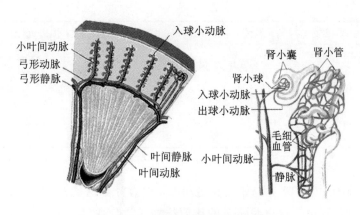

**图 8-3 肾的血液循环示意图**

肾上腺素和去甲肾上腺素也能使肾血管收缩,减少肾血流量。其对肾血流影响的生理意义与交感神经类似。此外,血管紧张素Ⅱ可使肾血管强烈收缩,前列腺素可使肾血管扩张,在肾血流量的调节中也起一定作用。

# 第二节 尿的生成过程

尿液来源于血浆,是在肾单位和集合管的协同作用下形成的。尿液的生成是一个连续复杂的过程,其过程包括:肾小球的滤过作用、肾小管和集合管的重吸收作用及肾小管和集合管的分泌作用。

## 一、肾小球的滤过作用

血液流经肾小球时,血浆中的水和小分子物质在有效滤过压的驱动下经滤过膜进入肾小囊腔形成原尿的过程,称为肾小球滤过(glomerular filtration)。

肾小球滤过是尿生成的第一步。血液流经肾小球毛细血管网时,除血细胞和大分子的蛋白质外,血浆中的部分水分、电解质和有机物,均可从肾小球毛细血管滤入肾小囊腔内,形成原尿。原尿中除不含大分子的蛋白质外,其余成分和各成分的浓度均与血浆近似(表 8-2)。实验证明肾小球有滤过作用,原尿是血液的超滤液。

**表 8-2 血浆、原尿和终尿物质含量及每天的滤过量和排出量**

| 成分 | 血浆(g/L) | 原尿(g/L) | 终尿(g/L) | 终尿/血浆(倍数) | 滤过总量 | 排出量(g/D) | 重吸收率(%) |
| --- | --- | --- | --- | --- | --- | --- | --- |
| $Na^+$ | 3.3 | 3.3 | 3.5 | 1.1 | 594.0 | 5.3 | 99 |
| $K^+$ | 0.2 | 0.2 | 1.5 | 7.5 | 36.0 | 2.3 | 94 |
| $Cl^-$ | 3.7 | 3.7 | 6.0 | 1.6 | 666.0 | 9.0 | 99 |
| 碳酸根 | 1.5 | 1.5 | 0.07 | 0.05 | 270.0 | 0.1 | 99 |
| 磷酸根 | 0.03 | 0.03 | 1.2 | 40.0 | 5.4 | 1.8 | 67 |
| 尿素 | 0.3 | 0.3 | 20.0 | 67.0 | 54.0 | 30.0 | 45 |
| 尿酸 | 0.02 | 0.02 | 0.5 | 25.0 | 3.6 | 0.75 | 79 |

续表

| 成分 | 血浆(g/L) | 原尿(g/L) | 终尿(g/L) | 终尿/血浆(倍数) | 滤过总量 | 排出量(g/D) | 重吸收率(%) |
|---|---|---|---|---|---|---|---|
| 肌酐 | 0.01 | 0.01 | 1.5 | 150.0 | 1.8 | 2.25 | 0 |
| 氨 | 0.001 | 0.001 | 0.4 | 400.0 | 0.18 | 0.6 | 0 |
| 葡萄糖 | 1.0 | 1.0 | 0 | 0 | 180.0 | 0 | 100[①] |
| 蛋白质 | 微量 | 0 | 0 | 0 | 微量 | 0 | 100[①] |
| 水 | | | | | 180 L | 1.5 L | 99 |

①几乎为100%

　　单位时间(每分钟)内两肾所生成的超滤液量,称为肾小球滤过率(glomerular filtration rate,GFR)。肾小球滤过率与肾血浆流量的比值称为滤过分数(filtration fraction,FF)。肾小球滤过率与体表面积有关,体表面积为 1.73 m² 的个体,肾小球滤过率约 125 mL/min,肾血浆流量约为 660 mL/min。按此计算,滤过分数约为 19%,即流经肾的血浆约有 1/5 被滤出。两侧肾每昼夜从肾小球滤出的原尿总量可高达 180 L,约为体重的 3 倍。

　　血液流经肾小球形成原尿时,须通过滤过膜,而且还需要有一定的滤过动力,即有效滤过压才能进行。

### (一)滤过膜及其通透性

　　滤过膜是肾小球滤过作用的结构基础。肾小球滤过膜是一种具有多种孔道的半透膜,由 3 层结构组成。内层是肾小球毛细血管内皮细胞、中间层是基膜、外层是肾小囊脏层上皮细胞,每层都存在不同直径的小孔。在电子显微镜下观察到,毛细血管内皮细胞上小孔直径为 50~100 nm,可阻止血细胞通过,对血浆中的物质几乎无阻挡作用;基膜小孔直径为 4~8 nm,可限制血浆蛋白滤出;肾小囊脏层上皮细胞小孔直径为 4~14 nm,具有许多足样突起附着在基膜上,足突之间的裂隙上覆盖着一层裂隙膜,可限制血浆蛋白通过(图 8-4),它是滤过膜的最后一道屏障。此外还发现,滤过膜的 3 层结构中,每层都覆盖着一层带负电荷的糖蛋白。3 层结构的小孔组成机械屏障,负电荷的糖蛋白起着电荷屏障。机械屏障作用比电荷屏障作用明显。

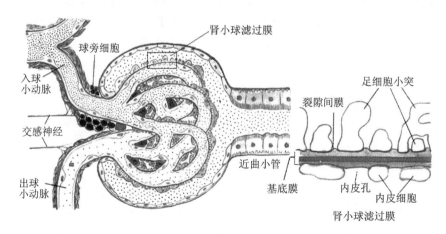

**图 8-4　肾小球滤过膜示意图**

　　血浆中的物质能否通过滤过膜,取决于被滤过物质的半径及所带的电荷。半径小于 1.8 nm、分子量小于 6 000 的带正电荷或呈电中性的物质,如 $Na^+$、水、葡萄糖等,均可自由地通过滤过膜。半径等于或大于 3.6 nm、分子量大于 69 000 的物质,即使带正电荷,由于有机械屏障的存在,也难以通过。所以,一般以物质分子量为 70 000 作为肾小球滤过的界限。分子量大于 70 000 的完全不能通过。血浆白蛋白的分子量为 69 000,半径为 3.5 nm,但由于带负电荷,不能通过电荷屏障,所以原尿中无蛋白质。血红蛋白分子量为 64 000,半径 3.2 nm,可以滤过,但正常情况下血中游离的血红蛋白很少,即使有些血红蛋白因红细胞破坏而释出,也被血浆蛋白结合成较大的复合物而不能滤过。当大量溶血时,血中游离的血红蛋白量超过血浆蛋白所能结合的量,血红蛋白可从尿中排出,形成血红蛋白尿。在某些病理情况下,如急性肾小球肾炎时,滤过膜的糖蛋白含量减少,滤过膜的电荷屏障作用减弱,因此带负电荷的白蛋白也可滤出而出现蛋白尿。

### (二)肾小球有效滤过压

肾小球滤过作用的动力是有效滤过压(effective filtration pressure,EFP),它是三种力量相互作用的结果,即肾小球毛细血管血压、血浆胶体渗透压和肾小囊内压。肾小球有效滤过压＝肾小球毛细血管血压－(血浆胶体渗透压＋肾小囊内压)(图 8-5)。用微穿刺实验在某些动物的直接测定表明,肾小球毛细血管的入球端和出球端血压几乎相等,而血浆胶体渗透压在毛细血管的出球端却明显升高,这是因为血浆流经肾小球毛细血管时,一部分水分被逐渐滤出,而血浆蛋白质却不能滤过,因而使血浆胶体渗透压逐渐升高(表 8-3)。

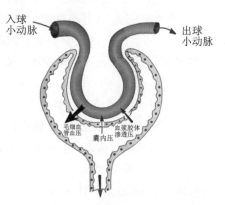

图 8-5　肾小球有效滤过压示意图

表 8-3　肾小球入球端和出球端的有效滤过压　　　　　　　单位：kPa

| 部位 | 肾小球毛细血管血压 | 血浆胶体渗透压 | 肾小囊内压 | 有效滤过压 |
|---|---|---|---|---|
| 入球端 | 6.0(45 mmHg) | 3.3(25 mmHg) | 1.3(10 mmHg) | 1.4(10 mmHg) |
| 出球端 | 6.0(45 mmHg) | 4.7(35 mmHg) | 1.3(10 mmHg) | 0 |

据此可以算出入球小动脉端的有效滤过压:45－(25＋10)＝10(mmHg)

出球小动脉端的有效滤过压:45－(35＋10)＝0(mmHg)

从以上计算表明,在肾小球毛细血管的全长上,只有前段才有滤过作用,越接近末端(出球端),滤过作用越小,甚至为零。

### (三)影响肾小球滤过的因素

肾小球滤过作用是由滤过膜、有效滤过压和肾血浆流量三项因素决定的,其中任何一项发生变化,都会对肾小球滤过作用产生不同的影响。

1. 滤过膜的通透性和滤过面积　正常人滤过膜的通透性和面积比较稳定。两肾总滤过面积在 1.5 m² 以上。在某些病理情况下,滤过膜的通透性和面积都会发生较大变化。例如,在急性肾小球肾炎时,由于一些肾小球的管腔变狭窄,使肾小球滤过面积减小,肾小球滤过亦减小,可出现少尿甚至是无尿现象。另外,滤过膜上带负电荷的糖蛋白减少或消失,滤过膜的通透性增大,使血浆蛋白质甚至是血细胞漏出,出现蛋白尿和血尿。

2. 有效滤过压

(1)肾小球毛细血管血压　动脉血压在 $10.7\sim24.0$ kPa($80\sim180$ mmHg)范围内变动时，肾血流量通过自身调节能使肾小球毛细血管血压维持相对稳定，此时肾小球滤过率无明显改变。当动脉血压低于 $10.7$ kPa($80$ mmHg)，超出了肾血流量自身调节范围，肾小球毛细血管血压便相应降低，以致滤过率下降，出现尿量减少；当动脉血压低至 $5.3$ kPa($40$ mmHg)时，则肾小球滤过率下降到接近于零，可导致无尿产生。

(2)血浆胶体渗透压　在正常情况下，血浆蛋白质浓度比较稳定，血浆胶体渗透压的改变极小，对有效滤过压影响不大，肾小球滤过率变化较小。若因某些疾病使血浆蛋白含量减少时，血浆胶体渗透压降低，则有效滤过压和滤过率增加，尿量增多。快速静脉注射大量生理盐水后引起尿量增加，其主要原因之一就是由于血浆被稀释，血浆蛋白浓度降低，引起血浆胶体渗透压下降，有效滤过压增大，肾小球滤过率增加所致。

(3)肾小囊内压的改变　正常情况下，肾小囊内压比较稳定。当尿路梗阻时，如结石、肿瘤、前列腺肥大等阻塞或压迫尿路时，尿排出受阻，肾小囊内压可逆行性升高，使有效滤过压和滤过率减小。

3. 肾小球血浆流量　如前所述，当血液流经肾小球毛细血管时，由于水和小分子物质被滤出，因而使血浆胶体渗透压逐渐升高。血浆胶体渗透压升高的快慢，与肾小球血浆流量的大小有关。肾血浆流量大时，肾小球毛细血管内的血浆胶体渗透压上升速度较慢，这样，具有滤过作用的毛细血管段就较长，甚至整个毛细血管都有滤过作用，因而滤过率增加。反之，肾小球血浆流量减少时，则血浆胶体渗透压上升的速度较快，很快就使有效滤过压达到零，因而具有滤过作用的毛细血管段缩短，滤过率也就减少。

## 二、肾小管与集合管的重吸收作用

原尿由肾小囊进入肾小管后，称为小管液。小管液流经肾小管和集合管时，其中大部分水分和溶质透过管壁重新回到血液中的过程，称为重吸收(reabsorption)。原尿经过肾小管和集合管，最后形成终尿。

肾小管和集合管对小管液的重吸收作用十分强大。正常人每天由肾小球滤过形成的原尿量约180 L，而每天排出的终尿量仅 1.5 L，说明99％以上的滤液在流经肾小管和集合管时被重吸收回血液。肾小管和集合管对各种物质的重吸收程度不同。有的被完全重吸收，如葡萄糖、氨基酸等；有的被大部分重吸收，如 $HCO_3^-$、水等；有的则完全不被重吸收，如肌酐。这表明肾小管对各种物质的重吸收是有选择性的，这样既能有效地排出代谢终产物、体内过剩物质或异物，又避免了营养物质的流失。

### (一)重吸收的部位

肾小管各段和集合管都有重吸收的功能，但近球小管重吸收的物质种类最多，数量最大，因而是各类物质重吸收的主要部位(图 8-6)。这是由近球小管的一些结构和功能特点决定的。如近球小管上皮细胞的管腔膜上有大量密集的微绒毛形成的刷状缘，使吸收面积达 $50\sim60$ $m^2$；管腔膜对 $Na^+$、$K^+$、$Cl^-$ 等的通透性大；上皮细胞内有大量的线粒体，代谢活跃，管腔膜上的载体数量以及管周膜和基侧膜上钠泵的数量多。正常情况下，小管液中的葡萄糖、氨基酸等营养物质，几乎全部在近球小管重吸收。80％～90％的 $HCO_3^-$、65％～70％的水和 $Na^+$、$K^+$、$Cl^-$等也在此重吸收。余下的水和盐类的绝大部分在髓袢细段、远曲小管和集合管重吸收，少量随尿排出。虽然远曲小管、集合管重吸收的量较近球小管的少,但由于它们分别受到抗利尿激素和醛固酮的调节,因此与机体内水盐和酸碱平衡的调节密切相关。

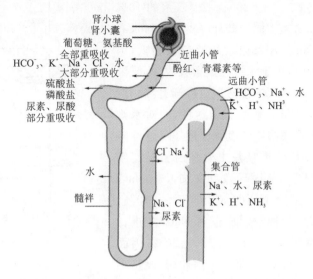

图 8-6 肾小管和集合管的重吸收及其分泌作用示意图

### (二)重吸收的方式

肾小管和集合管对各类物质的重吸收方式包括被动重吸收和主动重吸收。

被动重吸收是指小管液的物质顺电-化学差从管腔内转运到管周组织液并进入血液的过程。如尿素顺浓度差、$Cl^-$顺电位差、水顺渗透压差被重吸收。

主动重吸收是指肾小管和集合管上皮细胞在耗能的情况下,将小管液中的溶质逆电-化学差转运到管周组织液并入血的过程。主动重吸收根据能量提供情况,又分为原发性和继发性主动重吸收两种。前者所需能量由 ATP 分解直接提供,如 $Na^+$ 和 $K^+$ 的重吸收主要靠细胞管周膜上的钠泵分解 ATP 提供能量;后者所需能量不是直接来自钠泵,但是同 $Na^+$ 的主动重吸收耦联进行的,其动力来自钠的顺电-化学梯度转运时释放的能量,故是间接消耗能量。存在于细胞膜上的转运体有两种类型,即同向转运和逆向转运。两种转运体都可同时转运两种或两种以上物质,前者转运物质的方向相同,称协同转运。如 $Na^+$ 和葡萄糖的转运、$Na^+$ 和氨基酸的转运;后者转运物质的方向相反,称逆向转运。如在集合管发生的 $Na^+$-$H^+$ 交换。

### (三)几种主要物质的重吸收

1. NaCl 和水的重吸收 近球小管中,$Na^+$ 的重吸收以主动重吸收为主(2/3),$Cl^-$ 随 $Na^+$ 的重吸收所造成的电位差而被动地重吸收,水则伴随盐的重吸收而被动重吸收,因此,近球小管液体的重吸收是等渗性重吸收。

正常情况下,近球小管可重吸收水和 $Na^+$ 的量为滤过量的 $65\%\sim70\%$,这一重吸收比率相当恒定。近球小管主动重吸收 $Na^+$ 的机理,通常用"泵-漏模式"来解释。现已证明,钠泵存在于细胞膜的基侧膜和管周膜上。它将细胞内的 $Na^+$ 主动转运到细胞的管周间隙和细胞间隙,从而降低细胞内 $Na^+$ 浓度,使小管腔中的 $Na^+$ 顺浓度梯度和电位梯度从腔面膜不断地扩散入细胞;同时,由于细胞间隙中 $Na^+$ 浓度升高,渗透压也升高,水也随之进入细胞间隙。这样,细胞间隙的静水压升高,促进 $Na^+$ 和水进入小管周毛细血管。增高的静水压还可使紧密连接撑开,

使一部分 $Na^+$ 和水通过细胞间连接的"漏洞"返漏入小管腔(图8-7)。因此,近球小管对 $Na^+$ 和水的实际重吸收量应等于其重吸收量减去返漏量。

髓袢能重吸收滤过 $Na^+$ 的 $20\%\sim30\%$、水的 $10\%$ 左右,但各段的重吸收功能不同。髓袢降支细段对水有较好的通透性,但对 $Na^+$、$K^+$、尿素的通透性很低,因此,当小管液通过该段时,由于水被逐渐重吸收,小管液的溶质浓度逐渐升高,小管液的渗透压也逐渐升高。髓袢升支细段对 $Na^+$、$Cl^-$ 和尿素都有通透性,而对水则几乎无通透性,因而小管液溶质浓度和渗透压又逐渐降低。但升支细段中 NaCl 的重吸收主要是由于降支细段中形成的高 NaCl 浓度,从而导致升支细段中 NaCl 的被动扩散。该段约吸收滤液中 NaCl 的 $5\%\sim10\%$。髓袢升支粗段对水的通透性仍较低,但对 NaCl 能进行主动重吸收,重吸收滤液中 NaCl 的 $15\%\sim20\%$,因而使小管液的浓度和渗透压进一步降低。因此,该段是小

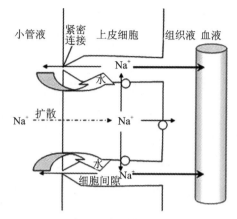

**图8-7 $Na^+$ 在近球小管重吸收示意图**
空心圆表示钠泵

管液的主要"稀释段"。从整个髓袢来说,NaCl 的重吸收大于水的重吸收。它与近球小管不同,小管液重吸收是高渗性的重吸收。这一特点与髓质高渗区的形成及尿液的浓缩和稀释机制有密切关系。

远曲小管和集合管能主动重吸收滤液中 $Na^+$ 的 $10\%$,重吸收水的 $20\%$ 左右。远曲小管和集合管重吸收的最大特点是 $Na^+$ 和 $H_2O$ 重吸收的分离。$Na^+$ 的重吸收受醛固酮的调节,而水的重吸收则受抗利尿激素的控制。虽然在通常情况下,进入远曲小管的 $Na^+$ 只剩下滤过总量的 $10\%$,水剩下约 $20\%$,但经过远曲小管和集合管的重吸收,最后两者只有约 $1\%$ 由终尿排出。因此,远曲小管和集合管的重吸收作用只要稍有改变,尿量和尿中的 $Na^+$ 含量就可发生显著的变化,属于调节性重吸收。而其余各段对 $Na^+$、水的重吸收属于必然性重吸收。

2. $HCO_3^-$ 的重吸收  小管液中的 $HCO_3^-$ 大部分在近球小管以 $CO_2$ 的形式被重吸收。血液中的 $NaHCO_3$ 滤入小管液中后,可解离为 $Na^+$ 和 $HCO_3^-$。$Na^+$ 被主动重吸收,而小管液中 $HCO_3^-$ 不易透过管腔膜,因此它先与小管细胞通过 $Na^+$-$H^+$ 交换分泌的 $H^+$ 形成 $H_2CO_3$,后者再解离成 $H_2O$ 和 $CO_2$。$CO_2$ 是高度脂溶性物质,可迅速通过管腔膜而扩散入细胞。在小管细胞内碳酸酐酶的作用下,$CO_2$ 和 $H_2O$ 形成 $H_2CO_3$,然后解离为 $HCO_3^-$ 和 $H^+$,$HCO_3^-$ 可随 $Na^+$ 重吸收回血液,$H^+$ 则分泌入小管腔(图8-8)。由此可见,小管液中的 $HCO_3^-$ 是在细胞内产生的。正常人尿中一般不含 $NaHCO_3$,因为肾小管分泌的 $H^+$ 很丰富,可充分与 $Na^+$ 交换并与 $HCO_3^-$ 结合后解离成 $CO_2$ 和 $H_2O$。

3. 葡萄糖和氨基酸的重吸收  原尿中的葡萄糖浓度和血中的相等,正常人血糖浓度为 $4.48\sim6.72$ mmol/L

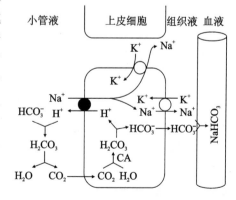

**图8-8 $HCO_3^-$ 的重吸收示意图**
CA:碳酸酐酶 实心圆表示转运体,空心圆表示钠泵

（0.8～1.2 g/L），终尿中几乎不含葡萄糖。微穿刺实验表明，葡萄糖的重吸收部位仅限于近球小管（主要在近曲小管），其余的各段肾小管无重吸收葡萄糖的能力。所以，一旦近球小管不能将小管液中的葡萄糖全部重吸收，余下部分则随尿排出。

葡萄糖的重吸收是继发于 $Na^+$ 的主动重吸收。小管液中的葡萄糖和 $Na^+$ 与上皮细胞刷状缘上的转运体结合形成复合体后，引起其构型改变，使 $Na^+$ 易化扩散入细胞内，葡萄糖亦伴随进入。在细胞内，$Na^+$、葡萄糖和转运体分离，后者恢复原构型。$Na^+$ 被泵入组织液，葡萄糖则和各处管周膜上的载体结合，易化扩散至管周组织液再入血。

肾小管对葡萄糖的重吸收是有一定限度的。血糖浓度超过 8.89～10.0 mmol/L（1.6～1.8 g/L）时，葡萄糖不能被全部重吸收，尿中即开始出现葡萄糖。尿中开始出现葡萄糖的最低血糖浓度称为肾糖阈。当血糖浓度增加到一定程度时，全部肾小管重吸收葡萄糖的能力均已达到极限，尿中葡萄糖的含量也将随血糖浓度的增加而平行增加，此值即称为葡萄糖重吸收的极限量。正常成人男性约为 2.08 mmol/min（375 mg/min），女性约为 1.67 mmol/min（300 mg/min）。

氨基酸重吸收的原理与葡萄糖基本相似，也是与 $Na^+$ 相耦联而转运的。

4. $K^+$ 的重吸收　　每日滤过的 $K^+$ 总量约为 36 g，排量约为 2.3 g，重吸收量占总滤过量的 94%，其中，在近球小管重吸收的量占滤过量的 65%～70%。终尿中的 $K^+$ 绝大部分是由集合管和远曲小管分泌的，其分泌量的多少取决于体内血 $K^+$ 浓度，并受醛固酮的调节。

## 三、肾小管和集合管的分泌作用

小管液流经肾小管和集合管时，除了其中某些成分能被重吸收外，肾小管和集合管上皮细胞还能将某些物质排到小管液。肾小管和集合管上皮细胞将自身的代谢产物排到小管液的过程称为分泌，而将血液中的物质经肾小管和集合管上皮细胞排到小管液的过程称为排泄。由于两者都是肾小管细胞进行的，而且都将物质排到小管液中，因此一般没有严格区分，统称为分泌（secretion）。肾小管和集合管的分泌和排泄作用，在维持酸碱平衡中具有重要意义。肾小管和集合管主要分泌 $H^+$、$K^+$ 和 $NH_3$。

### （一）$H^+$ 的分泌

除髓袢细段外，肾小管其他各段和集合管均有分泌 $H^+$ 的功能，但主要在近球小管。$H^+$ 的分泌与 $HCO_3^-$ 的重吸收有关。$H^+$ 的分泌有两种机制：$Na^+$-$H^+$ 交换和 $H^+$ 泵主动分泌 $H^+$。以 $Na^+$-$H^+$ 交换为主。

$Na^+$-$H^+$ 交换是指小管上皮细胞内的 $H^+$ 和小管液中的 $Na^+$ 与细胞上的转运体结合，通过逆向转运，$Na^+$ 进入细胞，$H^+$ 被分泌到小管液中的过程（图 8-9）。与 $H^+$ 同时在细胞内生成的 $HCO_3^-$ 和重吸收的 $Na^+$ 结合生成 $NaHCO_3$ 回到血液中。由此可见，近球小管每分泌一个 $H^+$，便重吸收一个 $Na^+$ 和 $HCO_3^-$，而 $NaHCO_3$ 是体内重要的"碱储备"，因此这对维持体内酸碱平衡具有十分重要的意义。

远曲小管和集合管亦分泌 $H^+$，该过程也是每分泌一个 $H^+$ 就重吸收一个 $HCO_3^-$ 回血，但与 $Na^+$ 的重吸收无关。

### （二）$K^+$ 的分泌

小管液中的 $K^+$ 绝大部分在肾小管各段和集合管重吸收入血，只有极少部分从尿中排出。尿中 $K^+$ 主要由远曲小管和集合管分泌。

$K^+$ 的分泌量取决于血浆和肾小管细胞内 $K^+$ 的浓度，$K^+$ 浓度高则分泌多，$K^+$ 浓度低则分泌少。一般认为,K$^+$的分泌与Na$^+$的重吸收密切相关。由于Na$^+$的主动重吸收,使小管液中剩下较多的负离子(如PO$_4^{3-}$、SO$_4^{2-}$等),使管腔的负电位增大,从而促进K$^+$的分泌。这种K$^+$的分泌和Na$^+$的重吸收相耦联的过程,称为Na$^+$-K$^+$交换。由于H$^+$和K$^+$的分泌都与Na$^+$存在交换关系,因此,Na$^+$-H$^+$交换和Na$^+$-K$^+$交换之间就存在着竞争性抑制。即当Na$^+$-H$^+$增多时,Na$^+$-K$^+$减少;反之,Na$^+$-H$^+$减少时,Na$^+$-K$^+$增多。例如,在酸中毒时,小管上皮细胞内的碳酸酐酶的活性增强,H$^+$的生成增多,使Na$^+$-H$^+$交换增多,相应的Na$^+$-K$^+$交换就减少,因而尿的酸度增加,而K$^+$排的量减少,从而使血中K$^+$浓度增加。

### (三)NH$_3$的分泌

远曲小管和集合管上皮细胞在代谢过程中不断产生NH$_3$(主要由谷氨酰胺脱氨产生)。NH$_3$的脂溶性很高,容易通过细胞膜向pH值低的一侧扩散。NH$_3$的分泌与H$^+$的分泌密切相关(图8-9)。一方面的H$^+$分泌能降低小管液中的pH值而有利于NH$_3$的分泌;另一方面,进入小管液的NH$_3$与H$^+$结合生成NH$_4^+$而降低了小管液中H$^+$的浓度,故又能促进H$^+$的分泌。生成的NH$_4^+$则与小管液中强酸盐(如NaCl等)的负离子结合生成铵盐(如NH$_4$Cl)随尿排出。强酸盐的Na$^+$则通过Na$^+$-H$^+$交换进入细胞,与HCO$_3^-$一起转运回血液,因此NH$_3$的分泌也能促进H$^+$的分泌,对排酸保碱,维持机体酸碱平衡也起重要作用。

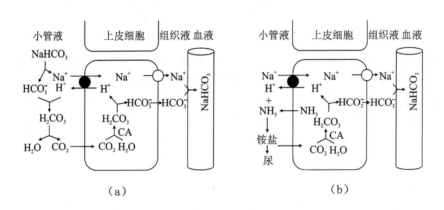

**图 8-9　H$^+$和NH$_3$的分泌示意图**

(a)H$^+$的分泌　(b)NH$_3$的分泌

CA:碳酸酐酶　实心圆表示转运体　空心圆表示钠泵

### (四)其他物质的排泄

肾小管、集合管除了能分泌H$^+$、NH$_3$和K$^+$外,还可将机体代谢产物(如肌酐、对氨基马尿酸等)以及进入机体的药物(如青霉素、酚红、碘脱特等)直接转运到管腔,这一过程称为肾小管的排泄作用。临床上常用酚红排泄试验来检查肾小管的排泄功能。

## 四、尿的浓缩与稀释

### (一)尿液的渗透压

与血浆相比,尿的渗透压变化幅度很大,最低可达30 mOsm/L,为血浆渗透压的1/10左右;最高可达1 450 mOsm/L,为血浆渗透压的4～5倍。尿的渗透压与血浆渗透压(约300 mOsm/L左右)大致相等时,称等渗尿;高于血浆时,称高渗尿,表示尿已浓缩;低于血浆时,称低渗尿,表示尿被稀释。可见,肾有很强的浓缩和稀释尿的能力。

### (二)尿浓缩和稀释的基本过程

尿的浓缩和稀释主要决定于髓袢、远曲小管和集合管对水的重吸收情况,而水的重吸收,除受抗利尿激素的调节之外,还取决于肾髓质组织液的高渗性。大量实验表明,髓质组织液渗透压比血浆渗透压高,而且由髓质外层到内层存在很大的渗透压梯度,越向内层(乳头部),渗透压越高(图 8-10)。髓质高渗梯度的形成与维持是尿浓缩的必要条件。目前,关于髓质高渗浓度梯度的建立,可用逆流倍增作用来解释。

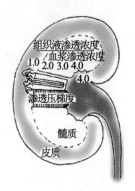

图 8-10　肾髓质高渗
梯度示意图

1. **肾髓质高渗梯度的建立**　髓质高渗梯度是通过近髓肾单位的"U"形髓袢的逆流倍增作用实现的。近髓肾单位的髓袢和直小血管都呈"U"形,构成了复杂的逆流系统,是肾髓质高渗梯度形成和维持的结构基础。除此之外,髓质高渗梯度的形成还与肾小管各段及集合管的上皮细胞对水和溶质的通透性不同有关(表 8-4)。

表 8-4　肾小管各段及集合管对几种物质的通透性

| 部位 | 水 | Na$^+$ | 尿素 |
| --- | --- | --- | --- |
| 髓袢降支细段 | 易通透 | 不易通透 | 不易通透 |
| 髓袢升支细段 | 不易通透 | 易通透 | 中等通透 |
| 髓袢升支粗段 | 不易通透 | Na$^+$ 主动重吸收 | 不易通透 |
| | | Cl$^-$ 继发主动重吸收 | |
| 远曲小管 | 有 ADH 时易通透 | 泌 K$^+$、Na$^+$-K$^+$ 交换 | 不易通透 |
| 集合管 | 有 ADH 时易通透 | 易通透 | 皮质和外髓部不易通透 |
| | | | 内髓部易通透 |

在外髓部,肾髓质的高渗梯度主要是由于髓袢升支粗段主动重吸收 NaCl 造成的。由于此段小管对水相对不通透,在小管液向皮质流动时,使小管液中的 NaCl 被逐渐向管外转运,小管液的 NaCl 浓度(渗透压)由下向上愈来愈低,而升支粗段管周围组织液的渗透压逐渐升高,于是就形成了外髓部的高渗梯度(图 8-11)。外髓高渗是肾髓质组织液高渗形成的始动能源部分。

在内髓部,肾髓质的高渗梯度则是由尿素和 NaCl 共同形成的。由于髓袢升支粗段、远曲小管和集合管的皮质段及外髓段对尿素的通透性很低,小管液流经这些部位时,在抗利尿激素作用下水分被重吸收,使小管液的尿素浓度逐渐升高,而集合管的内髓段则对尿素有通透性,因而尿素向小管外扩散,使内髓层组织中的尿素浓度增加而渗透压升高。髓袢升支细段也对尿素有通透性,集合管内髓段扩散出来的尿素,一部分可以进入升支细段,随着小管液流入集合管内髓段,重新扩散入髓质间隙,形成尿素的再循环。此外,由于髓袢升支细段小管液的 NaCl 浓度很高,因此 Na$^+$ 外移,也是造成髓质内层高渗透压的原因(图 8-11)。

2. **肾髓质高渗梯度的维持**　直小血管在维持肾髓质的高渗性中起着重要作用。直小血管也呈"U"形,伸入内髓层,并与髓袢平行。血液流经直小血管的降支和升支时也是逆向流动,两者也存在着逆流交换。

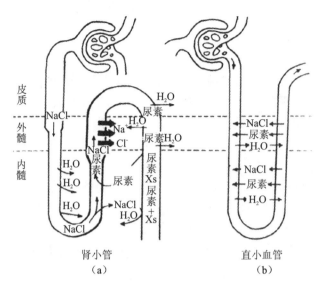

**图 8-11　尿浓缩机制示意图**

(a)髓质渗透压度的形成　(b)直小血管在渗透压梯度保持中的作用　(Xs)表示未被重吸收的物质

当血液流经直小血管的降支时,由于髓质中 NaCl 和尿素的浓度较高,于是这些溶质逐渐扩散入血管,到血管的弯曲部浓度达最高;血液流经升支时,由于血液中的 NaCl 和尿素浓度高于血管外,于是又逐渐扩散入髓质组织间液。这样,当血液流过直小血管时,并不会使肾髓质组织液中的溶质被大量带走,而只将重吸收的水分带回体循环,从而保持了肾髓质的高渗性。

3. 尿液的浓缩　由于髓袢升支粗段及远曲小管中的 NaCl 被重吸收,而水不能通透,因此进入集合管的小管液是低渗的,而集合管周围的组织液为高渗。在抗利尿激素(ADH)存在的情况下,集合管上皮对水的通透性增加,水就由小管液渗透进入组织液中,使小管液的渗透浓度不断升高,尿液因而被浓缩。

**(三)影响尿浓缩和稀释的因素**

尿的浓缩或稀释一般取决于水的重吸收量的多少,而水的重吸收量除取决于肾髓质组织间液和小管液之间的渗透压差外,还取决于集合管对水的通透性。当这些因素发生改变时,都能影响肾对尿液的浓缩或稀释(表 8-5)。

**表 8-5　影响尿浓缩和稀释的因素**

| 影响因素 | 机制及常见原因 |
|---|---|
| 髓袢功能 | 髓质高渗梯度下降:髓袢过短(小儿)、肾疾患(肾囊肿)髓袢功能受损;升支粗段协同转运 NaCl 减少(应用呋塞米、依他尼酸) |
| 直小血管血流速度 | 过快:NaCl、尿素被带走,髓质高渗梯度降低 |
|  | 过慢:水不能被及时带走,髓质高渗梯度降低 |
| 尿素浓度 | 蛋白质摄入不足(营养不良)或代谢降低使尿素生成减少 |

# 第三节　尿生成的调节

机体对尿生成的调节是通过调节肾小球的滤过以及肾小管、集合管的重吸收和分泌来完成的。关于肾小球滤过的调节在前文已有叙述。因此本节主要讨论机体对肾小管和集合管物质转运功能的调节，包括自身调节、神经调节和体液调节。神经调节和体液调节之间有着密切的联系，各种体液调节因素之间也有着相互联系。

## 一、肾内自身调节

### （一）小管液中溶质的浓度

小管液的溶质所形成的渗透压，是对抗肾小管和集合管重吸收水分的力量。如果小管液中存在大量不能被重吸收的物质，致使溶质浓度增大，渗透压升高，就会阻碍水的重吸收，而使尿量增多。这种作用称为渗透性利尿（osmotic diuresis）。根据这一原理，临床上常用一些不易被肾小管重吸收的物质如甘露醇、山梨醇等，以达到利尿消肿的目的。糖尿病患者，由于血糖浓度增加，超过肾糖阈，部分葡萄糖不能被近球小管重吸收，小管液渗透压增高，妨碍了水和 $NaCl$ 的重吸收，而使其排出增多，故使尿量增多并出现糖尿。

### （二）球管平衡

肾小球的滤过率与近球小管的重吸收率保持着动态平衡。不论肾小球滤过率增加还是降低，近球小管对滤液的重吸收率始终占肾小球滤过率的 $65\%\sim70\%$，这个现象称为球-管平衡（glomerulo tubaler balance）。其生理意义在于使尿中排出的溶质和水不致因肾小球滤过率的变化而发生大幅度的变化。

球-管平衡现象与近球小管对 $Na^+$ 的定比重吸收有关。近球小管对 $Na^+$ 的重吸收量经常是滤过量的 $65\%\sim70\%$，从而决定了滤液的重吸收量也总是占肾小球滤过率的 $65\%\sim70\%$。其机制可能是：在肾血流量不变的情况下，当肾小球滤过率增加时，肾小管周围毛细血管中的血压下降而胶体渗透压升高，使重吸收动力增加，回漏到小管腔中的量减少，导致 $Na^+$ 和水的重吸收增加，达到肾小球滤过率的 $65\%\sim70\%$。

## 二、神经调节

肾脏受交感神经支配，肾交感神经兴奋可通过下列作用影响尿的生成：①使入球小动脉和出球小动脉收缩，且前者收缩比后者明显，导致肾小球毛细血管的血浆流量减少，肾小球毛细血管血压下降，使有效滤过压降低，从而使肾小球的滤过减少。②刺激球旁器中的球旁细胞释放肾素，使循环血液中的血管紧张素Ⅱ和醛固酮的含量增加，增加肾小管和集合管对 $NaCl$ 和水的重吸收。③通过作用于近球小管和髓袢上皮细胞膜上的肾上腺素能受体，增加近球小管和髓袢上皮细胞对 $NaCl$ 和水的重吸收。

## 三、体液调节

### （一）抗利尿激素

1. 合成与分泌部位　抗利尿激素（antidiuretic hormone，ADH）又称血管升压素，是一种多肽类激素,由下丘脑视上核和室旁核的神经细胞合成与分泌,其分泌颗粒沿下丘脑-垂体束运输到垂体后叶贮存并释放入血。在生理条件下,抗利尿激素的合成与分泌量较少。

2. 作用与作用机制 抗利尿激素的主要作用是提高远曲小管和集合管对水的通透性,从而增加水的重吸收,使尿量减少。

抗利尿激素的作用机制是:与肾小管上皮细胞管周膜上的受体结合,激活了膜内的腺苷酸环化酶,使细胞内的 cAMP 增加,使胞质内含水通道的囊泡转移至管腔膜上,增加了管腔膜对水的通透性,从而水转动加速。

正常人的尿量在很大程度上受血中 ADH 含量的影响。当 ADH 分泌增加时,远曲小管和集合管对水的重吸收增加,尿量减少;反之,当 ADH 分泌减少时,水的重吸收减少,尿量增加。尿崩症患者下丘脑-垂体束的功能发生障碍,ADH 的释放大为减少甚至缺乏,每天尿量可达 10～20 L 以上。

3. 抗利尿激素分泌和释放的调节 正常安静状态下,经常有少量 ADH 释放,以维持远曲小管和集合管对水的重吸收。血浆晶体渗透压和循环血量的变化均可调节抗利尿激素的分泌和释放。当血浆晶体渗透压增高和循环血量减少时,均可引起 ADH 分泌和释放增多;反之,其分泌和释放将减少。

(1)血浆晶体渗透压的改变 在下丘脑视上核和室旁核周围区域有晶体渗透压敏感神经元,通常称为渗透压感受器。它对其周围渗透压的改变非常敏感,只要血浆晶体渗透压改变 1%～2%,就可被感受。当体内失水时(如大量出汗、呕吐、腹泻等),血浆晶体渗透压升高,对渗透压感受器的刺激加强,可使 ADH 合成和释放增加,从而使远曲小管和集合管对水的重吸收增加,尿量减少,结果保留了体内的水分,有利于血浆晶体渗透压恢复正常(图 8-12)。反之,当大量饮入清水时,如在 10 min 内饮入 1 000 mL 清水,血浆晶体渗透压降低,对渗透压感受器的刺激减弱,则 ADH 的合成和释放减少,使水的重吸收减少,尿量增多,从而排出体内多余的水分。这种由于一次性的大量饮用清水,反射性地引起 ADH 的合成和释放减少,而使尿量增多的现象称为水利尿(water diuresis)。

若饮用的是等量生理盐水,尿量仅在 30 min 后轻度增多,这是因为水盐被同时吸收入血,血浆晶体渗透压不会发生改变的缘故。

(2)循环血量的改变 循环血量的改变可以通过心房(主要是左心房)和胸腔内大静脉的容量感受器,反射性地影响 ADH 的释放。血量过多可刺激容量感受器,反射性地抑制 ADH 的合成和释放,从而使尿量增加,排出过多的水分。反之,当循环血量减少时,容量感受器所受刺激减弱,则 ADH 的合成和释放增多,肾小管对水的重吸收增加,尿量减少,以保留较多水分,有利于血容量和血压的恢复(图 8-12)。

(3)其他因素 疼痛、焦虑、情绪紧张等可通过中枢途径引起 ADH 分泌增多,寒冷等可抑制 ADH 分泌。此外,心房利钠尿肽也可抑制 ADH 的分泌。

**(二)醛固酮**

1. 分泌部位 醛固酮由肾上腺皮质球状带分泌。

2. 作用与作用机制 醛固酮的主要作用是促进远曲小管和集合管对 $Na^+$ 主动重吸收和 $K^+$ 的分泌,故有保钠排钾作用。$Na^+$ 重吸收的同时,$Cl^-$、$HCO_3^-$ 和水也随之进行重吸收。另外,还可使 $Na^+$-$K^+$ 交换和 $Na^+$-$H^+$ 交换增加,使 $K^+$、$H^+$ 排出增多。因此,醛固酮对维持血浆 $K^+$、$Na^+$ 平衡和正常细胞外液量起着重要的作用。醛固酮的作用机制是:醛固酮进入远曲小管

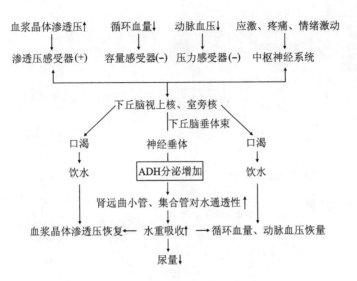

**图 8-12　抗利尿激素分泌调节示意图**

和集合管的上皮细胞后,与胞质内的受体结合,形成激素-受体复合物,后者通过核膜,与核中 DNA 特异性结合位点相互作用,调节特异性 mRNA 转录,最终合成多种醛固酮诱导蛋白,进而使管腔膜对钠的通透性增大,线粒体内 ATP 的合成和管周膜上钠泵的活性增加,以及 $Na^+$-$H^+$ 交换和 $Na^+$-$K^+$ 交换过程增强。

肾上腺皮质功能亢进患者醛固酮分泌增多,可导致体内钠、水潴留和低血钾,此外,因血量增多还可引起高血压。反之,如果肾上腺皮质功能减退,醛固酮分泌减少,则钠、水大量丢失,可出现血量减少和低血压现象。

3. 醛固酮分泌的调节　醛固酮的分泌主要受肾素-血管紧张素-醛固酮系统和血浆 $Na^+$、$K^+$ 浓度的调节。

(1)肾素-血管紧张素-醛固酮系统　肾素是由近球小体中的球旁细胞合成并分泌的一种蛋白水解酶,能将血浆中的血管紧张素原水解为血管紧张素 I,后者在血管紧张素转换酶(主要存在于肺组织)和氨基肽酶的催化下相继水解成血管紧张素 II 和血管紧张素 III。血管紧张素 II 和血管紧张素 III 均有收缩血管和刺激醛固酮分泌的作用。只不过血管紧张素 II 收缩血管的作用较强,血管紧张素 III 主要刺激肾上腺皮质球状带分泌醛固酮。

肾素的分泌受多种因素调节。目前认为来自入球小动脉处的牵张感受器和致密斑感受器的传入冲动是引起肾素分泌的最有效刺激。如图 8-13 所示,当循环血量减少,全身动脉血压下降超出肾血流量自身调节能力时,肾小球入球小动脉血压也下降,导致肾血流量减少,入球小动脉处牵张感受器兴奋,肾素分泌增多;同时,肾血流量减少,肾小球滤过率将减少,$Na^+$ 的滤过量也将随之减少,流经致密斑的 $Na^+$ 量减少,使致密斑感受器兴奋,也使肾素分泌增多。此外,球旁细胞受交感神经支配,当全身动脉血压下降时,交感神经兴奋,同样可使肾素分泌增多。

(2)血 $K^+$ 和 $Na^+$ 浓度　血 $K^+$ 浓度升高或血 $Na^+$ 浓度降低,可直接刺激肾上腺皮质球状带使醛固酮分泌增加;反之,血 $K^+$ 降低或血 $Na^+$ 升高,则醛固酮分泌减少。醛固酮的分泌对血 $K^+$ 浓度的改变较为敏感,血 $K^+$ 只要升高 0.5 mmol/L 就能引起醛固酮分泌,而血 $Na^+$ 浓度必须降低得较多时才能引起同样的反应。

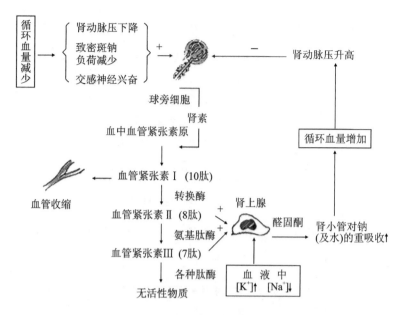

图 8-13　肾素-血管紧张素－醛固酮系统的生成和作用示意图

# 第四节　尿 的 排 放

## 一、尿液

### (一)尿量

正常成人尿量为 $1.0\sim2.0$ L/d,平均为 $1.5$ L/d。尿量直接受摄入的水量和(或)通过其他途径排出的水量影响。当摄入的水量多和出汗很少时,尿量可超过 $2.0$ L/d;反之,摄入的水量少或出汗很多时,尿量可少于 $1.0$ L/d。如果每天的尿量长期保持在 $2.5$ L/d 以上,为多尿(polyuria);每天尿量在 $0.1\sim0.5$ L,为少尿(oliguria);少于 $0.1$ L,为无尿(anuria),均属不正常现象。正常成人每天约产生 $35$ g 固体代谢产物,最少需 $0.5$ L 尿时才能将其溶解并排出。多尿会使机体丧失大量水分,导致细胞外液量减少,产生脱水现象;少尿或无尿会使代谢产物在体内堆积。这些变化都会使内环境的理化性质遭到破坏,影响机体正常生命活动。

### (二)尿的理化性质

尿的成分中 $95\%\sim97\%$ 是水,其余是溶解于其中的固体物质。固体物以电解质和非蛋白含氮化合物为主。正常尿中糖、蛋白质的含量极微,临床常规方法不能将其测出。如用常规方法在尿中检测出糖或蛋白质,则为异常。但正常人一次性食入大量的糖或高度精神紧张时,也可出现一过性糖尿。

正常尿为淡黄色,其密度(过去常称之为比重)在 $1.015\sim1.025$ g/cm$^3$,最大变动范围为 $1.002\sim1.035$ g/cm$^3$。大量饮水后,尿被稀释,颜色变浅,密度降低;尿量少时,尿被浓缩,颜色变深,密度升高。若尿的密度长期在 $1.010$ g/cm$^3$ 以下,表示尿浓缩功能障碍,为肾功能不全的表现。

尿液的酸碱度变动范围很大,pH 值可由 5.0 变动至 8.0。由于体内的代谢产物多偏酸性,因此通常尿 pH 值 5.0~7.0。尿的酸碱度主要取决于食物的成分。荤素杂食者,由于蛋白质分解后产生的硫酸和磷酸盐等经肾排出,故尿 pH 值约为 6.0。植物酸可在体内氧化,酸性产物较少,排出的碱基较多,故素食者尿偏碱性。

## 二、排 尿

尿在肾单位不断形成,经输尿管输入膀胱贮存。当膀胱贮尿达一定量时,将引起排尿。排尿是一种反射动作,需要膀胱逼尿肌和尿道内、外括约肌的协调作用而实现。

### (一)膀胱和尿道的神经支配

膀胱和尿道由 3 对神经支配,即盆神经、阴部神经和腹下神经。盆神经属副交感神经,由骶部脊髓发出,分布于膀胱,兴奋时引起膀胱逼尿肌收缩和尿道内括约肌舒张,促进排尿。腹下神经属交感神经,由腰部脊髓发出,在腹下神经节更换神经元,其节后纤维分布于膀胱,兴奋时主要引起尿道内括约肌收缩,阻止排尿。阴部神经属躯体神经,由骶髓发出,支配尿道外括约肌(属横纹肌),兴奋时可使外括约肌收缩,是高级中枢控制排尿活动的主要传出通路(图 8-14)。

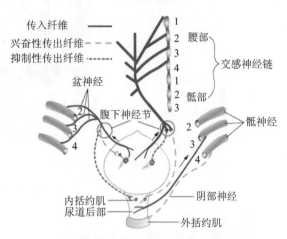

图 8-14　膀胱和尿道的神经支配

### (二)排尿反射

当膀胱内尿量达到一定程度即 400~500 mL 时,膀胱内压升高到 1.5 kPa(15 cm $H_2O$)以上,便刺激膀胱壁的牵张感受器,冲动沿盆神经传入纤维传到达脊髓腰骶段的初级排尿反射中枢,同时有冲动上传到大脑皮质的高位中枢,产生尿意。如环境不允许排尿,大脑皮质可暂时抑制脊髓排尿中枢的活动,不发生排尿反射。当环境允许排尿时,抑制解除,脊髓排尿中枢可发出冲动,沿盆神经传出纤维传出,使逼尿肌收缩,尿道内括约肌松弛;同时抑制阴部神经活动,使尿道外括约肌松弛,于是发生排尿。当尿液流经尿道时,可刺激尿道壁感受器,其传入冲动沿阴部神经再次传入脊髓排尿中枢,可进一步加强其活动,使逼尿肌的收缩逐渐加强,尿道外括约肌更加松弛,使排尿活动进一步加强,这属于正反馈作用。排尿末期,腹肌和膈肌都发生收缩,以增加对膀胱的压力,最后尿道海绵体也发生收缩,使残留于尿道中的尿液排出体外(图 8-15)。

婴幼儿因大脑皮质发育尚未完善,对脊髓初级排尿反射中枢的抑制能力较弱,所以排尿次数多并常有遗尿现象。

在某些病理情况下可出现排尿异常,膀胱发生炎症或受到机械刺激(如膀胱结石)时,因膀胱牵张感受器在炎症或机械刺激作用下频繁兴奋而频繁出现尿意,引起排尿次数过多,称为尿频;骶部脊髓损伤使初级排尿中枢活动发生障碍或该反射弧的其他部分受损时,膀胱内充满尿液而不能排出,称为尿潴留;当脊髓损伤使初级排尿中枢与大脑皮质之间失去联系时,虽然排尿反射仍存在,但失去意识控制,称为尿失禁。

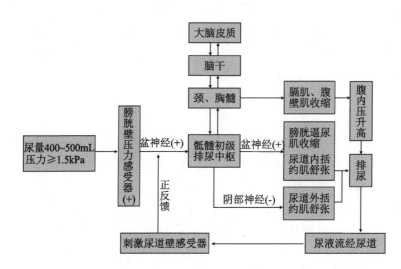

**图 8-15  排尿反射过程示意图**

（＋）表示冲动增加  （－）表示冲动减少

## 思 考 题

1. 名词解释

　　排泄　肾小球滤过率　渗透性利尿　水利尿　肾糖阈　多尿　少尿　无尿

2. 试述影响肾小球滤过作用的因素。

3. 说出影响肾小管和集合管重吸收的因素。

4. 大量饮清水对尿量有何影响？为什么？

5. 为什么有些糖尿病患者会出现糖尿和多尿症状？

6. 简述排尿反射的过程并解释尿潴留和尿失禁的原因。

（胡剑峰）

# 第九章

# 感觉器官的功能

**学习目标**

1. **掌握** 眼的调节;声波的传导途径及眼的折光异常的类型。
2. **理解** 前庭的功能;视网膜的感光功能及感受器的一般生理特性。
3. **了解** 与视觉有关的几种生理现象和耳蜗的感音功能。

感觉是客观事物在人脑中的主观反映。感觉是怎样产生的呢?首先是感受器或感觉器官接受人体内外环境的刺激,并将其转变为神经冲动,然后沿一定神经传入大脑皮质的相应部位,再经过大脑的分析处理而产生主观意识上的感觉。由此可见,感觉是由感受器或感觉器官、传入神经和大脑皮质三个部分共同活动的结果。

## 第一节 概 述

### 一、感受器与感觉器官的概念和分类

感受器(receptor)是指专门感受刺激并将刺激变为神经冲动的结构或装置。感受器的种类很多,结构也多种多样。最简单的可以是感觉神经末梢,如痛觉感受器。有的感受器是在裸露的神经末梢周围再包绕一些其他结构,如环层小体和肌梭等;还有一些是高度分化了的感受细胞,如视网膜中的视锥细胞和视杆细胞,耳蜗中的毛细胞等。

感觉器官,也可以简称为感官。除含有感受器外,还包含有一些附属结构。如视觉器官,除含有感光细胞外,还包括眼球壁的一些其他结构和眼球的内容物等。在感觉器官中,由于附属结构的存在,可使其感受功能更加灵敏和完善。附属结构还可对感受器细胞起到营养、支持及保护作用。在高等动物中,主要的感觉器官有视觉器官、听觉器官、前庭器官、嗅觉器官和味觉器官。这些器官的结构、功能和所处的部位都比较特殊,因此也可以称为特殊感官。

感受器的种类很多,分类方法也不相同。根据所感受刺激的性质,可分为机械感受器、化学感受器、光感受器和温度感受器等。根据所感受刺激的来源,又可分为外感受器和内感受器。外感受器多分布在体表,感受外环境变化的信息,通过感觉神经传到中枢,可引起清晰的主观感觉,它又可以进一步分为距离感受器(如视、听、嗅感受器)和接触感受器(如触、压、味、温度感受器)等。存在于身体内部的器官或组织中,感受内环境变化的信息。内感受器也可以再分为本体感受器(如肌梭)和内脏感受器(如颈动脉窦的压力感受器、颈动脉体的化学感受器)等。内感受器发出的冲动传到中枢后,往往不引起主观意识上的感觉,或只产生模糊的感觉,它们对维持机体功能的协调统一和内环境稳态起着重要作用。

## 二、感受器的生理特性

感受器虽然种类繁多,功能也各不相同,但都具有下列一些共同的生理特性。

### (一)感受器的适宜刺激

一种感受器通常只对一种特定形式的刺激敏感,这种形式的刺激称为该感受器的适宜刺激(adequate stimulus)。如视锥细胞和视杆细胞的适宜刺激是一定波长的光波,耳蜗中毛细胞的适宜刺激是一定频率的声波。感受器对适宜刺激非常敏感,但适宜刺激作用于感受器时必须达到一定的感觉阈值,即引起感受器兴奋所需的最小刺激强度。而在刺激强度不变时引起感受器兴奋所需的最短作用时间称为时间阈值。对于一种感受器来说,某些非适宜刺激也可能会引起一定的反应,但所需的刺激强度要大得多。

### (二)感受器的换能作用

感受器的换能作用是指它具有转换能量形式的作用。各种感受器所能感受的刺激形式虽然不同,但是它们在功能上有一个共同的特点,就是都能把感受到的各种形式的刺激能量,如声能、光能、热能、机械能、化学能等,转换为生物电形式的电能,也就是引起生物电的变化,最终以神经冲动的形式传入中枢。因此,感受器可以被看成是生物换能器。感受器在换能过程中,一般不是把刺激能量直接转变成神经冲动,而是先在感受器细胞内引起过渡性电变化,称为感受器电位(receptor potential)。感受器电位与终板电位一样,是一种慢电位,具有局部电位的性质,其大小与刺激强度和感受器的功能状态有关,可发生总和,并且以电紧张的形式沿所在的细胞膜做短距离扩布。感受器电位虽然是一种过渡性电位,但当它达到一定水平,或经过一定的信息处理过程后,便可触发传入神经纤维产生动作电位。

### (三)感受器的编码作用

感受器在把刺激信号转换成动作电位的过程中,不但可以发生能量形式上的转换,同时还能把刺激信号中所包含的各种信息编排成神经冲动的不同序列,这种现象称为感受器的编码作用。在实际生活中,各种千差万别的刺激信号是如何在神经冲动的电信号中进行编码的,有很多问题尚不清楚。

### (四)感受器的适应现象

当以某一相同强度的刺激持续作用于某种感受器时,感觉神经纤维上动作电位的频率会逐渐降低,这种现象称为感受器的适应现象。适应现象虽然是感受器的一个共同特性,但不同感受器适应过程发展的速度有所不同。有的发展较快,称为快适应感受器,如皮肤触觉感受器,仅在刺激开始后很短的时间内有传入冲动发放,以后虽然刺激仍在作用,但其传入冲动的频率却很快降低到零;有的感受器的适应过程发展较慢,称为慢适应感受器,如肌梭、颈动脉窦压力感受器、痛觉感受器等。感受器适应得快或慢,各有其不同的生理意义。快适应有利于机体探索新异的物体或障碍物,有利于感受器和中枢再接受新的刺激;慢适应则利于机体对某些功能状态进行长时间的监测,并根据其变化随时调整机体的功能状态。如颈动脉窦压力感受器属于慢适应感受器,可长期地对血压出现的波动随时进行监测和调整。

# 第二节　眼的视觉功能

人的视觉器官是眼,图 9-1 是人眼的水平切面示意图。眼内与产生视觉直接有关的结构是眼的折光系统和感光系统。人眼的适宜刺激是波长为 370～740 nm 的电磁波。在这个可见光谱的范围内,来自外界物体的光线,透过眼的折光系统成像在视网膜上。视网膜的视杆细胞和视锥细胞能将外界光刺激所包含的视觉信息转变成电信号,并在视网膜内进行编码、加工,由视神经传向视觉中枢进行进一步分析,最后形成视觉。视觉功能是通过视觉器官、视神经和视觉中枢的共同活动来完成的,它可以使人对外界的事物产生形态与色彩等方面的感觉。在人脑从外界获得的所有信息中,70% 来自于视觉,通过视觉系统,我们可以感知外界事物的形状、大小、颜色、动静、远近等。所以,视觉对人是一种极其重要的感觉。双目失明的人就会失去绝大部分的信息。

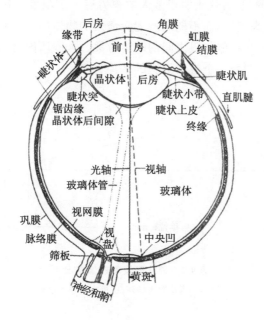

图 9-1　眼球的水平切面

## 一、眼的折光功能

### (一)眼的折光与成像

眼的折光系统是一个复杂的光学系统,包括角膜、房水、晶状体和玻璃体。这四种折光体都是透明且无血管分布,但其折光率和曲率半径又各不相同。

光线射入眼后,在视网膜上形成物像的过程,与凸透镜成像的过程相似,但眼对光线的折射情况要比单片凸透镜复杂得多,因为眼的折光系统是由四个折光率和曲率半径各不相同折光体所构成的复合透镜。因此,如果要用一般光学的原理画出光线在眼内的行进途径和成像情况,就显得相当复杂。因此有人就设计了与正常眼在折光效果上相同,但更为简单的等效光学系统或模型,称为简化眼(reduced eye)。简化眼是一种假想的人工模型,但其光学参数和其他特征与正常人眼的光学参数相等,故可用来分析成像的情况和进行其他方面的计算。简化眼模型由前后径为 20 mm 的单球面折光体构成,内容物为均匀的折光体,折光率为 1.33,外界光线进入球面时,只发生一次折射。此球面的曲率半径为 5 mm,即节点 $n$ 在球形界面后 5 mm 的位置,后主焦点在节点后方 15 mm 处,正相当于视网膜的位置。这个模型和正常安静时的人眼一样,正好能使平行光线聚焦在视网膜上,形成一个清晰的物像(图 9-2)。

利用简化眼可以很方便地计算出远近不同的物体在视网膜上成像的大小,如图 9-2 所示,根据相似三角形原理,其计算公式为:

$$\frac{AB(物体的大小)}{Bn(物体至节点的距离)} = \frac{ab(物像的大小)}{bn(节点至视网膜的距离)}$$

式中的 $bn$ 固定不变,相当于 15 mm,那么,根据物体的大小和它与眼睛之间的距离,就可以计算出视网膜上物像的大小。此外,利用简化眼可以计算出正常人眼能看清的物体在视网膜上成像大小的限度。实际上,正常人眼在光照良好的情况下,如果物体在视网膜上的成像小于 5 μm,一般不能产生清晰的视觉,这表明正常人的视力有一个限度。这个限度只能用人所能看清的最小视网膜像的大小来表示,而不能用所能看清楚的物体的大小来表示。因为物像的大小不仅与物体的大小有关,还与物体与眼之间的距离有关。人眼所能看清楚的最小视网膜像的大小,大致相当于视网膜中央凹处一个视锥细胞的平均直径。

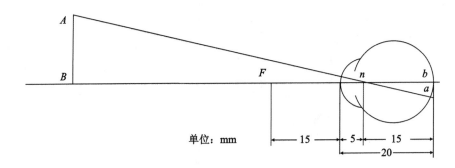

**图 9-2　简化眼及其成像情况**

　　$n$ 为节点,$AnB$ 和 $anb$ 是两个相似三角形;如果物距为已知,就可由物体大小算出物像大小,也可算出两三角形对顶角(即视角)的大小。

**(二)眼的调节**

在日常生活中,眼睛所观察的物体有各种不同情况,如物体的远近不同和亮度不同等,为了能看清楚所观察的物体,眼睛就要根据所视物体的距离和明暗情况进行调节。眼的调节包括晶状体的调节、瞳孔的调节和眼球会聚,这 3 种调节方式是同时进行的,其中以晶状体的调节最为重要。

1. 晶状体的调节　晶状体是一种富有弹性的双凸透镜形的折光体,它由晶状体囊和晶状体纤维组成。其周边部位由睫状小带与睫状体相连。晶状体的调节是指根据所看物体的远近,通过反射活动来改变晶状体的凸度,从而改变它的折光能力,使射入眼内的光线经折射后总能聚焦在视网膜上。人眼在安静时,晶状体处于扁平状态,这时如果射入眼的光线是平行光线,经折射后所形成的物像正好落在视网膜上。一般认为,6 m 以外的物体所发出的光线,到达人眼时已接近平行光线。所以,眼睛观看远处(6 m 以外)物体时,不需要进行调节便可看清物体。

当看近物时,其光线呈辐射状,如果人眼不进行调节,物像将落在视网膜的后方,造成视物不清现象,此时必须经过调节才能看清物体。其调节的过程是,当看近物时,在视网膜上形成模糊的物像,此种信息传送到视觉中枢后,反射性地引起睫状肌收缩,导致连接于晶状体囊的睫状小带松弛,晶状体由于自身的弹性而向前和向后凸出,尤其是向前凸起更为明显,因而折光能力增强,使物像前移,正好落在视网膜上。由于看近物时睫状肌处于收缩状态,所以,长时间地看近物,眼睛会感到疲劳。

晶状体的调节能力有一定的限度,这主要取决于晶状体的弹性,弹性越好,晶状体凸起的能力就越强,所能看清物体的距离就越近。晶状体的调节能力可用近点来表示。所谓近点,是指眼睛在尽最大能力调节时所能看清物体的最近距离。近点越近,表示晶状体的弹性越好,也就是调节能力越强。晶状体的弹性与年龄有关,年龄越大,弹性越差,因而调节能力也就越弱。如10 岁的儿童近点平均为 8.3 cm,20 岁时平均为 11.8 cm。一般人在 45 岁以后调节能力显著下降,表现为近点变远,60 岁时近点可增加到 80 cm。由于年龄的原因造成晶状体的弹性明显下降,导致眼的调节能力降低的人,看近物时不清楚,这种现象称为老视,即通常所说的老花眼。矫正的办法是,看近物时戴凸透镜,以弥补晶状体凸起能力的不足。

2. 瞳孔的调节　瞳孔的调节是指通过改变瞳孔的大小而进行的一种调节方式。在生理状态下,引起瞳孔调节的情况有两种,一种是由所视物体的远近引起的调节,另一种是由进入眼内光线的强弱引起的调节。

看近物时,可反射性地引起瞳孔缩小,这种现象称为瞳孔的近反射(near reflex),也称瞳孔调节反射。这种调节的意义在于视近物时,可减少由折光系统造成的球面像差和色像差,使视网膜成像更为清晰。

当用不同强度的光线照射眼时,瞳孔的大小可随光线的强弱而改变。当光线强时,瞳孔会缩小;当光线弱时,瞳孔会变大。瞳孔这种随着光照强弱而改变大小的现象称为瞳孔的对光反射(light reflex),也称光反射。其反射过程是,当强光照射到视网膜时,产生的冲动经视神经传入对光反射中枢,再经动眼神经中的副交感纤维传出,使瞳孔括约肌收缩,瞳孔缩小。瞳孔对光反射的效应是双侧性的,即一侧眼被照射时,不仅被照射眼的瞳孔缩小,另一侧眼的瞳孔也缩小,这种现象称为互感性对光反射或互感反应。瞳孔对光反射的生理意义在于随着所视物体的明亮程度,改变瞳孔的大小,调节进入眼内的光线,使视网膜上的物像保持适宜的亮度,以便主语既可以在光线弱时能看清物体,又可以避免眼睛在光线强时受到损伤。

瞳孔对光反射的中枢在中脑,反应灵敏,便于检查,因此检查瞳孔的直径和瞳孔对光反射既可反映视网膜、视神经和脑干的功能状态,还可作为判断中枢神经系统病变部位、全身麻醉深度和病情危重程度的重要指标。

3. 眼球会聚　当双眼看近物时,两眼视轴向鼻侧会聚的现象,称为眼球会聚。眼球会聚是由两眼球的内直肌收缩来完成的,是一种反射活动,也称辐辏反射。其意义在于,当看近物时,使物体的成像仍落在两眼视网膜的对应点上,从而产生清晰的视觉,避免复视。其反射途径是在上述晶状体调节中传出冲动到达中脑的正中核后,再经动眼神经传到内直肌,引起该肌肉收缩,从而使双眼球会聚。

### (三)眼的折光异常

正常人眼在安静状态下,来自远处的平行光线无须作任何调节就可以正好聚焦在视网膜上,因此可以看清远处的物体。经过调节的眼,只要物距不小于近点的距离,也可以看清 6 m 以内的物体,这种眼称为正视眼。有些人因折光系统异常或眼球的形态异常,在安静状态下平行光线不能聚焦在视网膜上,这种现象称为折光异常,或称屈光不正,包括近视、远视和散光。

1. 近视　近视(myopia)多数是由于眼球的前后径过长引起的(轴性近视),也有一部分人是由于折光系统的折光力过强引起的(屈光性近视),如角膜或晶状体的球面弯曲度过大等。近视眼看远物时,由远物发来的平行光线聚焦在视网膜之前,在视网膜上形成模糊的图像,故视物含糊不清;当看近物时,由于近物发出的光线呈辐射状,故不需调节或只要做较小程度的调节,就能使光线聚焦在视网膜上。所以能看清近处物体。近视眼的近点和远点都移近。近视眼的形成,一部分是由于先天遗传引起的,另一部分是由于后天用眼不当造成的,如阅读姿势不正、照明不足、阅读距离过近或持续时间过长、字迹过小或字迹不清等。因此,纠正不良的阅读习惯,注意用眼卫生,是预防近视眼的有效方法。矫正近视眼通常使用的办法是佩戴合适的凹透镜,使光线适度辐散后再进入眼内(图9-3)。

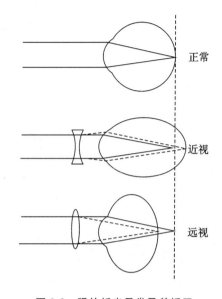

**图 9-3　眼的折光异常及其矫正**
实线为矫正前的折射情况,虚线为矫正后的折射情况

2. 远视　远视(hyperopia)是由于眼球前后径过短引起的(轴性远视);也可由于折光系统的折光力过弱引起(屈光性远视)。远视眼在安静状态下看远物时,所形成的物像落在视网膜之后,因而不能清晰地成像在视网膜上。远视眼的特点是在看远物时就需要调节,看近物时,需做更大的调节才能看清物体。因此远视眼的近点和远点比正视眼远。由于远视眼不论看近物还是看远物都需要进行调节,故容易发生调节疲劳。远视眼矫正的办法是佩戴合适的凸透镜(图9-3)。

3. 散光　散光(astigmatism)是由于眼球在不同方位上的折光力不一致引起的。在正常情况下,折光系统的各个折光面都是正球面,球面上每个方位的曲率半径都是相等的,因而到达角膜表面各点的平行光线经折射后均能聚焦在视网膜上。而大多数散光眼的角膜表面在不同方向的曲率半径并不相等,一部分经曲率半径较小的角膜表面折射的光线,就聚焦在视网膜前方;一部分经曲率半径正常的角膜表面折射的光线,就聚焦在视网膜上;而另一部分经曲率半径大的角膜表面折射的光线,就聚焦在视网膜后方。因此,平行光线经角膜表面各个方向进入眼睛后,不能在视网膜上形成焦点,而是形成焦线。因而造成视物不清或物像变形。散光眼的矫正方法是佩戴合适的圆柱状透镜,使角膜某一方位的曲率异常情况得到纠正。

## 二、眼的感光功能

感光系统是由视网膜上所含的感光细胞以及与其相联系的双极细胞和视神经节细胞组成。来自外界物体的光线,通过折光系统进入眼内并在视网膜上形成物像,这只是一种物理学现象,只有物像被感光细胞所感受,并转变成生物电信号传入中枢,经中枢分析处理后才能形成主观意识上的感觉。这里主要讨论视网膜的感光和换能作用。

## （一）视网膜的感光换能系统

视网膜是位于眼球最内层的神经组织，细胞种类繁多，结构复杂。按主要的细胞层次，可把视网膜分为4层（图9-4）。

由外向内依次为：色素细胞层、感光细胞层、双极细胞层和神经节细胞层。

在视网膜中，能感受光线刺激的是视锥细胞和视杆细胞，它们的细胞内都含有大量的感光色素。视杆细胞和视锥细胞在形态上都可分为4部分，由外向内依次为外段、内段、胞体和终足。其中外段是感光色素集中的部位，在感光换能过程中起重要作用。视杆细胞外段呈长杆状，视锥细胞外段呈圆锥状。两种感光细胞都通过终足与双极细胞发生突触联系，双极细胞再和神经节细胞联系，神经节细胞的轴突构成视神经。在视神经穿过视网膜的地方形成视神经乳头，此处没有感光细胞，故没有感光功能，是生理上的盲点（blind spot），大约在中央凹鼻侧的3 mm处。如果一个物体的成像正好落在此处，人将看不到该物体。正常时由于用两眼视物，一侧盲点可被另一侧视觉补偿，所以，平时人们并不觉得有盲点的存在。

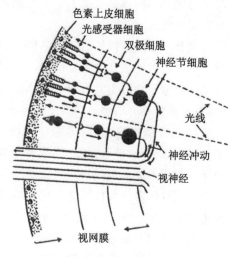

色素上皮细胞
光感受器细胞
双极细胞
神经节细胞
光线
神经冲动
视神经
视网膜

**图9-4　视网膜的主要细胞层次及其联系模式图**

→指示神经冲动方向

视锥细胞和视杆细胞在视网膜上的分布并不均匀，在中央凹处的感光细胞几乎全部是视锥细胞，而且，此处的视锥细胞与双极细胞、神经节细胞的联系方式多数是一对一的"单线联系"，形成视锥细胞到大脑的"专线"。视杆细胞主要分布在视网膜的周边部分，一般是多个视杆细胞与一个双极细胞联系，再由多个双极细胞与一个神经节细胞联系，形成细胞间传递信息的聚合式通路。因此，分别以视锥细胞与视杆细胞为主构成了两种不同的感光换能系统：视锥系统和视杆系统。

1. 视锥系统　是指由视锥细胞和与它有关的传递细胞（如双极细胞和神经节细胞等）共同组成的感光换能系统。其功能特点是：对光线的敏感性较差，只有在较强的光线刺激下才能发生反应，主要功能是白昼视物。该系统视物时能分辨颜色，有很高的分辨率，对物体的轮廓及细节都能看清。由于视锥系统的主要功能是白昼视物，故视锥系统也称为昼光觉系统（或明视觉系统）。以白昼活动为主的动物，如鸡、鸽等，其视网膜的感光细胞几乎全是视锥细胞。

2. 视杆系统　是指由视杆细胞和与它有关的传递细胞（如双极细胞和神经节细胞等）共同组成的感光换能系统。其功能特点是：对光线的敏感度较高，能在昏暗环境中感受弱光刺激而引起视觉。但该系统视物时不能分辨颜色，只能辨别明暗；分辨率较低，视物时的精细程度较差。由于该系统的主要功能是在暗光下视物，故也称晚光觉系统（或暗视觉系统）。基于上述原因，所以在光线很暗的情况下，人眼只能看到物体的粗略形象，而看不清其精细结构和色彩。由于视杆细胞主要分布在视网膜的周边部，所以，在黑暗中看物体时，正盯着物体观看（成像在中央凹）反倒不如稍旁开些看得清楚，如夜间看夜光表即如此。在自然界，以夜间活动为主的动物，如鼠、猫头鹰等，它们的感光细胞以视杆细胞为主。

### (二)视杆细胞的光化学反应

视锥细胞与视杆细胞是如何对光刺激发生反应的,又是如何将光能转换为生物电信号,并以神经冲动的形式传入中枢的,这个问题至今尚未完全搞清楚。但可以肯定,在光线的作用下,两类感光细胞内部都发生了一系列光化学反应。其中对视杆细胞的光化学反应研究得较多,了解得也较深入。

视杆细胞具有特殊的超微结构,每个视杆细胞外段有近千个称为视盘的圆盘状结构。视盘膜具有一般的脂质双分子层结构,其中镶嵌的蛋白质绝大部分是视紫红质,每个视盘中所含的视紫红质分子约有 100 万个。这样的结构可使进入视网膜的光线有更多的机会照射到视紫红质,对于视杆细胞的感光功能十分有利。

1. 视杆细胞的光化学反应 现已证实,视紫红质(rhodopsin)是视杆细胞内的感光物质,在暗处呈紫红色,对波长为 500 nm 的光线吸收能力最强。视紫红质是一种由一分子视蛋白与一分子视黄醛的生色基团共同组成的结合蛋白质。视蛋白是由 348 个疏水性氨基酸组成的单链,有 7 个螺旋区穿过视杆细胞的膜结构,11-顺视黄醛分子连接在第 7 个螺旋区的赖氨酸残基上。视黄醛由维生素 A 在体内氧化转变而来。

当光线照射视紫红质时,可使之迅速分解为视蛋白与视黄醛,其颜色也由红色变为黄色,最后变为白色。视黄醛在光照条件下其分子构象会发生改变,即它在视紫红质分子中本来呈 11-顺型,是一种较弯曲的分子构象,光照时变为全反型,是一种较直的分子构象。视黄醛分子构象的这种改变,又会引起视蛋白分子构象的变化,从而使视黄醛和视蛋白逐渐分离,视蛋白分子构象的改变可经过较复杂的信号传递系统的活动,诱发视杆细胞产生感受器电位(超极化电位)。在这一过程中,视色素失去颜色,称为漂白。

在生理情况下,视紫红质的光化学反应是可逆的,既有分解过程,又有合成过程,两者处于动态平衡状态。受光线照射时,视紫红质分解为视蛋白和全反型视黄醛;而在暗处,视黄醛首先由全反型转变为 11-顺型,再与视蛋白结合成视紫红质以备用(图 9-5)。合成过程和分解过程的快慢,取决于光线的强弱。弱光下,合成速度大于分解速度,视杆细胞内的视紫红质增多,从而对光线的感受能力增强,能感受弱光刺敏;相反,强光下,视紫红质的分解远远大于合成速度,视杆细胞内的视紫红质含量很少,使视杆细胞对光线的刺激不敏感,甚至失去感光能力。

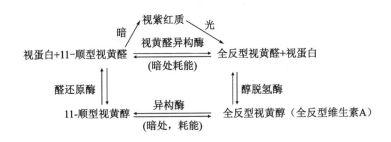

图 9-5 视紫红质的光化学反应

维生素 A 与视黄醛的化学结构相似,经代谢可转变成视黄醛。在视紫红质分解与再合成的过程中,总有一部分视黄醛被消耗,要靠体内贮存的维生素 A 来补充(相当部分贮存于肝脏)。体内贮存的维生素 A 最终要从食物中获得,如果维生素 A 长期摄入不足,就会影响人在暗光下的视力,引起夜盲症。

2. 视锥细胞的光化学反应 视网膜上有 3 种不同的视锥细胞,分别含有 3 种的视锥色素。视锥色素也是由视蛋白和 11-顺型视黄醛组成,但其中的视蛋白的结构略有不同,正因如此,决定了与之结合的视黄醛分子对某种波长的光线最为敏感,即分别对红、绿、蓝三种颜色的光线最敏感。光线作用于视锥细胞时,也是先发生与视杆细胞相似的超极化型感受器电位,最后在相应神经节细胞上产生动作电位。

### (三)视网膜中的信息传递

视网膜内除感光细胞外,还有一些其他细胞,如双极细胞、水平细胞和神经节细胞等,它们之间的排列和联系非常复杂,细胞之间还有多种化学物质传递。因此,由视杆细胞和视锥细胞在接受光照后所产生的感受器电位,在视网膜内要经过复杂的细胞网络的传递,才能由神经节细胞产生动作电位。已知感光细胞、双极细胞和水平细胞均不能产生动作电位,只是产生超极化型或去极化型的局部电位变化。当这些电位扩布到神经节细胞时,通过总和作用,可使神经节细胞的静息电位发生去极化反应,当达到阈电位水平时,就会产生动作电位,并作为视网膜的最后输出信号由视神经传向中枢,经视中枢的分析处理,最终产生主观意识上的视觉。

## 三、与视觉有关的几种生理现象

在视觉器官内,由折光系统和感光系统共同完成视觉功能。人的视觉功能有多方面的表现形式,这里所叙述的几种生理现象,是较为重要同时也是临床工作中常用做视觉功能检查的几种生理现象。

### (一)视力

视力也称视敏度(visual acuity),是指眼对物体细微结构的分辨能力,也就是分辨物体上两点间最小距离的能力。正常人眼的视敏度以人所能看清楚的最小视网膜像的大小为指标。这一指标大致相当于视网膜中央凹处一个视锥细胞的平均直径(4~5 μm),国际标准视力表就是根据这个原理设计的。目前国际上检查视力常用的测定图标有两种:一种是用 Landolt 环测定视力,图标是一个带缺口的环,用 Landolt 环测定视力时,将视力表置于眼前 5 m 处,以能分辨最小缺口所对应的视角(分)的倒数为被检者的视力。如果结果为 1 分,则该人的视力为1.0,正常视力可达到 1.0~1.5。另一种图标是 Snellen 图,这是一组大小不一的字母 E,视力可用下列式子计算:

$$V = d/D$$

式中 $V$ 为实际视力,$d$ 为测试图与被检者的距离,$D$ 为能分辨的最小字母 E 的黑柱所对应的视角为 1 分时所处的距离。检查视力时应将视力表置于眼前 5 m 处,而视力表上 1.0 行的 E 字符号,每一字画的宽度和每两笔之间的空隙均为 1.5 mm。此时相距 1.5 mm 的两个光点所发出的光线将交叉并通过节点,交叉所形成的夹角(即视角)为 $1'$,利用简化眼可算出此时视网膜像的大小正好为 4~5 μm。因此把能够辨认 1.0 行 E 字作为眼的正常视力的判断标准。视力表上 0.1 行的 E 字符号,其大小恰为 1.0 字字符的 10 倍,如果将距离加大 10 倍,即在 50 m 处看,视角也是 $1'$,但如仍在 5 m 处才能看清,则其视力仅为正常眼的 1/10,记录为0.1。视力表上还列出了相当于视力 0.2~0.9 时逐步减少的图形。

### (二)视野

单眼固定地注视前方一点时,该眼所能看到的范围,称为视野(visual field)。视野的最大界限应以它和视轴形成的夹角的大小来表示。在同一光照条件下,各种颜色的视野不一致,白色视野最大,黄色、蓝色次之,红色再次之,绿色视野最小。视野的大小可能与各类感光细胞在视网膜中的分布范围有关。另外正常人的视野受面部结构的影响,鼻侧和上方视野较小,颞侧和下方视野较大。临床上检查视野,可帮助诊断视网膜或视觉传导通路上的某些疾病。

### (三)暗适应与明适应

1. 暗适应  当人长时间在明亮的环境中而突然进入暗处,起初对任何东西都看不清楚,经过一定时间后,视觉敏感度逐渐升高,在暗处的视觉逐渐恢复。这种突然进入暗环境后视觉逐渐恢复的过程称为暗适应(dark adaptation)。在暗适应过程中,人眼对光线的敏感度是逐渐升高的。在暗室中测定人眼感知最弱光线的阈值时,可看到在暗处此阈值将随着时间的推移而逐渐降低。

暗适应的过程虽然与视锥细胞的感光色素也有关系,但主要取决于视杆细胞的视紫红质。视紫红质的合成和分解过程与光照的强度有直接关系,光线越强,分解的速度越大于合成的速度,所以,在亮处时,由于受到强光的照射,视杆细胞中的视紫红质大量分解,使视紫红质的贮存量很小,到暗处后不足以引起对暗光的感受。而视锥细胞对弱光又不敏感,所以,进入暗环境的开始阶段什么也看不清。待一定时间后,由于视紫红质的合成,使视紫红质的含量得到补充,于是视力逐渐恢复。整个暗适应过程约需 30 min。实验也证明,光敏感度的强弱与视紫红质的含量有密切关系。视紫红质的浓度与光敏感度的对数成正比,因此,视紫红质的含量只要稍有减少,光敏感度就会大大降低。如果暗适应能力严重下降,将造成夜盲症。这种人白天视物正常,而到了黄昏时候就看不清物体。食物中维生素 A 供应不足,是引起夜盲症最常见的原因。

2. 明适应  从暗处突然来到亮处,最初只感到耀眼的光亮,看不清物体,稍待片刻才能恢复正常视觉。这种突然进入明亮环境后视觉逐渐恢复正常的过程称为明适应(light adaptation)。明适应较快,约 1 min 即可完成。其产生机制是,在暗处视杆细胞内蓄积的大量视紫红质,到亮处时遇强光迅速分解,因而产生耀眼的光感。待视紫红质大量分解后,视锥细胞便承担起在亮光下的感光任务,于是,明适应过程完成。

### (四)双眼视觉

两眼观看同一物体时所产生的感觉为双眼视觉。人和高等哺乳动物的两眼都在头面部的前方,两眼视野有很大一部分是重叠的。双眼视物时,两眼视网膜各形成一个完整的物像,两眼视网膜的物像又各自按照自己的神经通路传向中枢。但正常时,人在感觉上只产生一个物体的感觉,而不产生两个物体的感觉。这是由于从物体同一部分发出的光线,成像于两眼视网膜的对应点上。例如注视某物体时,两眼的黄斑互为对应点,左眼的颞侧视网膜与右眼的鼻侧视网膜互相对应,左眼的鼻侧视网膜和右眼的颞侧视网膜也互相对应。

双眼视觉可以扩大视野,互相弥补单眼视野中的生理性盲点,并可产生立体感。一般说来,在用单眼视物时,只能看到物体的平面,即只能感觉到物体的大小。在用双眼视物时,不但能感觉到物体的大小,而且还能感觉到距离物体的远近和物体表面的凹凸情况,即形成所谓的立体视觉。立体视觉形成的原因,主要是因为同一物体在两眼视网膜上形成的像并不完全相同,左眼看到物体的左侧面较多些,右眼看到物体的右侧面较多些。这种信息传到中枢后,经过中枢神经系统的整合作用,就会产生一个有立体感的物体的形象。至于说在单眼视物时,有时也能产生一定程度的立体感觉,这种立体感觉的产生,主要与物体表面的阴影和生活经验等有关。

### (五)色觉

色觉是指对不同颜色的识别,即不同波长的光线作用于视网膜后在人脑引起的主观感觉,这是一种复杂的物理和心理现象。人眼可区分波长在 370～740 nm 的约 150 种颜色,但主要是光谱上的红、橙、黄、绿、青、蓝、紫 7 种颜色。

关于颜色视觉的形成,早在 19 世纪初期,就有人提出了视觉的三原色学说。该学说认为在视网膜上分布有三种不同视锥细胞,分别含有对红、绿、蓝三种光敏感的视色素。当不同波长的光线照射视网膜时,可以一定的比例使三种视锥细胞分别产生不同程度的兴奋,这样的信息传到中枢,就会产生不同颜色的感觉。

三原色学说可以较好地解释色盲和色弱的发生机制。色盲是一种色觉障碍,对全部颜色或部分颜色缺乏分辨能力,因此色盲可分为全色盲或部分色盲。全色盲的人表现为不能分辨任何颜色,只能分辨光线的明暗,呈单色视觉。全色盲的人很少见,较为常见的是部分色盲。部分色盲又可分为红色盲、绿色盲和蓝色盲,可能是由于缺乏相应的某种视锥细胞所造成的。其中最多见的是红色盲和绿色盲,统称为红绿色盲,表现为不能分辨红色和绿色。色盲绝大多数是由遗传因素引起的,只有极少数是由视网膜的病变引起的。有些色觉异常的产生并不是由于缺乏某种视锥细胞,而只是由于某种视锥细胞的反应能力较弱引起的。这样,会使患者对某种颜色的识别能力较正常人稍差,这种色觉异常称为色弱,色弱常由后天因素引起。

# 第三节　耳的听觉功能

听觉的外周感受器是耳,它由外耳、中耳和内耳的耳蜗组成。耳的适宜刺激是空气振动时发出的疏密波。听觉的产生过程是:由声源振动引起空气产生的疏密波,通过传音系统(外耳和中耳)传到内耳,经内耳的换能作用将声波转化为听神经的神经冲动,然后传到大脑皮质的听觉中枢,产生听觉。

## 一、外耳和中耳的功能

### (一)外耳的功能

外耳由耳郭和外耳道组成。耳郭的形状有利于收集声波,还可以结合头部的运动来判断声音发出的方向。有些动物可以通过耳郭的转动,来探测声源的方向。人耳耳郭的运动能力已经退化,但在必要时可通过头部运动来判断声源的位置。

外耳道是声波传导的通道,还可以对不同波长的声波起不同的共振作用,使其强度增大。

### (二)中耳的功能

中耳主要包括鼓膜、鼓室、听骨链和咽鼓管等结构。中耳的主要功能是将空气中的声波振动高效地传到内耳淋巴液,其中鼓膜和听骨链在声音传递过程中起重要作用。

1. 鼓膜　鼓膜为椭圆形半透明薄膜,面积为 50～90 mm²,厚度约 0.1 mm。鼓膜的形态和结构特点,使它具有较好的频率响应和较小的失真度,它的振动可与声波振动同始同终,有利于把声波振动如实地传递给听骨链。

2. 听骨链　听骨链由 3 块听小骨构成,从外到内依次为锤骨、砧骨和镫骨。锤骨柄附着于鼓膜的脐部,镫骨底和卵圆窗膜相连,砧骨居中。3 块听小骨之间有关节相连,形成一个两臂之间呈固定角度的杠杆系统。其中锤骨柄为长臂,砧骨长突为短臂(图9-6),支点的位置刚好在整个听骨链的重心上,因此,在能量传递过程中惰性最小,效率最高。

声波在由鼓膜经过听骨链向卵圆窗的传递过程中,振动的振幅减小而压强增大,这样,既可提高传音效率,又可避免对内耳造成损伤。产生该变化的原因主要有两个:一是由于鼓膜面积和卵圆窗膜面积的差别造成的,鼓膜振动时,实际发生振动的面积为 $55 \ mm^2$,而卵圆窗膜的面积只有 $3.2 \ mm^2$,两者之间相差约 17.2 倍;二是由于听骨链的杠杆原理造成的,在听骨链的杠杆系统中,长臂与短臂的长度比约为 1.3:1,这样,经杠杆作用后,短臂一侧的压力将增大到原来的 1.3 倍。通过

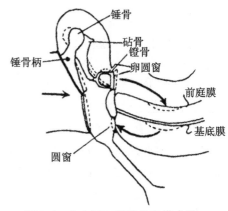

图 9-6　人中耳和耳蜗关系模式图

点线表示鼓膜向内侧振动时各有关结构的移动情况

以上两方面的共同作用后,整个中耳传递过程中的增压效应是 22.36 倍左右($17.2 \times 1.3$)。

3. 咽鼓管　咽鼓管是连通鼓室和鼻咽部的小管道,也称耳咽管,在一般情况下,咽鼓管咽口常处于闭合状态,在吞咽或打哈欠时开放。咽鼓管的主要功能是调节鼓室内空气的压力,使之与外界大气压保持平衡,这对于维持鼓膜的正常位置、形状和振动性能具有重要意义。如果咽鼓管由于炎症发生阻塞后,鼓室内的空气将由于被组织吸收而使压力降低,引起鼓膜内陷,产生疼痛、耳鸣,使听力受到影响。在日常生活中,由于某些情况,可造成鼓室内外空气的压力差发生变化,如人体的空间位置快速大幅度地升降,若咽鼓管鼻咽部的开口不能及时开放,也会引起鼓室内外空气压力的不平衡。此时,如果做吞咽动作,常可避免此类情况的发生。

**(三)声波传入内耳的途径**

声波必须传入内耳的耳蜗,才能刺激听觉感受器,从而引起听觉。声波传入内耳的途径有两种:气传导和骨传导。

1. 气传导　声波经外耳道空气传导引起鼓膜振动,再经听骨链和前庭窗传入耳蜗,这种传导方式称为气传导(air conduction),也称气导。这是引起正常听觉的主要途径。此外,鼓膜的振动也可以引起鼓室内空气振动,再经蜗窗传入耳蜗,但这种气传导方式在一般情况下并不重要,仅在听骨链运动障碍时,才起部分代偿作用。

2. 骨传导　声波直接引起颅骨的振动,从而引起耳蜗内淋巴的振动,这种传导方式称为骨传导(hone conduction),也称骨导。在正常情况下,骨传导的效率比气传导的效率低得多,所以,在正常听觉中起的作用很小。我们接触到的一般的声音,不足以引起颅骨的振动。只有较强的声波,或者是自己的说话声,才能引起颅骨较明显的振动。

在临床工作中,常用音叉检查患者气传导和骨传导的情况,帮助诊断听觉障碍的病变部位和性质。例如,当外耳道或中耳发生病变引起传音性耳聋时,气传导的作用减弱而骨传导的作用相对增强;当耳蜗发生病变引起感音性耳聋时,气传导和骨传导的作用均减弱。

## 二、内耳的感音功能

内耳又称为迷路,包括耳蜗和前庭器官两部分,与听觉有关的是耳蜗,前庭器官则与平衡有关。这里所说的内耳的感音功能是指耳蜗的功能,前庭器官的功能将在下一节中叙述。

## （一）耳蜗的结构特点

耳蜗是由一条骨质的管道围绕一个锥形骨（耳蜗轴）盘旋而成的。在耳蜗管的横断面上可见到两个分界膜，一个是斜行的前庭膜，另一个是横行的基底膜。这两个膜将管道分成 3 个腔，即前庭阶、鼓阶和蜗管（图 9-7）。耳蜗内有一条长约 30 mm 的基底膜，基底膜上有螺旋器，为听觉感受器。螺旋器上有数行纵向排列的毛细胞，每个毛细胞的顶部都有数百条排列整齐的听毛，其中较长的听毛埋植在盖膜的胶冻状物质中，这些装置共同构成感受声波的结构基础。

## （二）基底膜的振动与行波学说

内耳的感音作用是把传到耳蜗的机械振动转变为蜗神经的神经冲动，即将机械能转换为生物电能。在这一转变过程中，耳蜗基底膜的振动起着关键作用。

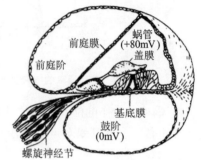

当声波振动通过听骨链到达前庭窗膜时，如镫骨的运动方向是压向前庭窗膜的，就会引起前庭窗膜内移，前庭膜和基底膜将下移，鼓阶的外淋巴压迫蜗窗膜外移；相反，当前庭窗膜外移时，则整个耳蜗内淋巴和膜性结构均作反方向的移动，如此反复，便形成了基底膜的振动（图 9-6、图 9-7）。在基底膜振动时，基底膜与盖膜之间的相对位置也会随之发生相应的变化，于是使毛细胞受到刺激而引起生物电变化。

图 9-7　耳蜗管的横断面图

进一步的观察表明，基底膜的振动是以行波的方式进行的。即内淋巴的振动首先引起靠近前庭窗处（即蜗底）的基底膜发生振动，随后以波浪的方式沿基底膜向耳蜗顶部（即蜗顶）传播，就像有人在规律地抖动一条绸带，形成的波浪向远端有规律地传播一样。不同频率的声音引起的行波都是从蜗底开始的，但频率不同时，行波传播的距离和最大振幅出现的部位也有所不同（图 9-8）。声波振动频率越高，行波传播越近，引起最大振幅出现的部位越靠近蜗底；反之，声波频率越低，则行波传播越远，最大振幅出现的部位越靠近蜗顶部。这是行波学说的主要论点，也是被认为耳蜗能区分不同声音频率的基础，即耳蜗的底部感受高频声波，耳蜗的顶部感受低频声波。动物实验也得到证实，如破坏动物耳蜗底部时，对高频音的感受发生障碍，破坏耳蜗顶部时，则对低频音的感受发生障碍。临床上对于不同性质耳聋原因的研究也得到了类似的结果。

## （三）耳蜗的生物电现象

1. 耳蜗内电位　耳蜗各阶内充满着淋巴液，其中前庭阶和鼓阶中是外淋巴液，而蜗管中则是内淋巴液。实验发现，如果以鼓阶中外淋巴液为参考零电位，在耳蜗未受到刺激时，则可测出蜗管中内淋巴液的电位是 +80 mV，称为耳蜗内电位。在静息情况下，毛细胞的静息电位是 $-70 \sim -80$ mV，因此浸浴在内淋巴中的毛细胞顶部的膜内外电位差可达到 160 mV，而浸浴在外淋巴中（鼓阶）的毛细胞底部的膜内外电位差只有 80 mV。耳蜗内电位是产生其他电变化的基础。

2. 耳蜗微音器电位　当耳蜗受到声波刺激时，在耳蜗及其附近的结构中，可记录到一种与声波的频率和幅度完全一致的电位变化，称为耳蜗微音器电位（cochlea microphonic potential）。其特点是潜伏期短，没有不应期，可以总和，不具备"全或无"的性质，属于局部电位。实验证明，耳蜗微音器电位是耳蜗受到声波刺激时，多个毛细胞产生的感受器电位的复合表现。

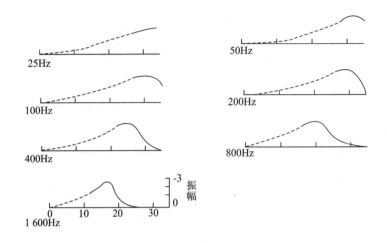

**图 9-8 不同频率的声音引起的行波在基底膜上的传播距离和最大振幅的出现部位**

3. **蜗神经动作电位** 耳蜗对声音刺激所产生的一系列反应中最后出现的电变化就是蜗神经动作电位。它是耳蜗对声波刺激进行换能和编码的总结果。它的作用是能传递声波信息。一般认为,声波频率的分析取决于产生兴奋的蜗神经纤维在基底膜上的分布位置,而声波强度的分析则取决于某处神经纤维的数目。不过目前对这方面的知识了解得还很少。

耳蜗与蜗神经的生物电现象可归纳为:耳蜗在没有声音刺激时存在静息电位,当有声音刺激时,在静息电位的基础上,使耳蜗毛细胞产生微音器电位,进而触发蜗神经产生动作电位,该神经冲动沿着蜗神经传入听觉中枢,经分析处理后引起主观上的听觉。

# 第四节 前庭器官的平衡感觉功能

前庭器官在结构上属于内耳迷路的一部分,包括椭圆囊、球囊和三个半规管官。但在功能上不属于听觉器官,它们是人体自身运动状态和头部空间位置的感受器,在保持身体平衡和维持正常姿势中起重要作用。由前庭器官引起的感觉统称为前庭感觉。

## 一、前庭器官的毛细胞

椭圆囊、球囊和半规管内的感受细胞都称为毛细胞,它们具有类似的结构和功能。每个毛细胞都有两种纤毛,其中最长的一条叫动毛,位于一侧边缘部;其余的纤毛较短数量很多,并呈阶梯状排列,称为静毛。

用电生理学方法证明,当外力使这些纤毛倒向一侧时,位于毛细胞底部的神经纤维上就有冲动频率的变化。

图 9-9 是在一个半规管壶腹中的毛细胞上所做的实验,当动毛和静毛都处于自然状态时,细胞膜的静息电位约为 $-80\ mV$,毛细胞底部的神经纤维上有中等频率的持续放电;当外力使顶部静毛倒向动毛时,毛细胞出现去极化,膜内电位上移到 $-60\ mV$,同时神经纤维上冲动发放频率增加,表现为兴奋;与此相反,当外力使顶部动毛倒向静毛时,毛细胞出现超极化,膜内电位下移到 $-120\ mV$,同时神经纤维上冲动发放频率减少,表现为抑制。在正常情况下,由于前庭

器官中各种毛细胞的所在位置和附属结构的不同,使得不同形式的位置变化和变速运动都能以特定的方式改变毛细胞纤毛的倒向,使相应的神经纤维的冲动发放频率发生改变,把机体运动状态和头在空间位置的信息传送到中枢,引起特殊运动觉和位置觉,并出现各种躯体和内脏功能的反射性改变。

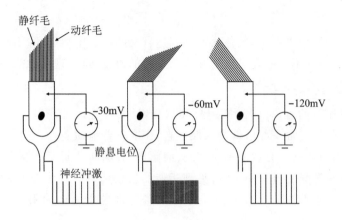

**图 9-9　前庭器官中毛细胞顶部纤毛受力情况影响细胞静息电位和神经纤维冲动发放频率的实验示意图**

## 二、半规管的功能

半规管共有 3 个,它们互相垂直,分别代表空间的 3 个平面。每个半规管的一端有一个膨大的部分,称为壶腹。壶腹内有一块隆起的结构,称为壶腹嵴。壶腹嵴上有一排面对管腔的毛细胞,毛细胞顶部的纤毛都埋植在胶质性的圆顶形终帽中。毛细胞上动毛和静毛的相对位置是固定的。例如水平半规管,当管腔内的内淋巴由管腔流向壶腹时,壶腹嵴受冲击的方向正好是使毛细胞顶部的纤毛由静毛向动毛一侧弯曲,于是引起该壶腹嵴向中枢发放的神经冲动增加。当壶腹内的内淋巴流向管腔时,则情况相反,该壶腹嵴向中枢发放的神经冲动减少。

半规管的功能是感受旋转变速运动。当身体围绕不同方向的轴做旋转运动时,相应半规管壶腹中的毛细胞因管腔中内淋巴的惯性运动而受到冲击,顶部纤毛向某一方向弯曲。当旋转停止时,又由于管腔中内淋巴的惯性作用,使顶部纤毛向相反方向弯曲。这些信息经前庭神经传入中枢,可引起眼震颤和躯体、四肢骨骼肌紧张性的改变,以调整姿势,保持平衡;同时冲动上传到大脑皮质,引起旋转的感觉。

## 三、椭圆囊和球囊的功能

椭圆囊和球囊是膜质的小囊,内部充满内淋巴液,囊内各有一个特殊的结构,分别称为椭圆囊斑和球囊斑,两种囊斑的结构相似。毛细胞存在于囊斑之中,其纤毛埋植在一种称为耳石膜的结构内。耳石膜内含有许多微细的耳石,主要由碳酸钙组成,其比重大于内淋巴。椭圆囊中的囊斑和球囊中的囊斑所处的空间状态有所不同。当人体处于直立位时,椭圆囊的囊斑处于水平位,即毛细胞的纵轴与地面垂直,顶部朝上,耳石膜顶在纤毛的上方;球囊的囊斑则处于垂直位,耳石膜悬在纤毛的一侧。

椭圆囊和球囊的功能是感受头部的空间位置和直线变速运动。因为在这两种囊斑中,各个毛细胞顶部的静毛和动毛相对位置都不相同,因此,能够感受各个方向上的变化。当头部的空间位置发生改变时,或者当人体作直线变速运动时,由于重力或惯性的作用,都会使耳石膜与毛细胞的相对位置发生改变,然后再使纤毛发生弯曲,倒向某一方向,从而使相应的传入神经纤维发放的冲动发生变化,这种信息传入中枢后,可产生头部空间位置的感觉或直线变速运动的感觉,同时引起姿势反射,以维持身体平衡。

## 四、前庭反应

当前庭器官受刺激而兴奋时,其传入冲动到达有关的神经中枢后,除引起一定的位置觉、运动觉以外,还能引起各种不同的姿势反射和内脏功能的改变,这种现象称为前庭反应。

### (一)前庭器官的姿势反射

当进行直线变速运动时,可刺激椭圆囊和球囊,反射性地改变颈部和四肢肌紧张的强度。例如,猫由高处跳下时,常常头部后仰而四肢伸直,作准备着地的姿势。而它一着地,则头前倾,四肢屈曲。又如,当一动物被突然上抬时,常头前倾,四肢屈曲。而上抬停止时,则头后仰,四肢伸直。人们在乘电梯升降的过程中,也可见到相似的反射活动。在乘车时,如果汽车突然加速或突然停止,也会引起骨骼肌的反射活动。这些都是直线变速运动引起的前庭器官的姿势反射。

同样,在作旋转变速运动时,也可刺激半规管,反射性地改变颈部和四肢肌紧张的强度,以维持姿势的平衡。例如,当人体向左侧旋转时,可反射性地引起左侧上、下肢伸肌和右侧屈肌的肌紧张加强,使躯干向右侧偏移,以防歪倒。而旋转停止时,可使肌紧张发生反方向的变化,使躯干向左侧偏移。

从上述例子可以看到,当发生直线变速运动或旋转变速运动时,产生的姿势反射的结果,常同发动这些反射的刺激相对抗,其意义在于有利于使机体尽可能地保持在原有空间位置上,以维持一定的姿势和平衡。

### (二)前庭器官的内脏反应

人类前庭器官受到过强或过久的刺激,常可引起自主神经系统的功能反应,表现出一系列相应的内脏反应,如恶心、呕吐、眩晕、皮肤苍白、心率加快、血压下降等现象。有些人,这种现象特别明显,出现晕车、晕船等症状,可能是因为其前庭器官的功能过于敏感的缘故。

### (三)眼震颤

躯体做旋转运动时,眼球可出现一种特殊的往返运动,这种现象称为眼震颤。眼震颤主要是由于半规管受刺激引起的,它可反射性地引起眼外肌肉的规律性活动,从而造成眼球的规律性往返运动。在生理情况下,两侧水平半规管受刺激时,引起水平方向的眼震颤,上、后半规管受刺激时,引起垂直方向的眼震颤。人类在水平面上的活动较多,如转身、回头等,所以,水平方向的眼震颤最为常见。水平震颤包括两个运动时相:先是两眼球缓慢向一侧移动,当到达眼裂的顶端时,再突然快速地返回到眼裂的中心位置。前者称为慢动相,后者称为快动相。例如,当头部保持前倾30°的姿势,人体以垂直方向为轴向左旋转,开始时,因惯性作用,左侧水平半规管的内淋巴由管腔流向壶腹嵴,使左侧壶腹嵴的毛细胞受到刺激而兴奋,右侧半规管则相反。于是,两侧眼球先缓慢向右侧移动,然后突然返回到眼裂正中,接着又出现新的慢动相和快动相,如此往返(图9-10)。当继续匀速旋转时,由于内淋巴的惯性滞后作用消除,眼球不再震颤而居于正中。当旋转减速或停止时,内淋巴因惯性而不能立刻停止运动,使壶腹嵴产生与开始时相反的压力变化,又引起一阵与开始方向相反的慢动相和快动相。眼震颤慢动相的方向与旋转方向相反,是由于对前庭器官的刺激引起的,而快动相的运动方向与旋转方向一致,是中枢矫正性运动。临床上,常用检查眼震颤的方法,来判断前庭器官的功能是否正常。

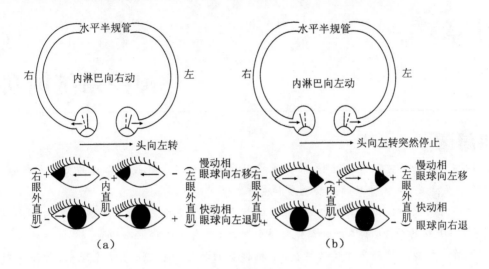

**图 9-10 旋转变速运动时两侧水平半规管壶嵴毛细胞受刺激情况和眼震颤方向示意图**

(a)头前倾30°,旋转开始时的眼震颤方向 (b)旋转突然停止后的眼震颤方向

# 思 考 题

1. 名词解释

    瞳孔对光反射 视力 视野 暗适应

2. 感受器的一般生理特征有哪些?

3. 视近物时,眼睛有哪几种调节方式?

4. 简述眼的折光系统的组成。

5. 声波的传导途径有哪几种?简述其过程。

（黄颖浩）

# 第十章

# 神经系统的功能

学习目标

**1. 掌握** 突触及突触传递过程；特异性投射系统和非特异性投射系统的特点和功能；牵张反射的类型及意义；自主神经的主要递质和受体。

**2. 理解** 中枢兴奋传递的特征，内脏痛的特点、牵涉痛的定义；脑干网状结构易化区和抑制区的功能；小脑的功能，锥体系和锥体外系的功能；自主神经的主要功能。

**3. 了解** 神经纤维传导冲动的特征；中枢抑制的类型及机制；脊休克现象；条件反射的建立及人类条件反射特点；脑电图的正常波形及意义。

神经系统由中枢神经和周围神经两大部分组成，前者包括脑和脊髓，后者一般分为脑神经、脊神经和内脏神经三部分。神经系统的主要功能是直接或间接调节体内各器官、系统的功能，使之互相联系成为一个统一的有机整体。同时，神经系统又可以通过对各种生理过程的调节，使机体适应内外环境的变化。在人体生理功能调节中神经调节起主导作用，其调节的基本方式是反射。

神经生理的内容非常丰富，与其他医学科目及临床工作关系密切。为了便于理解，本章先介绍神经元和突触的基本活动规律、反射活动的一般规律，然后再进一步系统地重点介绍神经系统的感觉功能，对躯体运动和对内脏的调节功能，最后简要介绍脑的高级功能。

## 第一节　神经元活动的一般规律

### 一、神经元和神经胶质细胞

神经元和神经胶质细胞是构成神经系统的两种主要细胞。神经元即神经细胞，是神经系统的基本结构与功能单位。神经胶质细胞填充于神经元之间，广泛分布于中枢和周围神经系统中。

#### （一）神经元的基本结构与功能

不同神经元的形态各异，但大致都可分为胞体和突起两部分（图 10-1）。胞体是神经代谢和营养的中心，位于脑、脊髓和神经节中，其功能主要是合成蛋白质、形成神经递质及实现神经元的信息整合。突起分树突和轴突两种，树突可有一个或多个，较短，其功能主要是接受刺激，将兴奋传向胞体；轴突较长，只有一个，由胞体的轴丘分出，开始一段称为始段，离开胞体若干距离后包裹髓鞘或神经膜，称为神经纤维（nerve fiber）。轴突的主要功能是传导神经冲动，末梢可释放神经递质。

### (二)神经胶质细胞

神经系统中含有大量的神经胶质细胞。中枢神经系统中,有星形胶质细胞、小胶质细胞和少突胶质细胞;周围神经系统中,有形成髓鞘的施万细胞和脊神经节中的卫星细胞。胶质细胞核体较小,有突起,但无树突、轴突之分,不具有传导冲动的功能。其主要功能有:①支持作用,星形胶质细胞以其长突起交织成网,或相互连接构成支架,支持神经元的胞体和纤维。②绝缘和屏障作用。③运输营养物质的作用。④修复与再生作用。⑤免疫应答作用。

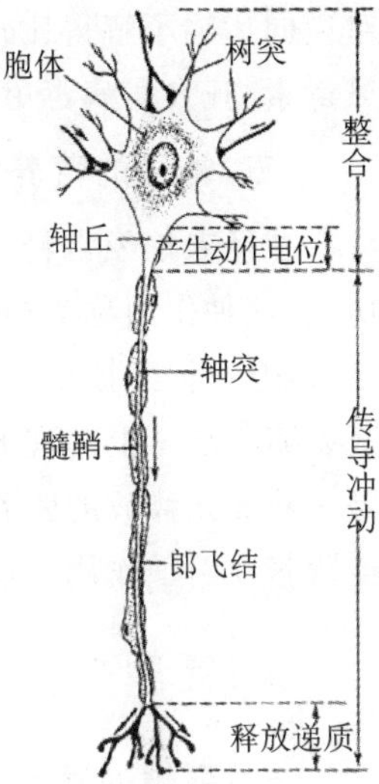

图 10-1 运动神经元及其功能示意图

## 二、神经纤维

### (一)神经纤维的分类

根据髓鞘的厚薄将神经纤维分为有髓纤维与无髓纤维两种,无髓纤维也有一薄层髓鞘,并非完全无髓鞘。

目前生理学中多采用两种方法对神经纤维进行分类,一是按电生理学特性分为 A、B、C 三类;二是按纤维的来源和直径分为Ⅰ、Ⅱ、Ⅲ、Ⅳ 4 类。第一种分类方法通常用于传出神经,第二种分类方法常用于传入神经。

### (二)神经纤维传导兴奋的速度

不同神经纤维传导兴奋的速度有很大的差别,速度的快慢与纤维的直径、有无髓鞘、温度及动物的种属有密切关系。一般来说,神经纤维的直径越粗,其传导速度也越快。有髓纤维传导速度大于无髓纤维。温度的下降可引起神经纤维传导速度减慢,临床上可利用局部低温阻滞神经传导达到低温麻醉的效果。直径相同的恒温动物与变温动物的有髓纤维传导速度不相同。当周围神经发生病变时传导速度将减慢,测定传导速度有助于诊断神经纤维的病变和估计神经损伤的预后。

### (三)神经纤维传导兴奋的特征

1. 生理完整性 神经纤维正常传导兴奋需要结构和功能两方面都保持完整。结构受损或者功能不正常(药物或低温麻醉)都将造成传导阻滞。

2. 双向传导 在实验条件下,人工刺激神经纤维某一点,产生的兴奋可同时向两端传导,称为双向传导。

3. 绝缘性 混合神经干中含有多条神经纤维,每条纤维传导兴奋时基本上相互不干扰。这就是神经纤维传导的绝缘性,其生理意义是保证了神经调节的精确性。

4. 相对不疲劳性 实验中,连续电刺激神经纤维数小时甚至十几小时仍然保持产生和传导兴奋的能力,其原因是神经传导冲动时耗能较少。

### (四)神经纤维的轴浆运输

神经元的胞体与轴突之间必须经常进行物质运输和交换。借助轴突内的轴浆流动实现运输物质的现象称为轴浆运输。轴浆流动是双向性的,部分轴浆由胞体流向轴突末梢称为顺向运输;部分轴浆由轴突末梢流向胞体称为逆向运输。实验证明,顺向运输有快速和慢速之分,前者主要指递质囊泡、分泌颗粒等的运输;后者主要是指胞体内新形成的微管、微丝向前延伸。目前对逆向运输了解得比较少,其运输的速度约为快速顺向运输速度的一半左右。有人认为,破伤风毒素、狂犬病病毒由外周向中枢神经系统转运可能就是逆向轴浆运输的结果。

### (五)神经的营养性效应

神经末梢经常释放一些物质,调整被支配的组织的代谢活动,持续影响其组织结构和生理功能,这种作用称为神经的营养性效应。在正常情况下,神经对骨骼肌的营养性效应不易表现出来,但在神经损伤后,被神经支配的肌肉内糖原合成速度减慢、蛋白质分解加速,引起肌肉逐渐萎缩。临床上出现的周围神经损伤导致的肌肉萎缩,就是由于失去了神经的营养性效应的结果。神经元释放的营养性因子能影响所支配组织的正常代谢和功能,相反,组织也可以产生神经营养性因子作用于神经元。

## 三、突触与突触传递

### (一)突触的概念和结构

突触(synapse)通常是指神经元之间相接触并能传递信息的部位。经典的突触由突触前膜、突触间隙和突触后膜 3 部分组成(图 10-2)。一个神经元的轴突末梢首先分成许多小支,每个小支的末梢部分膨大呈球状,称为突触小体,轴突末梢的轴突膜称为突触前膜,与突触前膜相对的胞体膜或树突膜则称为突触后膜,两者之间为突触间隙。突触前膜和突触后膜较一般的神经元膜稍增厚,约 7.5 nm。突触间隙约 20 nm,其间有糖蛋白和黏多糖。突触小体的轴浆内含有大量聚集的囊泡(突触小泡)和较多的线粒体,囊泡内含有高浓度的递质,突触后膜上有和相应递质相结合的受体。

### (二)突触的分类

目前,生理学中常采用 3 种不同的分类方法对突触进行分类。按神经元之间接触部位不同分为轴-体突触、轴-轴突触和轴-树突触(图 10-3);按对突触后神经元作用效应不同,分为兴奋性突触和抑制性突触;按对突触后神经元作用方式不同,分为化学性突触和电突触。

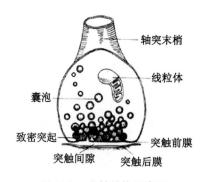

图 10-2 突触结构示意图

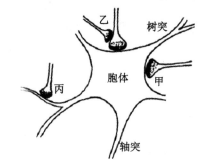

图 10-3 突触的类型

甲:轴-体突触 乙:轴-轴突触 丙:轴-树突触

### (三)突触传递的过程

中枢内突触传递的过程与细胞生理中介绍的神经-肌肉接头处兴奋传递过程基本相似。当神经冲动传到轴突末梢时,突触前膜去极化,$Ca^{2+}$ 内流,促使囊泡向前膜移动并与之融合,通过出胞作用,释放神经递质到突触间隙,递质与后膜上特异性受体相结合,引起后膜上某些离子通道的开放,导致突触后膜发生去极化或者超极化的电位改变,产生兴奋性或抑制性突触后电位。可见,突触传递包括了电-化学-电三个基本过程。

1. 兴奋性突触后电位 突触前膜释放兴奋性递质(如:乙酰胆碱),与后膜受体结合后可引起后膜对 $Na^+$、$K^+$ 通透性增加,主要是增加 $Na^+$ 的通透性,$Na^+$ 内流大于 $K^+$ 外流,从而引起后膜局部去极化(图10-4),即兴奋性突触后电位(EPSP)。兴奋性突触后电位属于局部电位,可以总和,如果总和达到阈电位水平即可触发动作电位,引起突触后神经元兴奋;如果兴奋性突触后电位没有达到阈电位,虽然不能触发动作电位,但使膜电位与阈电位距离变近,可使突触后神经元兴奋性升高,容易产生动作电位。

2. 抑制性突触后电位 突触前膜释放抑制性递质,与后膜上相应受体结合后可提高后膜对 $Cl^-$ 的通透性,$Cl^-$ 内流引起后膜局部超极化(图10-5),即抑制性突触后电位(IPSP)。抑制性突触后电位属于局部电位,也可以总和,使突触后神经元不易产生动作电位而出现抑制效应。

体内大多数突触都是通过以上介绍的经典的突触传递过程实现信息传递的,但神经元之间的信息传递方式很复杂,除了上述突触传递外,还有其他方式。

(1)非突触性化学传递 是在轴突末梢的分支上进行的(图10-6),交感神经肾上腺素能神经元的轴突末梢的分支上有很多串珠状膨大结构,称曲张体,内含大量递质小泡,可以释放神经递质,扩散到附近的效应细胞而发挥作用。这种传递方式比突触化学传递延搁时间更长,不存在一对一的关系,效应的产生也存在不确定性。

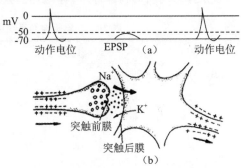

图 10-4 兴奋性突触后电位产生机制示意图
(a)电位变化 (b)突触传递
EPSP:兴奋性突触后电位

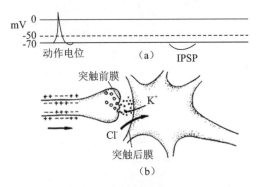

图 10-5 抑制性突触后电位产生机制示意图
(a)电位变化 (b)突触传递
IPSP:抑制性突触后电位

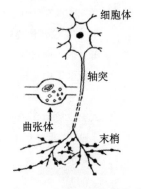

图 10-6 非突触性化学传递

(2)电突触传递 两个神经元之间两层膜紧密接触的部位称为缝隙连接,它是电突触传递的结构基础。此处,神经冲动可以通过直接的电传递在两个神经元之间实现信息的互递。

## 四、神经递质

在上述突触传递过程中化学递质起着重要作用。神经递质（neurotransmitter）是由神经末梢释放并传递信息的化学物质。分为外周神经和中枢神经递质两大类。

### （一）外周神经递质

外周神经递质主要有乙酰胆碱和去甲肾上腺素。一般以神经末梢释放的神经递质种类来分类和命名神经纤维。末梢释放乙酰胆碱作为递质的神经纤维，称为胆碱能纤维；释放去甲肾上腺素作为递质的神经纤维，称为肾上腺素能纤维。这两种纤维的分布情况见表10-1。

表 10-1　周围神经系统中的胆碱能纤维和肾上腺素能纤维分布

| 纤维分类 | 神经递质名称 | 分布 |
| --- | --- | --- |
| 胆碱能纤维 | ACh | 副交感神经节前和节后纤维 |
| | | 交感神经节前纤维 |
| | | 支配汗腺和骨骼肌舒血管的交感神经节后纤维 |
| | | 躯体运动神经纤维 |
| 肾上腺素能纤维 | NA | 大部分交感神经节后纤维 |

### （二）中枢神经递质

中枢神经递质比外周神经递质复杂得多，主要有乙酰胆碱、单胺类、氨基酸类和肽类等。中枢神经系统内主要中枢神经递质分布和主要功能见表10-2。

表 10-2　中枢神经系统内主要中枢神经递质的分布与功能

| 名称 | 主要分布部位 | 功能特点 |
| --- | --- | --- |
| 乙酰胆碱 | 脊髓、丘脑、脑干网状结构、边缘系统 | 与感觉、运动、学习和记忆等活动有关 |
| 单胺类： | | |
| 多巴胺 | 沿黑质-纹状体投射系统分布 | 为锥体外系的重要递质，与躯体运动等有关 |
| 去甲肾上腺 | 低位脑干网状结构 | 与觉醒、睡眠和情绪活动等有关 |
| 5-羟色胺 | 低位脑干中缝核 | 与镇痛、睡眠、体温调节及情绪反应有关 |
| 氨基酸类： | | |
| 谷氨酸 | 大脑皮质和脊髓背侧部 | 兴奋性神经递质 |
| γ-氨基丁酸 | 小脑、脑干和大脑皮质 | 抑制性神经递质 |
| 甘氨酸 | 脊髓前角 | 抑制性神经递质 |
| 肽类： | | |
| 下丘脑神经肽 | 下丘脑 | 参与自主神经调节等活动 |
| 阿片肽 | 脑内 | 调节痛觉 |
| 脑-肠肽 | 胃肠和脑内 | 与摄食活动等有关 |

### （三）递质的合成、释放和失活

1. 递质的合成　不同递质的合成部位和过程并不相同，乙酰胆碱是在胞质中由胆碱和乙酰辅酶 A 合成的，合成后由突触小泡摄取并贮存。去甲肾上腺素的合成是首先在胞质中以酪氨酸为原料由酪氨酸羟化酶催化合成多巴,再在多巴脱羧酶作用下合成多巴胺,然后多巴胺被摄取入小泡,在小泡中由多巴胺 β 羟化酶催化进一步合成去甲肾上腺素,并贮存于小泡内。5-羟色胺是先在胞质中以色氨酸为原料由色氨酸羟化酶催化成 5-羟色氨酸,然后在 5-羟色胺酸脱羧酶的作用下将 5-羟色氨酸合成 5-羟色胺,并被摄取和贮存于小泡内。

2. 递质的释放 $Ca^{2+}$ 在递质的释放过程中发挥着重要作用,当神经冲动传导至神经末梢时,促使 $Ca^{2+}$ 进入轴突末梢内,$Ca^{2+}$ 可能发挥两方面的作用:①降低轴浆的黏滞性,有利于小泡向前膜移动。②消除突触前膜内的负电位,有利于小泡与突触前膜接触而发生融合。然后,小泡与突触前膜融合处出现破裂口,小泡内递质和其他内容物通过出胞作用释放到突触间隙内。

3. 递质的失活 进入突触间隙的神经递质在发挥生理作用后通过不同的途径而失活。乙酰胆碱被胆碱酯酶水解成胆碱和乙酸而失去作用。去甲肾上腺素一部分被血液循环带走,在肝中被破坏失活;一部分在效应细胞内被单胺氧化酶破坏而失活;但大部分是由突触前膜再摄取,回收到突触前膜的轴浆内并重新加以利用。多巴胺、5-羟色胺的失活与去甲肾上腺素的失活相似,它们也是由单胺氧化酶的作用破坏而失活,突触前膜也能再摄取 5-羟色胺加以重新利用。肽类递质的失活是依靠酶促降解,例如,通过氨基肽酶、羧基肽酶和一些内肽酶的降解而失活。

# 第二节 反射活动的一般规律

神经系统调节的基本方式是反射,反射的结构基础是反射弧,有关反射和反射弧的基本概念已经在生理学绪论部分介绍过,本节主要讨论中枢神经反射活动的一般规律。

## 一、中枢神经元的联系方式

中枢神经元的联系方式有很多,主要有辐散式、聚合式、链锁式和环路式等(图 10-7)。

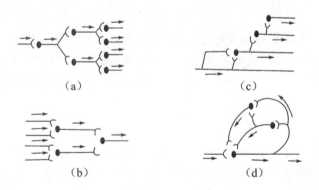

**图 10-7 中枢神经元的联系方式**
(a)辐散式 (b)聚合式 (c)链锁式 (d)环路式

### (一)辐散式

一个神经元的轴突通过分支与许多神经元建立突触联系,称为辐散式。这种联系方式有可能使一个神经元的兴奋引起许多神经元同时兴奋或抑制。传入神经元与其他神经元发生突触联系常采用这种方式。

### (二)聚合式

一个神经元的胞体和树突可同时接受许多不同轴突来源的突触联系,称为聚合式。这种联系方式有可能使许多神经元的作用都引起同一个神经元的兴奋而发生总和效应,也可能使来自许多不同作用神经元的兴奋和抑制在同一神经元上发生整合效应。传出神经元接受不同轴突来源的突触联系常表现为聚合式。

### (三)链锁式

神经元之间通过侧支依次连接,形成传递信息的链锁,在纵向和横向同时向外传递信息,称为链锁式。中间神经元的联系多见,这种联系方式在空间上扩大了作用范围。

### (四)环路式

一个神经元通过轴突侧支与中间神经元相连,中间神经元又反过来再与该神经元发生突触联系,构成闭合环路,称为环路式。这种联系方式可引起正反馈和负反馈,产生后发放或者使兴奋及时终止。

## 二、中枢兴奋传布的特征

神经系统在进行反射时,兴奋在中枢传布比在神经纤维上传导复杂得多,具有以下特征:

### (一)单向传递

反射活动中,兴奋在中枢的传递一般只能朝一个方向进行,即兴奋只能由突触前神经元传给突触后神经元,不能逆转。这是因为神经递质是由突触前膜释放的。故神经系统内反射活动的兴奋扩布总是有一定方向的,即由传入神经传导到中枢,再传向传出神经元。近年来研究发现,突触后膜也能释放一些物质,如 NO、多肽等,逆向传递到突触前膜,影响突触前神经元的递质释放过程。因此,单向传递并不是绝对的。

### (二)中枢延搁

兴奋通过突触时,需要经过神经递质释放、扩散及与突触后膜上受体结合产生突触后电位等一系列过程,消耗时间较长,这种现象称为中枢延搁(central delay)。根据测定,兴奋通过一个突触所需时间为 0.3~0.5 ms,因此,反射活动中通过的突触数愈多,中枢延搁所耗时间就愈长。

### (三)总和

在中枢内,兴奋由若干传入纤维同时传导冲动或单根神经纤维多次发放冲动到同一神经中枢,则这些冲动的作用可以发生协同效应,这种现象称为兴奋的总和。包括空间性总和及时间性总和两种。空间性总和是指由多根神经纤维同时传导冲动到同一突触后神经元,同时产生的多个兴奋性突触后电位叠加起来,达到阈电位水平时,触发动作电位,其发生的结构基础是神经元的聚合式联系。时间性总和是指单根传入纤维连续传入多个神经冲动,使突触后神经元上相继产生的兴奋性突触后电位叠加起来,若达到阈电位即可触发动作电位。

### (四)兴奋节律的改变

实验中发现,在反射活动中,如同时分别记录传出神经和传入神经的冲动频率,可测得两者的冲动频率并不相同。这是因为传出神经的频率除了取决于传入神经的节律外,还受中间神经元和传出神经元的功能状态的影响。

## （五）后发放

在反射活动中，刺激停止后，传出神经仍可在一定时间内继续发放冲动，这种现象称为后发放。产生后发放的原因之一是中间神经元的环状联系；另一原因与反馈有关，如效应器发生反射时，本身的感受装置（如肌梭）受到刺激，兴奋冲动又沿传入神经传到中枢，通过反馈作用纠正和维持原先的反射活动。

## （六）对内环境变化敏感和易疲劳性

突触部位对内环境的变化很敏感，低氧、$CO_2$增多、麻醉剂等因素均可作用于中枢而改变突触部位的传递活动。此外，突触也是整个反射弧中最容易出现疲劳的部位。实验中发现，用较高频率的刺激连续作用于突触前神经元一段时间后，突触后神经元的放电频率会很快减少，反射活动明显减弱。疲劳产生的原因可能与突触前膜内递质的耗竭有关。

## 三、中枢抑制

中枢神经系统的活动中除了有上述的兴奋过程，还有抑制过程。根据中枢抑制产生的机制和部位不同，可将其分为以下两种类型：

### （一）突触后抑制

突触后抑制（postsynaptic inhibition）是由抑制性中间神经元活动引起的，兴奋性神经元先兴奋一个抑制性中间神经元，引起抑制性中间神经元释放抑制性递质，使突触后膜超极化，产生抑制性突触后电位。突触后抑制分为传入侧支性抑制和回返性抑制两种。

1. 传入侧支性抑制　传入神经纤维在兴奋一个中枢神经元的同时，发出侧支兴奋一个抑制性中间神经元，进而引起另一个神经元抑制，这种现象称为传入侧支性抑制，又称交互抑制。如图10-8(a)所示的屈肌反射过程就是一个典型的交互抑制的例子。

2. 回返性抑制　兴奋从中枢发出后，通过反馈环路，再抑制原先发动兴奋的神经元及邻

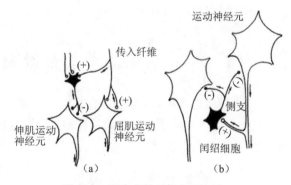

**图10-8　两类突触后抑制示意图**
(a)传入侧支性抑制　(b)回返性抑制
黑色星形细胞为抑制性中间神经元（＋）兴奋、（－）抑制

近的神经细胞，这种现象称为回返性抑制。如图10-8(b)所示，当脊髓前角运动神经元支配骨骼肌时，发出侧支兴奋一个抑制性中间神经元，即闰绍细胞，其轴突返回，抑制原先发放冲动的运动神经元的活动和脊髓前角中其他运动神经元。其意义在于使神经元的活动及时终止，也促使同一中枢内许多神经元之间的活动协调一致。

### （二）突触前抑制

一个神经元的轴突可与另一神经元的轴突构成突触，这种突触是突触前抑制的结构基础。如图10-9所示，轴突A的纤维末梢与运动神经元C的胞体构成兴奋性突触，能兴奋该运动神经元。轴突B的纤维末梢与轴突A构成轴突-轴突兴奋性突触，但不能直接影响运动神经元C的活动。当神经冲动沿轴突A的纤维抵达末梢时，可引起运动神经元C出现10 mV的兴奋性突触后电位。而仅有轴突B纤维兴奋冲动传入时，不能引起该运动神经元有反应。但是，如果

先使轴突 B 纤维兴奋后再刺激轴突 A,则轴突 A 纤维兴奋所引起运动神经元 C 只能产生 5 mV 的兴奋性突触后电位,说明轴突 B 纤维的活动能抑制轴突 A 纤维的兴奋作用。突触前抑制发生的机制是:轴突 B 末梢释放递质作用于轴突 A 纤维末梢使其去极化,从而使轴突 A 末梢跨膜静息电位变小,轴突 A 纤维兴奋产生的动作电位变小,释放的递质减少而导致运动神经元 C 的兴奋性突触后电位减小。因此,轴突 B 纤维的抑制作用是通过使轴突 A 纤维释放的兴奋性递质减小而实现的。由于这种抑制是改变了突触前膜的活动而实现的,故称为突触前抑制。突触前抑制在中枢神经系统内广泛存在,尤其多见于感觉传入途径中,对调节感觉传入活动有重要作用。

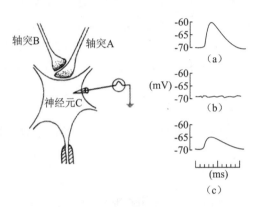

**图 10-9　突触前抑制示意图**

(a)单独刺激轴突 A 引起的 EPSP　(b)单独刺激轴突 B 不引起突触后电位　(c)刺激轴突 B,再刺激轴突 A,引起的 EPSP 减小

# 第三节　神经系统的感觉功能

人类感觉的产生,首先是感受器或感觉器官感受到内外环境中的各种刺激并产生动作电位,其次是神经冲动通过各自的特殊神经传导通路传向各级感觉中枢,最后各级中枢特别是大脑皮质综合分析产生感觉。

## 一、脊髓的感觉传导功能

脊髓是躯干、四肢和一些内脏器官感觉传入冲动经过的基本部位。这些纤维由后根进入脊髓后,分别组成浅感觉和深感觉两条传导通路,向高位中枢传导冲动。浅感觉包括痛觉、温度觉和轻触觉,传入纤维由后根的外侧部进入脊髓,在后角换元后发出纤维交叉到对侧,再经脊髓丘脑侧束(痛、温觉)和脊髓丘脑前束(轻触觉)上行抵达丘脑。深感觉包括本体感觉和深部压觉,传入纤维由后根的内侧部进入脊髓,在同侧后索上行抵达延髓薄束核和楔束核后换元,再发出纤维交叉到对侧,经内侧丘系到丘脑。

## 二、丘脑及其感觉投射系统

### (一)丘脑的感觉功能

丘脑是由大量神经元组成的核团集群。丘脑主要作为各种感觉的总换元站,同时能对感觉传入信息进行初步的分析与综合。各种感觉通路(嗅觉除外)都要在此换元,然后再投向大脑皮质。我国神经生理学家张香桐将丘脑的核团大致划分为以下三大类:

1. 感觉接替核　是指接受感觉的投射纤维,经换元后进一步投射到大脑皮质特定区域的细胞群,包括腹后核的外侧与内侧部分、内侧膝状体、外侧膝状体等。它们是特定感觉冲动(嗅觉除外)传向大脑皮质的换元站。

2. 联络核　是指接受丘脑感觉接替核和其他皮质下中枢来的纤维,经过换元后投射到大脑皮质的某一特定区域的细胞群。包括丘脑前核、腹外侧核和丘脑枕等。它们是各种感觉通向大脑皮质的联系和协调部位。

3. 髓板内核群　是分布于内髓板以内的细胞群,包括中央中核、束旁核、中央外侧核等。一般认为,这一类细胞群没有直接投射到大脑皮质的纤维,但可以间接地通过多突触接替换元后,弥散地投射到整个大脑皮质,对维持大脑皮质兴奋状态有重要作用。

### (二)感觉投射系统

由丘脑投射到大脑皮质的感觉投射系统,根据其投射特征不同,可分为特异性投射系统和非特异性投射系统两大类(图 10-10)。

1. 特异投射系统及其功能　一般认为,除嗅觉外的各种经典感觉传导通路是由三级神经元构成的。第一级神经元位于脊髓神经节或脑神经节内,第二级神经元位于脊髓后角或脑干的神经核内,第三级神经元位于丘脑的感觉接替核内。特异投射系统是指各种特异性感觉传导通路的神经纤维经丘脑感觉接替核和联络核换元后,发出的纤维投射到大脑皮质的特定区域。其投射纤维主要终止于大脑皮质的第四层神经元。其特点是每一种感觉的传导投射系统都是专一的,与皮质间具有点对点的投射关系。功能是引起大脑皮质产生特定感觉,并激发大脑皮质发出神经冲动。

2. 非特异投射系统及其功能　上述经典感觉传导通路的第二级神经元的上行纤维经过脑干时,发出侧支与脑干网状结构发生多突触联系,多次换元后,抵达丘脑的髓板内核群,发出纤维弥散地投射到大脑皮质广泛区域,称为非特异投射系统。其特

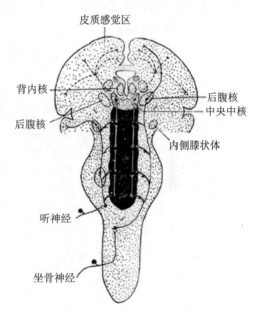

图 10-10　感觉投射系统示意图
实线代表特异性投射系统,虚线代表非特异

点是感觉传导投射系统不具有专一性,与皮质间不存在点对点的投射关系。功能是维持和改变大脑皮质的兴奋性,使机体保持觉醒状态。

在脑干网状结构中存在一个具有上行唤醒作用的功能系统,称为脑干网状结构上行激动系统。实验中,如果用电刺激中脑网状结构,能唤醒动物,脑电波表现为去同步化快波(兴奋波);而在中脑头端切断网状结构时,动物则出现类似睡眠的现象,脑电波表现为同步化慢波(抑制波)。这一上行激动系统主要是通过非特异投射系统发挥作用的,易受药物影响而发生传导阻滞。例如,巴比妥类药物可能就是通过阻断脑干网状结构上行激动系统而发挥催眠作用的。一些全身麻醉药也可能是由于首先抑制了上行激动系统和大脑皮质的活动而发挥麻醉作用的。

## 三、大脑皮质的感觉分析功能

人类大脑皮质是产生感觉的最高级中枢,各种感觉的形成都是经过大脑皮质对传入信息进行分析综合而完成的。不同感觉在大脑皮质有不同的代表区。

### (一)体表感觉代表区

中央后回主要是全身体表感觉的投射区域,称为第一体表感觉投射区(图 10-11)。中央后回的感觉投射规律如下:①左右交叉,即一侧体表感觉传入冲动投射到对侧大脑皮质,但头面部的感觉呈双侧性投射。②上下倒置,下肢代表区在顶部,上肢代表区在中间部,头面部代表区在底部,总的安排是倒置的,但头面部内部的安排仍然是正立的。③投射区大小与感觉灵敏程度呈正相关,感觉越灵敏的部位在中央后回的代表区也越大,反之,代表区小。

在人脑中央前回与岛叶之间还存在第二体表感觉区。其面积远比第一感觉区小,区内的投射是双侧性的,安排是正立而不倒置,定位较差。有人认为,该区与痛觉有较密切的关系,它可能接受痛觉传入投射。但人类切除第二体表感觉区后,并不引起显著的感觉障碍。

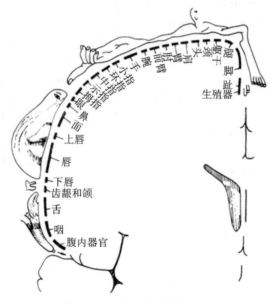

**图 10-11　大脑皮质的感觉区**

### (二)本体感觉代表区

本体感觉是指肌肉、关节的运动觉、位置觉,其代表区在中央前回,也是运动区。刺激中央前回,受试者能产生欲发动肢体运动的主观感觉。

### (三)内脏感觉代表区

内脏感觉代表区位于第一、第二体表感觉区、运动辅助区和大脑边缘系统等部位,分布范围较弥散,不集中。

### (四)视觉区

枕叶皮质距状裂的上、下缘是视觉投射区域。左侧枕叶皮质接受左眼的颞侧视网膜和右眼的鼻侧视网膜的传入纤维投射,右侧枕叶皮质接受右眼的颞侧视网膜和左眼的鼻侧视网膜的传入纤维投射;视网膜上半部投射到距状裂的上缘,下半部投射到下缘;视网膜中央的黄斑区投射到距状裂的后部,视网膜周边区投射到距状裂的前部。视觉传导通路不同部位受损将引起不同视野缺损。

### (五)听觉代表区

颞叶皮质的颞横回和颞上回是听觉投射区域,听觉投射是双侧性的,即一侧皮质代表区与双侧耳蜗感受功能有关。电刺激上述区域能引致受试者产生铃声或吹风样的主观感觉。

### (六)嗅觉和味觉代表区

嗅觉投射区在边缘叶的前底部(包括梨状区皮质的前部、杏仁核的一部分等)。刺激这些相应的结构可以引起特殊的主观嗅觉。味觉投射区在中央后回头面部感觉投射区的下方。

## 四、痛觉

机体受到伤害性刺激时,往往产生痛觉。痛觉是一种复杂的感觉,常伴有不愉快的情绪活动和防卫反应,对机体有保护作用。在临床上,疼痛又常是许多疾病的一种症状,因此,认识痛觉产生的原因及规律具有重要意义。

### (一)痛觉感受器

一般认为,痛觉的感受器是一些游离神经末梢,广泛分布于皮肤、肌肉、关节和内脏等处。痛觉不需要特殊的适宜刺激,任何形式的刺激只要达到一定强度都能产生痛觉,其产生机制还不十分清楚。有人认为,感受痛觉的游离神经末梢是一种化学感受器,各种伤害性刺激可引起组织释放致痛物质($K^+$、组胺、$H^+$、5-羟色胺、缓激肽、前列腺素等),这些致痛物质使游离神经末梢发生去极化,进而产生痛觉传入冲动,传入中枢引起痛觉。

### (二)皮肤痛觉与传导通路

当伤害性刺激作用于皮肤时,可先后引起快痛和慢痛两种性质不同的痛觉。快痛是一种尖锐而定位明确的“刺痛”,在刺激的瞬时很快发生,消除刺激后很快消失;慢痛是一种定位不清楚的“烧灼痛”,在刺激后 $0.5\sim1.0\,s$ 才能被感觉到,痛感强烈并且难以忍受,撤除刺激后痛感仍然持续几秒钟,并常常伴有情绪反应及心血管和呼吸等方面的变化。

传导快痛和慢痛的神经纤维和传导路径是不同的,从而导致了两者的性质不同。研究证实,传导快痛的神经纤维主要是直径粗、有髓鞘的 $A_\delta$ 类纤维,其传导速度快,兴奋阈较低;传导慢痛的神经纤维主要是直径细、无髓鞘的 C 类纤维,其传导速度慢,兴奋阈较高。在传导路径上,快痛是经过脊髓丘脑侧束、丘脑感觉接替核和大脑皮质第一感觉区而产生的定位明确的痛觉;慢痛是经过脊髓网状结构、脑干网状结构和丘脑髓板内核群,弥散地投射到大脑皮质广泛区域和边缘系统而产生定位不清楚的痛觉和情绪反应。

### (三)内脏痛的特征与牵涉痛

内脏痛是临床上一种常见的症状,它与皮肤痛相比具有以下特征:①疼痛缓慢、持续时间长、定位不明确、对刺激分辨能力差。②对切割、烧灼等刺激不敏感,但对机械性牵拉、缺血、痉挛和炎症等刺激敏感。有明显的情绪反应,常伴有牵涉痛。

牵涉痛(referred pain)是指内脏疾病常引起体表一定部位发生疼痛或痛觉过敏的现象。出现牵涉痛的部位与真正产生疼痛的患病内脏器官有一定的解剖关系,例如,心肌缺血或梗死时,可发生心前区、左肩和左上臂的疼痛；胆囊病变时，牵涉到右肩区出现疼痛；阑尾炎时，常感上腹部或脐区有疼痛。牵涉痛的出现在临床上对诊断某些疾病有一定的价值。

# 第四节　神经系统对躯体运动的调节

人和动物进行的各种躯体运动，都是在骨骼肌活动的基础上进行的，而骨骼肌的收缩和舒张又是在神经系统的控制下实现的。神经系统对各种姿势和随意运动的调节，都是复杂的反射活动。运动越复杂，越需要神经系统高级中枢的参与。

## 一、脊髓对躯体运动的调节

脊髓是完成躯体运动反射最基本的中枢。在脊髓的前角中，存在大量支配骨骼肌的运动神经元，可分为 α 和 γ 两类。

α 运动神经元的胞体较大，直径较粗，其轴突末梢分为许多小支，每一小支支配一根骨骼肌的梭外肌纤维。当这一神经元发生兴奋时，兴奋可传导到受它支配的许多肌纤维，引起其收缩。由一个 α 运动神经元及其支配的全部肌纤维所组成的功能单位，称为运动单位（motor unit）。运动单位的大小，决定于神经元轴突末梢分支数目的多少，一般是肌肉愈大，运动单位也愈大。γ 运动神经元的胞体较小，分散在 α 运动神经元之间，其轴突经前根离开脊髓后，支配骨骼肌的梭内肌纤维。

许多反射可在脊髓完成，但由于脊髓常处于高位中枢的控制下，本身的功能不易表现出来，脊休克现象有助于更好地了解脊髓的功能。

实验中，切断动物的脊髓与延髓之间的联系，可以观察到脊髓的一些基本功能，这种脊髓与高位中枢离断的动物称为脊动物。脊休克（spinal shock）是指人和动物的脊髓与高位中枢离断后暂时丧失反射活动能力进入无反应状态的现象。主要表现为：在离断面以下的脊髓所支配的骨骼肌紧张性降低或消失；血压下降，外周血管扩张；出汗抑制和粪尿潴留等。脊休克是暂时现象，一定时间后，各种脊髓反射活动可以逐渐恢复，恢复的速度与动物种类有密切关系。低等动物恢复较快，如蛙在脊髓离断后数分钟内即可恢复，犬则需几天，人类恢复最慢，需数周以至数月。反射恢复过程中，比较简单、原始的反射先恢复，较复杂的反射后恢复，血压和一些内脏反射也能部分恢复。脊休克的产生是由于离断的脊髓突然失去了高位中枢的调控，进入到无反应状态，说明了在正常情况下脊髓的活动是在高位中枢的控制下进行的。脊休克现象的恢复说明了脊髓本身也可以完成某些简单的反射活动。

### （一）屈肌反射与对侧伸肌反射

当肢体皮肤接受伤害性刺激时，可引起受刺激一侧肢体的屈肌收缩，肢体屈曲，这种反射称为屈肌反射。屈肌反射可使机体避开伤害性刺激，具有保护意义。

如果加大刺激强度，在同侧肢体发生屈曲的基础上出现对侧肢体伸直的反射活动，称为对侧伸肌反射。其生理意义是，对侧肢体伸直以支持体重，维持姿势，保持身体平衡。

### （二）牵张反射

骨骼肌受外力牵拉而伸长时，反射性引起受牵拉的同一块肌肉收缩，称为牵张反射（stretch reflex）。

1. 牵张反射的类型 包括腱反射和肌紧张两种类型。

腱反射(tendon reflex)是指快速牵拉肌腱时发生的牵张反射。例如膝反射,叩击股四头肌肌腱使之受到牵拉,可引起股四头肌发生快速收缩,跟腱反射和肘反射也属于腱反射。腱反射的感受器是肌梭,传入神经纤维的直径较粗(12~20 μm)、传导速度较快(90 m/s以上),效应器为同一块肌肉的肌纤维。腱反射持续时间很短,约 0.7 ms,仅够一次突触接替的中枢延搁时间。因此,腱反射是单突触反射。正常情况下,腱反射受脊髓以上高位中枢的调控,临床上常常检查某些腱反射来了解神经系统的功能状态。腱反射减弱或消失,说明该反射的反射弧某个部分受到损伤;腱反射亢进,则提示高位中枢可能有病变。

肌紧张(muscle tonus)是指缓慢持续牵拉肌腱时发生的牵张反射,其表现为受牵拉的肌肉发生持续紧张性收缩,阻止被拉长。例如,人体直立时,身体相应部位的肌肉由于受重力的持续性牵拉而发生肌紧张,从而使人体保持直立姿势。肌紧张是维持姿势最基本的反射活动,是姿势反射的基础。肌紧张的反射弧与腱反射的基本相似,感受器同样是肌梭,但中枢的突触接替不止一个,可能是多突触反射。

2. 牵张反射的反射弧 牵张反射的感受器包括肌梭和腱器官,传入和传出纤维包含在支配该肌肉的神经中,中枢一般在脊髓,效应器是同一肌肉的肌纤维。该反射的显著特点是感受器和效应器位于同一块肌肉中。

肌梭是一种感受牵拉刺激或肌肉长度变化的特殊感受装置,呈梭形,外面有一层结缔组织囊(图 10-12)。囊内一般含有 6~12 根肌纤维,称为梭内肌纤维,囊外的一般肌纤维称为梭外肌纤维。梭内肌的收缩成分分布在两端,感受装置在中间,它们呈串联关系。当梭内肌从两端收缩时,可引起中间部分受牵拉而敏感性增高。直径较粗的 I 类传入纤维的末梢分布于梭内肌纤维的中间部分,直径较细的 II 类传入纤维分布于梭内肌纤维的两端部分。

整个肌梭附着在梭外肌纤维上,两者呈并联关系。肌梭感受肌肉长度的变化,是长度感受器。当梭外肌纤维被牵拉伸长时,肌梭也变长,肌梭中间部分的感受装置受到刺激加强,传入冲动增加,反射性地引起同一肌肉收缩,产生牵张反射。γ 运动神经元支配梭内肌,兴奋时可引起梭内肌收缩,中间部位的感受装置受到牵拉而兴奋性增高,提高了肌梭的敏感性。因此,γ 运动神经元的活动对调节牵张反射具有重要作用。

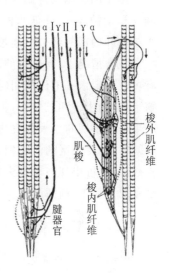

图 10-12 肌梭和腱器官及其
神经纤维联系

腱器官是分布在肌腱胶原纤维之间的感受装置,与梭外肌纤维呈串联关系。它是一种张力感受器,感受张力的变化。当梭外肌纤维收缩而张力增大时,腱器官的传入冲动频率增加,通过抑制性中间神经元的作用,使牵张反射受到抑制,避免被牵拉的肌肉受到损伤。

## 二、脑干对肌紧张的调节

脑干网状结构中有加强和抑制肌紧张的区域,分别称为易化区和抑制区。

### (一)脑干网状结构易化区

脑干网状结构易化区分布于广大的脑干中央区域,包括延髓网状结构的背外侧部分、脑桥的被盖、中脑的中央灰质及被盖、下丘脑和丘脑中线核群等部位(图10-13)。此外,小脑前叶两侧部和前庭核等部位也具有对肌紧张和肌运动的易化作用。脑干网状结构易化区的主要生理功能是加强肌紧张和肌运动,电刺激动物脑干网状结构的这些区域,可使动物的肌紧张和肌运动加强。

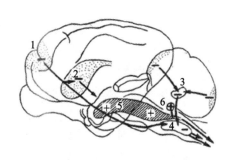

**图10-13　脑干网状结构下行抑制和易化系统**

＋表示易化区　－表示抑制区　1:大脑皮质　2:尾状核　3:小脑　4:网状结构抑制区　5:网状结构易化区　6:延髓前庭核

### (二)脑干网状结构抑制区

脑干网状结构抑制区位于延髓网状结构的腹内侧部分(图10-13)。它经常发放神经冲动抑制 $\gamma$ 运动神经元,降低肌梭敏感性,从而减弱肌紧张和肌运动。此外,大脑皮质运动区、纹状体、小脑前叶蚓部等部位可通过加强脑干抑制区的活动而降低肌紧张。

正常情况下,易化区的活动强度比抑制区稍强。在肌紧张的调节中,易化区略占优势,但两者可在一定水平上保持相对平衡,以维持正常肌紧张。实验中,在动物的中脑上、下丘之间切断脑干,动物出现四肢伸直,头尾昂起,脊柱挺硬等伸肌反射亢进的现象,称为去大脑僵直。它的产生是由于切断了大脑皮质运动区、纹状体等部位与脑干网状结构的功能联系,造成抑制区活动减弱,而易化区的活动相对占优势,导致肌紧张过度增强而出现僵直现象。人类患脑部某些疾病时,也可出现与动物去大脑僵直相似的现象。临床上如患者出现去大脑僵直,常表明病变已侵犯了脑干,病情严重。

## 三、小脑对躯体运动的调节

根据与小脑联系的传入和传出纤维情况,可将小脑划分为前庭小脑、脊髓小脑和皮质小脑三个主要的功能部分,它们对躯体运动的调节发挥不同的作用。

### (一)维持身体平衡

前庭小脑主要是指绒球小结叶,其主要功能是维持身体平衡。实验中发现,切除绒球小结叶的猴,表现为身体倾斜,不能站立,平衡功能严重失调,但其随意运动仍能协调。临床上,第四脑室肿瘤的患者,由于肿瘤压迫损伤绒球小结叶,患者出现站立不稳,但肌肉运动协调仍然良好的症状。绒球小结叶与前庭器官及前庭核有密切的纤维联系,其反射途径为:前庭器官→前庭核→前庭小脑→前庭核→脊髓运动神经元→肌肉。

### (二)调节肌紧张

脊髓小脑是由小脑前叶和后叶的中间带区构成的,其主要功能是调节肌紧张。这部分小脑主要接受来自脊髓的本体感觉信息,但前叶还接受视觉、听觉的传入信息,后叶的中间带区还接受脑桥纤维的投射。小脑前叶蚓部有抑制肌紧张的作用,两侧部有加强肌紧张的作用,因此,小脑前叶对肌紧张的调节有抑制和易化双重作用。它们的作用是通过脑干网状结构抑制区和易化区的活动实现的。在进化过程中,小脑前叶对肌紧张的抑制作用逐渐减弱,而易化作用逐渐占主要地位。后叶中间带区也有易化肌紧张的作用,因此,人类小脑损伤后主要表现为易化作用减弱,即肌紧张降低、肌无力等。

后叶中间带区与大脑皮质运动区之间有环路联系,它在执行大脑皮质发动的随意运动方面起重要作用。当切除或损伤这部分小脑后,受害动物或患者出现的主要症状有:①肌张力减退,四肢乏力。②小脑共济失调,表现为随意运动的力量、方向、速度及限度将发生很大的紊乱,不能完成精巧动作,肌肉在完成动作时因抖动而把握不住动作的方向,这种现象称为意向性震颤。患者行走摇晃呈酩酊蹒跚状,不能进行拮抗肌轮替快速转换动作,例如,上臂不能不断交替进行内旋与外旋。但在静止时肌肉不表现出异常的运动,因此说明,这部分小脑是在肌肉运动进行过程中起协调作用的。

### (三)协调随意运动

由上述可知,脊髓小脑后叶中间带可参与协调随意运动,另外,皮质小脑也具有协调随意运动的功能。皮质小脑主要是指小脑半球的外侧部,接受大脑皮质广大区域(感觉区、运动区、联络区)传来的信息,并与大脑形成反馈环路,因此,皮质小脑主要参与了运动计划的形成和运动程序的编制过程。例如,在学习某种精巧运动的初始阶段,大脑皮质通过锥体系所发动的运动是不协调的,这是因为小脑尚未发挥其协调功能。在学习的过程中,小脑与大脑皮质之间不断进行着联合活动,同时,小脑不断接受感觉传入冲动的信息,并逐步纠正运动过程中所发生的偏差,使运动逐步协调起来。当精巧运动逐渐熟练完善后,皮质小脑中就贮存了一整套程序,以后大脑皮质要发动精巧运动时,首先通过下行通路从皮质小脑中提取已经贮存的程序,并将程序回输到大脑皮质运动区,再通过锥体束发动运动。这时所发动的运动快速几乎不需要思考,而且可以非常协调和精巧。学习打字或演奏,都是这样一个过程。

## 四、基底神经节对躯体运动的调节

基底神经节是皮质下一些核团的总称,主要包括纹状体、黑质、丘脑底核和红核,纹状体又包括尾状核、壳核和苍白球。其中苍白球称旧纹状体,尾核和壳核称新纹状体。

基底神经节对躯体运动的调节有重要作用。它与随意运动的稳定、肌紧张的控制、本体感觉传入信息的处理等都有关系。另外,基底核可能还参与运动设计和程序编制。基底神经节损伤的主要临床表现有两大类:一类是运动过少而肌紧张增强的综合征,如震颤麻痹(帕金森病);另一类是运动过多而肌紧张降低的综合征,如舞蹈病与手足徐动症等。

目前认为,震颤麻痹的病变部位主要在黑质。中脑黑质是多巴胺神经元存在的主要部位,可发挥抑制纹状体 ACh 递质系统活动的功能(图 10-14)。如黑质细胞受损,多巴胺(DA)含量将明显减少,不能抑制纹状体 ACh 递质系统的活动,而导致后者功能亢进,出现全身肌紧张增高、肌肉强直、随意运动减少、动作缓慢、面部表情呆

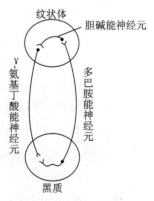

**图 10-14 黑质-纹状体环路**

板等症状。此外,患者常伴有上肢静止性震颤。给予左旋多巴使体内多巴胺合成增加,或应用 M 型胆碱能受体阻断剂阻断胆碱能神经元的作用,均可治疗震颤麻痹。舞蹈病的主要病变部位在纹状体,患者纹状体内的胆碱能神经元与 γ-氨基丁酸能神经元的功能明显减退,但黑质多巴胺能神经元功能相对亢进,引起了肌张力降低、上肢和头部不自主的舞蹈样动作等症状。

## 五、大脑皮质对躯体运动的调节

大脑皮质是调节躯体运动的最高级中枢,大脑皮质运动区损伤将导致随意运动严重阻碍。

### (一)大脑皮质的运动区

中央前回是大脑皮质的主要运动区,它对躯体运动的控制有以下特征:①交叉性支配,即一侧皮质主要支配对侧躯体的肌肉运动。但头面部肌肉的支配多数是双侧的。②功能定位精细,呈倒置安排,即一定部位皮质控制一定肌肉的收缩,总的排列是倒置的。下肢代表区在皮质顶部,上肢代表区在中间部,头面部代表区在底部,但头面部内部的安排仍然是正立的(图 10-15)。③功能代表区的大小与运动精细、复杂程度有关,运动愈精细、复杂的肌肉,所占的皮质运动区范围愈大。

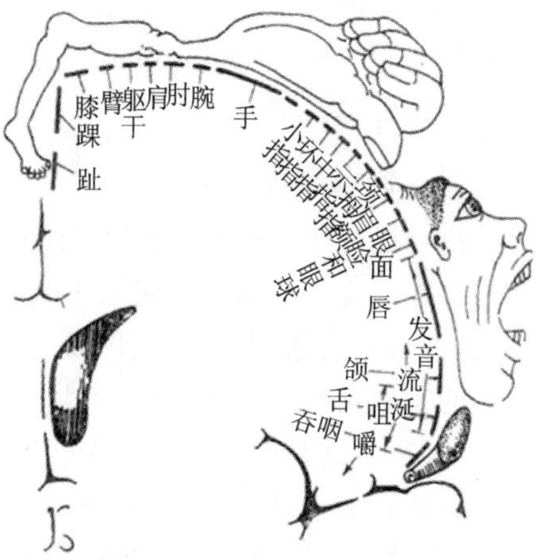

大脑皮质对躯体运动的调节是通过锥体系和锥体外系下传冲动而完成的。

图 10-15　大脑皮质的运动区

### (二)锥体系

1. 锥体系的组成　锥体系一般包括上、下两个运动神经元,上运动神经元位于大脑皮质,下运动神经元是指脊髓前角运动神经元和脑神经核运动神经元。由皮质发出经延髓锥体后下达脊髓的皮质脊髓束和由皮质发出抵达脑神经运动核的皮质脑干束共同组成了锥体系。

2. 锥体系的功能　锥体系的主要功能是执行大脑皮质运动区的指令,分别控制头面部、躯干和四肢肌肉的随意运动。锥体系下传的冲动既可以引起 α 运动神经元兴奋发动随意运动,也可以引起 γ 运动神经元兴奋,调整肌梭的敏感性以协调肌肉的运动。

锥体系损伤时,可引起随意运动障碍,即出现瘫痪。损伤部位不同,临床表现有很大差别。一般来说,上运动神经元损伤,常表现为广泛范围的随意运动麻痹,骨骼肌张力增加,腱反射亢进(硬瘫),同时出现典型的病理反射,如巴宾斯基征阳性等;下运动神经元损伤,常表现为范围局限的肌肉麻痹,骨骼肌张力降低,腱反射减弱或消失,为弛缓性瘫痪(软瘫)。

### (三)锥体外系

1. 锥体外系的组成　锥体外系是指锥体系以外的与躯体运动有关的各种下行传导系统。包括皮质起源的锥体外系和旁锥体系。皮质起源的锥体外系主要是指由大脑皮质发出,通过皮质下核团(基底核、红核等)接替,然后经过网状脊髓束、红核脊髓束、顶盖脊髓束和前庭脊髓束抵达脊髓前角运动神经元的锥体外系统。旁锥体系是指由锥体束侧支进入皮质下核团进而控制脊髓前角运动神经元的传导系统。

2. 锥体外系的功能 锥体外系的主要功能是调节肌紧张,协调随意运动。实验中发现,完全切断动物的延髓锥体,它的随意运动并不完全消失,说明锥体外系也参与了对躯体运动的管理。

# 第五节 神经系统对内脏活动的调节

人体的内脏活动,如循环、呼吸、消化、代谢等,一般不受意志控制,把调节这些内脏活动的神经称为自主神经系统,分为交感神经系统和副交感神经系统两大部分。自主神经系统的周围部分也有传入神经,但习惯上所说的自主神经,是指支配内脏器官的传出神经纤维。

## 一、自主神经系统的结构与功能特征

### (一)中枢起源不同

交感神经系统起源于脊髓胸腰段($T_1 \sim L_3$)灰质侧角的中间外侧柱;副交感神经系统一部分起源于脑干的副交感神经核,另一部分起自脊髓骶段第2~4节灰质相当于侧角的部位。

### (二)节前纤维和节后纤维

自主神经由中枢发出抵达效应器之前,需要进入外周神经节内更换神经元,换元前的纤维称为节前纤维,换元后的纤维称为节后纤维。交感神经的节前纤维较短,节后纤维长;副交感神经的节前纤维长,节后纤维较短。交感节前纤维往往和多个节内神经元发生突触联系,其交感节前与节后纤维之比可达1∶11~1∶17;而副交感神经则不同,节前与节后纤维之比为1∶1~1∶2。

### (三)双重神经支配

体内多数器官都同时接受交感神经和副交感神经双重支配,但有些器官只接受交感神经的单一支配,例如:肾上腺髓质、汗腺、竖毛肌、皮肤和肌肉内的血管等。

### (四)功能相互拮抗

交感神经和副交感神经对同一器官的作用常常相互拮抗,例如,交感神经兴奋心脏活动,而迷走神经则对心脏有抑制作用。但也有例外,如支配唾液腺的交感神经和副交感神经兴奋时均可引起唾液腺的分泌,不过,交感神经兴奋时分泌的唾液较黏稠,副交感神经兴奋时分泌的唾液较稀薄。

### (五)紧张性作用

自主神经经常性发放一定的低频率神经冲动作用于内脏器官,使效应器官维持一定的活动状态,这就是紧张性作用。各种功能调节都是在紧张性活动的基础上进行的。

## 二、自主神经系统的主要功能

交感神经和副交感神经的主要功能在前面章节有一些介绍,现归纳如下表(表10-3)。

**表 10-3　自主神经系统的主要功能**

| 器官 | 交感神经 | 副交感神经 |
|---|---|---|
| 循环器官 | 心跳加快、心肌收缩力加强，皮肤、内脏血管、外生殖器血管等收缩，肌肉血管收缩（肾上腺素能）或舒张（胆碱能） | 心跳减慢，心房收缩力减弱，少数血管（如软脑膜动脉、外生殖器的血管等）舒张 |
| 呼吸器官 | 支气管平滑肌舒张 | 支气管平滑肌收缩，呼吸道腺体分泌增加 |
| 消化器官 | 抑制胃肠运动，促进括约肌收缩和唾液腺分泌黏稠唾液 | 促进胃肠运动、胆囊收缩、括约肌舒张、胃液、胰液分泌，唾液腺分泌稀薄唾液 |
| 泌尿生殖 | 促进逼尿肌舒张，尿道括约肌收缩。引起有孕子宫收缩，无孕子宫舒张 | 促进逼尿肌收缩，尿道括约肌舒张 |
| 眼 | 瞳孔开大，睫状肌松弛 | 瞳孔缩小，睫状肌收缩，促进泪腺分泌 |
| 皮肤 | 促进汗腺分泌，竖毛肌收缩 | |
| 代谢 | 促进肾上腺髓质分泌激素和糖原分解 | 促进胰岛素分泌 |

## 三、自主神经的递质和受体

自主神经对内脏器官的调节作用是通过神经末梢释放神经递质而实现的，其释放的递质主要为 ACh 和 NA，属于外周神经递质。它们发挥生理效应必须与相应受体结合，因此，与递质有关的受体主要有胆碱受体和肾上腺素能受体两类。

### （一）胆碱受体

胆碱受体是能与 ACh 结合而产生生理作用的特殊蛋白质。可分为以下两种类型（表 10-4）。

**表 10-4　胆碱受体的分布及作用**

| 受体分类 | 分布及主要作用 | 阻断剂 |
|---|---|---|
| M 受体 | 副交感神经节后纤维支配的效应器，引起副交感神经兴奋的效应；汗腺和骨骼肌的血管上，引起汗腺分泌增多，骨骼肌血管舒张 | 阿托品 |
| N 受体 | | |
| $N_1$ 受体 | 分布于神经节突触后膜上，引起自主神经节后神经元兴奋 | 咪芬 |
| $N_2$ 受体 | 分布于骨骼肌运动终板膜上，引起骨骼肌的兴奋 | 筒箭毒碱 |

1. **毒蕈碱性受体**　能与毒蕈碱结合，产生与 ACh 结合时相类似反应的受体，称为毒蕈碱性受体（M 受体）。主要分布于副交感神经节后纤维支配的效应器细胞膜上，也分布于少数交感神经的节后纤维所支配的效应器上。乙酰胆碱与 M 受体结合后，可产生一系列副交感神经兴奋的效应，例如：心脏活动抑制，支气管、消化管平滑肌和膀胱逼尿肌收缩，消化腺分泌增加，瞳孔缩小等。另外，引起支配汗腺和骨骼肌血管的交感神经节后纤维兴奋，导致汗腺分泌增加、骨骼肌血管舒张等。阿托品是毒蕈碱受体的阻断剂。

2. **烟碱性受体**　能与烟碱结合，产生与 ACh 结合时相类似的反应的受体，称为烟碱性受体（N 受体）。N 受体又分 $N_1$ 和 $N_2$ 两个亚型，$N_1$ 位于神经节突触后膜上；$N_2$ 位于骨骼肌运动终板膜上。ACh 与 $N_1$ 受体结合后，引起自主神经节的节后神经元兴奋；与 $N_2$ 受体结合后，引起骨骼肌兴奋。咪芬是 $N_1$ 受体的阻断剂，筒箭毒碱是 $N_2$ 受体的阻断剂。

### （二）肾上腺素能受体

肾上腺素能受体是指能与儿茶酚胺类物质（包括肾上腺素、去甲肾上腺素等）相结合的受体，可分为 α 受体和 β 受体两类（表 10-5）。

表 10-5 肾上腺素能受体的分布及作用

| 受体分类 | 分布及主要作用 | 阻断剂 |
| --- | --- | --- |
| α 受体 | 分布于大多数内脏平滑肌、腺体，主要作用是兴奋性的 | 酚妥拉明 |
| β 受体 | | |
| $\beta_1$ 受体 | 分布于心脏，心肌兴奋 | 阿替洛尔 |
| $\beta_2$ 受体 | 分布于支气管、胃肠、子宫等平滑肌上，抑制性作用 | 丁氧胺 |
| $\beta_3$ 受体 | 分布于脂肪组织，脂肪分解 | |

1. α 受体 AD 或 NA 与 α 受体结合后主要效应是引起平滑肌兴奋，如血管收缩、子宫收缩、虹膜辐射状肌收缩、瞳孔散大等。但对小肠的效应是抑制性的，引起小肠平滑肌舒张。酚妥拉明是 α 受体阻断剂，可消除去甲肾上腺素引起的血管收缩、血压升高的作用。

2. β 受体 分为 $\beta_1$、$\beta_2$ 和 $\beta_3$ 三个亚型。$\beta_1$ 受体主要分布于心脏组织中，如窦房结、房室结、心肌等处，其作用是兴奋性的，促使心率加快、心肌收缩力加强。$\beta_2$ 受体主要分布于支气管、胃肠、子宫及许多血管平滑肌细胞上，作用是抑制性的，促使这些部位的平滑肌舒张。$\beta_3$ 受体分布于脂肪组织中，可促进脂肪的分解代谢。普萘洛尔是重要的 β 受体阻断剂，能阻断 $\beta_1$ 和 $\beta_2$ 两种受体的作用。阿替洛尔能阻断 $\beta_1$ 受体，使心率减慢。丁氧胺主要阻断 $\beta_2$ 受体。目前，对 β 受体阻断剂的研究发展很快，有利于临床上根据病情需要选择合适的药物。

## 四、各级中枢对内脏活动的调节

### （一）脊髓对内脏活动的调节

脊髓是某些内脏反射活动的初级中枢，能完成一些基本的内脏反射，调节内脏活动的交感神经及部分副交感神经起源于脊髓胸腰段或骶段。

### （二）脑干对内脏活动的调节

脑干中有很多重要的内脏活动中枢，其中，延髓中有呼吸中枢、心血管活动中枢，又称为"生命中枢"。脑桥中有呼吸调整中枢，中脑有对光反射中枢。

### （三）下丘脑对内脏活动的调节

下丘脑与躯体运动、体温、内分泌和情绪反应等都有密切关系，是调节内脏活动的较高级中枢。其主要功能如下：

1. 调节摄食行为 下丘脑内有摄食中枢和饱中枢，分别位于外侧区和腹内侧核。刺激摄食中枢，引起摄食活动，食量大增；刺激饱中枢时，则停止摄食活动。

2. 调节水平衡 下丘脑可调节水的摄入和排出，从而维持机体的水平衡。实验证明，在下丘脑外侧区摄食中枢的附近，有饮水中枢。

3. 调节体温 如前所述，视前区-下丘脑前部存在着温度敏感神经元，可感受环境温度的变化，通过产热和散热活动维持体温的相对恒定。

4. **影响情绪反应**　下丘脑内有和情绪反应有关的结构,如在间脑上切除猫的大脑,可出现交感神经亢进现象,如心跳、呼吸加快、瞳孔扩大、张牙舞爪和毛发竖起等,称为"假怒"。

5. **调节腺垂体及其他内分泌的功能**　下丘脑内一些神经元,可合成、分泌多种调节腺垂体功能的肽类物质,对人体的内分泌功能调节有着十分重要的作用(见内分泌章)。

6. **控制生物节律**　指生物体的许多生理活动常呈现出周期性变化的节奏和规律,称为生物节律。根据周期的长短可分为日节律(如动脉血压、体温)、月节律(如月经)、年节律等。日节律控制中心可能在下丘脑的视交叉上核,它能对体内一些重要功能的节律进行调整并使之同步化,称为生物钟。

### (四)大脑皮质对内脏活动的调节

目前认为,与内脏活动有关的大脑皮质主要是边缘系统和新皮质的某些区域。

1. **边缘系统**　指边缘叶及与其有密切关系的皮质和皮质下结构。它是内脏活动的重要中枢,参与调节呼吸、血压、胃肠、瞳孔、体温、汗腺、排尿和排便等活动,故有人称之为内脏脑。另外,边缘系统还与情绪、食欲、性欲、生殖、防御、学习和记忆等活动有密切关系。

2. **新皮质**　进化较新、分化程度最高的大脑半球的外侧面,称新皮质。它不仅是感觉和躯体运动的最高级中枢,也与内脏活动密切相关。如电刺激皮质运动区及其周围区域,除产生不同部位的躯体运动以外,还可引起血压、呼吸、汗腺分泌、直肠和膀胱活动等变化。

---

**小贴士**

巴甫洛夫(1849—1936),俄国生理学家,医学博士,主要从事循环、消化和神经生理的研究。1891年开始研究消化生理,制成了保留神经支配的"巴甫洛夫小胃",1904年因消化腺生理学研究的卓越贡献而获诺贝尔奖。他一生最突出的贡献是关于高级神经活动的研究,是用条件反射方法对动物和人的高级神经活动进行客观实验研究的创始人,也是现代唯物主义高级神经活动学说的创立者。十月革命后,在彼得格勒建立了专门研究条件反射的实验站。其代表作是《大脑两半球活动讲义》和《动物高级神经活动客观性研究实验20年》。巴甫洛夫提出了神经系统类型的学说和两种信号系统的概念,他的条件反射理论是后来行为主义发展的奠基石。

---

# 第六节　脑的高级功能

如前所述,大脑能产生感觉和对躯体运动、内脏活动进行精细、完善的调节。除上述这些功能外,大脑还有一些更为复杂的高级功能,例如,完成复杂的条件反射、思维、语言、学习与记忆、睡眠与觉醒等。大脑活动时,伴有生物电变化,可用于研究皮质功能活动和某些疾病的检查。

## 一、条件反射

神经调节基本方式是反射,反射分为条件反射和非条件反射,条件反射是脑的高级活动。

### (一)条件反射的形成

条件反射是建立在非条件反射的基础上,机体在生活过程中逐步形成的。巴甫洛夫最早用狗做实验建立了经典的条件反射过程,具体建立过程如下。

实验中,给狗喂食能引起唾液分泌,食物作为非条件刺激引起的这种反射属于非条件反射。在平时,铃声是不会引起狗的唾液腺分泌的,因为铃声刺激与食物无关,故称为无关刺激。但是,如果每次给狗喂食前先打铃,后给食物,经过多次重复后,每当铃声出现,即使不给食物,狗也会分泌唾液,这就建立了条件反射。在这个过程中,铃声本是无关刺激,却因为和食物(非条件刺激)进行了多次结合而成为进食的信号,也就是变成了条件刺激,或称为信号刺激。由条件刺激引起的反射称为条件反射。在日常生活中,除了铃声,其他的任何无关刺激(灯光、食物的形状、颜色、气味、进食的环境、喂食的人等)只要多次与非条件刺激结合,都可能转变成条件刺激而引起条件反射。

### (二)条件反射的巩固与消退

形成条件反射的前提是需要无关刺激与非条件刺激在时间上的结合,这个结合过程称为强化。初建立的条件反射需要经过多次强化才可以巩固下来。如果条件反射建立以后,只使用条件刺激而不给予非条件刺激,条件反射就会逐渐减弱乃至消失,这个过程称为条件反射的消退。当一种条件反射已经建立后,给予和条件刺激近似的刺激,也能同样产生条件反射,这种现象称为条件反射的泛化。但是,如果以后只强化原来的条件刺激,而不强化与它近似的刺激,经多次重复后,再给予与它近似的刺激就不会引起条件反射了,这种现象称为条件反射的分化。分化是由于近似刺激得不到强化,使皮质中枢产生了抑制过程,这种抑制现象对大脑皮质完成分析功能具有重要的意义。

### (三)条件反射的生物学意义

在生活过程中,人和动物常常会遇到各种无关刺激与非条件刺激伴随出现,使无关刺激变成条件刺激而形成条件反射。条件反射的数量是无限的,可以扩大感受刺激的范围。另外,条件反射可以消退、改造和重建,具有极大的易变性。因此,条件反射的形成增强了机体活动的预见性、灵活性和精确性,使机体对环境变化具有更加广阔和完善的适应能力。

### (四)人类条件反射的特点

人与动物一样,也可以建立条件反射,但人类的大脑皮质要比动物发达得多,人类大脑功能与动物的主要区别在于人类具有两个信号系统活动。

引起条件反射的刺激是信号刺激。巴甫洛夫认为,信号大体上可分为两类:一类是具体信号,如灯光、铃声、食物的形状、气味等,称第一信号。另一类是抽象信号,即语言和文字,是具体信号的信号,称第二信号。能对第一信号发生反应的大脑皮质功能系统,称为第一信号系统,是人类和动物所共有的;而能对第二信号发生反应的大脑皮质功能系统,称为第二信号系统,这是人类所特有的,也是人类区别于动物的主要特征。

第二信号系统对人体心理和生理产生重要影响,医务工作者应时刻注意语言、文字对患者的影响。如果语言运用不当,可能成为致病因素,使病情恶化,给患者带来不良后果。

## 二、学习与记忆

学习与记忆是两个互相联系的神经活动过程。学习是指人或动物通过神经系统接受外界环境信息获得新的行为习惯(即经验)的神经活动过程。记忆是指大脑将学习到的信息在脑内贮存和"读出"的神经活动过程。

### （一）学习的形式

学习形式有简单学习和联合型学习两种。简单学习是指神经系统接受的刺激与机体反应之间不需要建立某种明确的联系。例如，人们对有规律出现的强噪声会逐渐减弱反应，即出现习惯化。相反，在强的伤害性刺激之后，对弱刺激的反应会加强，即出现敏感化。习惯化和敏感化都属于简单学习。联合型学习是指神经系统接受的刺激与机体反应之间需要建立某种确定的联系。如上述经典条件反射的形成就属于联合型学习。因此，可以认为，学习的过程实际上就是建立条件反射的过程。

### （二）记忆的过程

人类的记忆过程可分为感觉性记忆、第一级记忆、第二级记忆和第三级记忆四个阶段（图10-16）。感觉性记忆是指人体获得的信息在脑内感觉区贮存的阶段，时间不超过1 s，故又称瞬时记忆。某些信息如果经过注意和处理后可转入第一级记忆，持续时间也很短，约几秒钟到几分钟。感觉性记忆和第一级记忆属于短时性记忆，而第二级记忆和第三级记忆属于长时性记忆。经过反复运用学习，使信息在第一级记忆中多次循环，就可以转入第二级记忆，持续时间较长，约数分钟至数年。

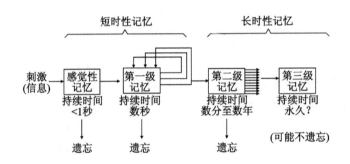

**图 10-16　人类记忆过程四个阶段示意图**

学习和记忆是人类进行思维活动的基本环节，对人类形成智慧、产生意识和积累知识都起着重要的作用。有关学习和记忆的机制，可能与神经元活动的后作用、神经元之间的环路联系、突触传递与递质释放、脑内有关蛋白质的合成以及新的突触联系建立等有一定的关系。

## 三、大脑皮质的语言中枢

### （一）大脑皮质语言中枢的分区

布罗卡在1861年首先提出了大脑皮质语言功能定位。他观察到患者能听懂别人的语言，却不会讲话，即运动失语症。尸检发现此患者额叶后部有一损伤区，此区称为运动语言区，它位于中央前回底部前方（图10-17）。进一步发现，如果损伤额中回后部接近中央前回手部代表区的部位，则会引起患者丧失书写的功能，但手的功能正常，也能听懂别人讲话和看懂文字，也会说话，这种情况称失写症。如果颞上回后部损伤，会引起患者听不懂别人讲话的内容含义，但能讲话、书写、看懂文字，也能听见别人发音，即感觉失语症。如果角回损伤则可引起病人看不懂文字的含义，但视觉正常，称为失读症。由此可见，大脑皮质的语言功能具有一定的分区，各区管理语言功能的内涵不相同，但各区的活动又紧密联系。正常情况下，它们共同活动，以完成复杂的语言功能。

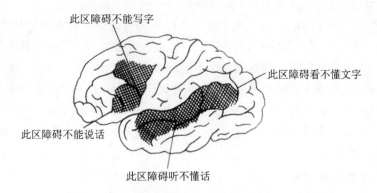

此区障碍不能写字

此区障碍看不懂文字

此区障碍不能说话

此区障碍听不懂话

**图 10-17　大脑皮质的语言功能区域**

### (二)大脑皮质语言功能的一侧优势现象

语言中枢主要集中在一侧大脑半球,该侧大脑称为优势半球。研究发现,以右手劳动为主的人(右利者),其优势半球在左侧,当左侧颞叶受损时,可引起感觉失语症,而右侧颞叶受损则不会发生此病。这种一侧优势的现象为人类所特有,与遗传因素有关,但主要是在生活实践过程中形成的,与人类习惯用右手进行劳动有密切关系。这种一侧优势的现象充分说明人类两侧大脑半球的功能是不对称的。左侧半球在语言活动功能上占优势,而右侧半球在非语词性认识功能上占优势。

## 四、大脑皮质细胞的电活动

大脑皮质的电活动有两种形式:一种是机体在安静时,未接受任何外来刺激的情况下,大脑皮质自身具有的持续性和节律性电位变化,即自发脑电活动;另一种是刺激外周感受器或传入神经时,大脑皮质某一区域产生的较为固定的电位变化,即皮质诱发电位。使用脑电图机在头皮表面用双极或单极导联记录法,所记录到的自发性脑电变化,称为脑电图(EEG)。

### (一)脑电图的正常波形

依据自发脑电波频率的不同,一般分为四种基本波形(图 10-18)。

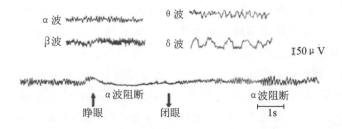

α 波　　　　　　　θ 波

β 波　　　　　　　δ 波　　　I50 μ V

α 波阻断　　　　　α 波阻断

睁眼　　　闭眼　　　1s

**图 10-18　正常脑电图的四种基本波形**

1. α 波　是一种频率为 8～13 次/s,振幅为 20～100 μV 的慢波,呈梭形。在清醒、安静、闭眼时出现。睁眼或接受其他刺激时,α 波立即消失转而出现 β 波。这一现象称为 α 波阻断。如果被试者又安静闭眼,则 α 波又重新出现。

2. β波　频率为 14～30 次/s、振幅为 5～20 μV 的快波。在睁眼、兴奋、激动和注意力集中时出现。一般认为,新皮质在紧张活动状态下的脑电活动主要表现为 β 波。

3. θ波　频率为 4～7 次/s、振幅为 100～150 μV 的慢波。一般在困倦时出现。

4. δ波　频率为 0.5～3 次/s、振幅为 20～200 μV 的慢波。一般在睡眠期或婴儿期出现。

一般认为,大脑皮质在不同的生理情况下脑电波有所变化。当许多皮质神经元的电活动趋于一致时,就会出现低频率高振幅的波形,这种现象称为同步化;而当皮质神经元的电活动不一致时,就会出现高频率低振幅的波形,称为去同步化。一般认为,脑电波由高振幅的慢波转化为低振幅的快波时,表示大脑皮质兴奋过程的加深;而由低振幅的快波转化为高振幅的慢波时,则表示大脑皮质抑制过程的加深。

### (二)脑电波形成的机制

关于脑电波形成的机制有许多假说。较多的人认为,皮质表面的电位变化主要是由神经细胞的突触后电位形成的。但不是单个细胞的突触后电位能够引起的,而是由大量神经元同时发生突触后电位总和后引起的明显电位变化。进一步的研究发现,脑电波节律的形成有赖于皮质下结构特别是丘脑的活动。脑电图对癫痫、脑炎、颅内占位性病变等疾病有一定的诊断价值。特别是对癫痫患者有较重要的诊断意义。

## 五、觉醒与睡眠

觉醒与睡眠是人体正常生活中必不可少的生理过程。只有在觉醒状态下,机体才能迅速适应环境变化,从事各种体力和脑力劳动。而睡眠对机体具有重要的保护意义,它的主要功能是促进精力和体力的恢复。如果出现睡眠障碍,常导致中枢神经系统活动的失常。正常人所需要的睡觉时间,根据年龄、职业和个体情况而有所不同。新生儿需要 18～20 h,儿童需要12～14 h,成年人需要 7～9 h,老年人睡眠时间较短,需要 5～7 h。

### (一)觉醒状态的维持

觉醒状态的维持主要依靠脑干网状结构上行激活系统的活动。觉醒状态包括脑电觉醒与行为觉醒两种。脑电觉醒是指脑电图波形由睡眠时的同步化慢波变为觉醒时的去同步化快波,而行为上不一定是觉醒状态;行为觉醒是指动物出现觉醒时的各种行为表现。

### (二)睡眠的时相

依据睡眠过程中脑电波特征的不同,将睡眠分为正相睡眠和异相睡眠两种时相。

1. 正相睡眠　脑电图特征表现为同步化慢波,故也称为慢波睡眠。正相睡眠期间,机体的嗅、视、听和触觉等感觉功能暂时减退,骨骼肌反射活动和肌紧张减弱,心率减慢,血压下降,呼吸频率减慢,代谢降低,体温下降,尿量减少,胃液分泌增加,唾液分泌减少,发汗功能增强。垂体前叶生长素的分泌明显增多,有利于消除疲劳,促进生长和体力的恢复。

2. 异相睡眠　脑电图特征为去同步化快波,因此也称快波睡眠。异相睡眠期间,人体表现为睡眠更深,各种感觉功能进一步减退,唤醒阈升高。骨骼肌反射活动和肌紧张进一步减弱,肌肉几乎完全松弛。此外,可表现为部分肢体抽动、心率加快、血压升高、呼吸快而不规则,而且可出现眼球快速运动,所以又称为快速眼球运动睡眠。研究发现,做梦多发生在异相睡眠期间,此期脑内蛋白质合成加快。因此,异相睡眠可促进机体精力的恢复和幼儿神经系统的发育,并对成年人建立新的突触联系及增强记忆有重要意义。

　　在整个睡眠过程中,正相睡眠和异相睡眠交替出现,反复 4～5 次,成年人睡眠一开始总是先进入正相睡眠,持续 80～120 min 后转入异相睡眠,异相睡眠持续 20～30 min 后又转入正相睡眠。正相睡眠和异相睡眠均可能转为觉醒。睡眠产生的机制尚未完全清楚。

# 思　考　题

1. 名词解释

　　突触　牵张反射　反射中枢　牵涉痛　第二信号系统　神经递质

2. 简述特异性投射系统和非特异性投射系统的定义和功能。

3. 简述突触的传递过程及特征。

4. 简述肌紧张和腱反射的定义和意义。

5. 简述受体的分类及主要生理效应。

(胡剑峰)

# 第十一章

# 内　分　泌

**1. 掌握**　生长激素、甲状腺激素、糖皮质激素、胰岛素的生理作用。

**2. 理解**　激素的概念、分类、作用机制及作用特征；下丘脑和垂体的内分泌功能。

**3. 了解**　交感-肾上腺髓质系统、应急与应激反应的概念；甲状腺激素的合成过程及碘对甲状腺激素合成的影响；其他激素的生理作用。

## 第一节　概　述

### 一、内分泌和激素

#### （一）内分泌和激素的概念

**1. 内分泌概念**　生理学中将内分泌腺或内分泌细胞分泌的活性物质直接进入血液或其他体液的过程，称为内分泌（endocrine），人体的主要内分泌腺有垂体、甲状腺、甲状旁腺、肾上腺、胰岛、性腺等。分散存在于某些组织器官中的部分细胞具有内分泌的功能，如消化管黏膜、心、肾、肺、下丘脑等器官和组织的某些细胞。内分泌腺和内分泌细胞共同组成机体的内分泌系统。

**2. 激素的概念**　由内分泌腺或散在的内分泌细胞分泌的高效能生物活性物质统称为激素（hormone）。激素对于机体的基本生命活动，如新陈代谢、生长发育、内环境稳态以及组织器官的各种功能活动发挥重要而广泛的调节作用。在整体情况下，许多内分泌腺或内分泌细胞都直接或间接地接受神经系统的控制。因此，内分泌系统在功能上与神经系统紧密联系，相互配合，共同调节机体的功能活动，维持机体内环境相对稳定。

#### （二）激素的信息传递方式及分类

**1. 激素的信息传递方式**　一般说来，激素自内分泌腺分泌后，经血液或组织液运输到各组织、器官的细胞而发挥作用。大多数激素借助血液的运输到达远距离的靶器官或靶细胞而发挥作用，称为远距分泌（telecrine），如生长素、甲状腺激素；有些激素通过细胞间液弥散到邻近的细胞发挥作用，称为旁分泌（paracrine），如消化管内的某些激素；有些内分泌细胞分泌的激素在局部弥散又返回作用于该内分泌细胞而发挥反馈作用，称为自分泌（autocrine）。此外，由神经内分泌细胞分泌的神经激素通过轴浆运输至神经末梢释放，再作用于靶细胞的方式称为神经分泌（neurocrine）。

**2. 激素的分类**　按激素的化学性质可将激素分为下列几类（表 11-1）。

表 11-1　主要激素及其化学本质

| 激素 | 英文缩写 | 主要来源 | 化学性质 |
|---|---|---|---|
| 促甲状腺激素释放激素 | TRH | 下丘脑 | 3 肽 |
| 促性腺激素释放激素 | GnRH | 下丘脑 | 10 肽 |
| 生长素释放抑制激素（生长抑素） | GHRIH(SST) | 下丘脑 | 14 肽 |
| 生长素释放激素 | GHRH | 下丘脑 | 44 肽 |
| 促肾上腺皮质激素释放激素 | GRH | 下丘脑 | 41 肽 |
| 促黑激素释放因子 | MRF | 下丘脑 | 肽类 |
| 促黑激素释放抑制因子 | MIF | 下丘脑 | 肽类 |
| 催乳素释放因子 | PRF | 下丘脑 | 肽类 |
| 催乳素释放抑制因子 | PIF | 下丘脑 | 多巴胺 |
| 促甲状腺激素 | TSH | 腺垂体 | 糖蛋白 |
| 促肾上腺皮质激素 | ACTH | 腺垂体 | 39 肽 |
| 卵泡刺激素 | FSH | 腺垂体 | 糖蛋白 |
| 黄体生成素 | LH | 腺垂体 | 糖蛋白 |
| 促黑激素 | MSH | 腺垂体 | 肽类 |
| 催乳素 | PRL | 腺垂体 | 199 肽 |
| 生长素 | GH | 腺垂体 | 191 肽 |
| 血管升压素（抗利尿激素） | AVP(ADH) | 下丘脑 | 9 肽 |
| 催产素 | OXT | 下丘脑 | 9 肽 |
| 四碘甲腺原氨酸（甲状腺素） | $T_4$ | 甲状腺 | 胺类 |
| 三碘甲腺原氨酸 | $T_3$ | 甲状腺 | 胺类 |
| 甲状旁腺激素 | PTH | 甲状旁腺 | 84 肽 |
| 胰岛素 | | 胰岛 | 51 肽 |
| 降钙素 | CT | 甲状腺 C 细胞 | 32 肽 |
| 糖皮质激素（皮质醇等） | | 肾上腺皮质 | 类固醇 |
| 盐皮质激素（醛固酮等） | | 肾上腺皮质 | 类固醇 |
| 肾上腺素 | E | 肾上腺髓质 | 胺类 |
| 去甲肾上腺素 | NE | 肾上腺髓质 | 胺类 |
| 睾丸酮 | T | 睾丸间质细胞 | 类固醇 |
| 雌激素 | | | |
| 雌二醇 | $E_2$ | 卵巢、胎盘 | 类固醇 |
| 雌三醇 | $E_3$ | 卵巢、胎盘 | 类固醇 |
| 黄体酮 | P | 卵巢、胎盘 | 类固醇 |

| 激素 | 英文缩写 | 主要来源 | 化学性质 |
|---|---|---|---|
| 人绒毛膜促性腺激素 | hCG | 卵巢、胎盘 | 糖蛋白 |
| 促胃液素 | | 消化道、脑 | 17 肽 |
| 胆囊收缩素-促胰酶素 | CCK-PZ | 消化道、脑 | 33 肽 |
| 促胰液素 | | 消化道、脑 | 27 肽 |
| 心房钠尿肽 | ANP | 心房 | 28 肽 |
| 褪黑激素 | MT | 松果体 | 胺类 |
| 前列腺素 | PG | 全身各种组织 | 脂肪酸衍生物 |
| 1,25-二羟维生素 $D_3$ | 1,25-$(OH)_2$-$VD_3$ | 肾脏 | 胆固醇衍生物 |

（1）含氮激素　包括蛋白质激素（如胰岛素、甲状旁腺素和腺垂体分泌的各种激素）、肽类激素（如神经垂体激素、降钙素等）和胺类激素（如肾上腺素、去甲肾上腺素等）。含氮类激素容易被消化液分解而破坏。

（2）类固醇（甾体）激素　体内肾上腺皮质激素（如皮质醇、醛固酮）与性激素（如雌激素、孕激素、雄激素）属于类固醇激素。1,25-二羟维生素 $D_3$ 是胆固醇衍生物也被看作是类固醇激素，类固醇激素不容易被消化液破坏。

前列腺素，属于脂肪酸衍生物，主要在组织局部释放，可对局部功能活动进行调节，因此可将前列腺素看为一组局部激素。目前有人主张将其列为第二类激素。

## 二、激素的作用机制

激素与靶细胞上的受体结合后把信息传递到细胞内，进而产生生物效应。激素的化学性质不同，其作用机制也不相同。

### （一）含氮激素的作用机制——第二信使学说

1. 第二信使学说的基本内容　Sutherland 等于 1965 年提出著名的"第二信使学说"，认为含氮激素随血液循环运输到达靶器官或靶细胞，与细胞膜上特异性受体结合后，可激活细胞膜上的鸟苷酸调节蛋白（简称 G 蛋白），继而激活膜上的腺苷酸环化酶，在 $Mg^{2+}$ 参与下，促使 ATP 转变为环-磷酸腺苷（cAMP），后者通过激活细胞内蛋白激酶（protein kinase，PK）系统，使蛋白质磷酸化或脱磷酸化，从而诱发靶细胞内特有的生物学效应，如腺细胞分泌、肌细胞收缩、细胞内某些酶促反应和细胞膜通透性改变等。cAMP 发挥作用后，即被细胞内磷酸二酯酶降解为 $5'$-AMP 而失活（图 11-1）。

在含氮激素的作用过程中，激素将信息传至靶细胞，再由 cAMP 将信息在细胞内传播。因此，将激素称为第一信使，细胞内的 cAMP 称为第二信使。

2. 受体的调节　第二信使学说中，激素与受体相互识别、相互诱导，进而改变自身的构型以相互适应并结合。受体的数量以及受体与激素的亲和力（结合能力）可以随体内激素水平而变化。当某一种激素与受体结合时，该受体或其他受体的数量和亲和力增加称为上调，该受体或其他受体的数量和亲和力降低称为下调。例如，糖皮质激素能使血管平滑肌细胞上的 β 受体数量增加，与儿茶酚胺的亲和力增强。而长期使用大剂量的胰岛素，使淋巴细胞膜上的胰岛素受体数量减少,亲和力降低。

3. 细胞内信使的种类　实验证实,cAMP 是含氮激素的第二信使,但不是唯一的第二信使。近年来有实验证实细胞内可能作为第二信使的物质还有环-磷酸鸟苷(cGMP)、三磷酸肌醇(IP₃)和 $Ca^{2+}$ 等物质,它们在激素信息传递中的作用,引起人们的高度重视。许多研究表明,当激素与相应受体结合后,通过 G 蛋白介导,可激活细胞膜内的磷脂蛋白,激活蛋白激酶,促进蛋白质磷酸化,从而改变细胞的功能状态。

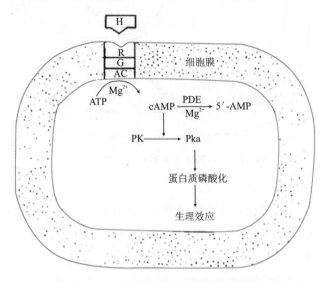

**图 11-1　含氮激素的作用机制示意图**

H:激素　R:受体　AC:腺苷酸环化酶　PDE:磷酸二酯酶

Pka:活化蛋白激酶　cAMP:环磷酸腺苷　G:鸟苷酸调节蛋白

### (二)类固醇激素作用机制——基因调节学说

类固醇激素的受体一般存在于胞质和胞核内,分别称为胞质受体和核受体。类固醇激素脂溶性高,分子量小,容易扩散进入细胞内。类固醇激素进入细胞后先与胞质受体结合形成激素-胞质受体复合物,后者发生变构,进入细胞核内与核受体结合,转变为激素-核受体复合物,后者与染色质的非组蛋白的特异位点结合,启动或抑制该部位的 DNA 转录,促进或抑制 mRNA 的形成,从而诱导或减少某种蛋白质的合成,使细胞发生相应的功能改变(图 11-2)。

机体内含氮激素与类固醇激素的作用机制,并不是绝对的。如甲状腺激素虽属含氮激素,却可改变膜的通透性而进入细胞内,通过细胞核内调节基因表达发挥作用。某些类固醇激素也可作用于细胞膜结构,调节细胞的生理功能。也就是说,含氮类激素可以有核内作用,类固醇激素也可以引起非基因组效应,充分体现了激素作用方式的多样性和复杂性。

## 三、激素作用的一般特征

激素作用的一般特性可归纳为以下几个方面。

### (一)激素作用的特异性

激素只能对它识别的细胞、器官起作用。被激素识别并发挥作用的器官、组织和细胞,分别称为该激素的靶器官、靶组织和靶细胞。激素的特异性是指某种激素有选择地作用于靶器官、

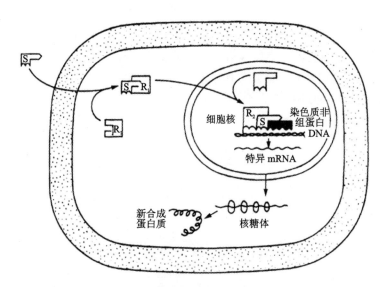

**图 11-2　类固醇激素的作用机制示意图**
S:激素　R₁:胞质受体　R₂:核受体

靶组织和靶细胞的特性,是内分泌系统实现调节功能的基础,其本质是靶细胞或胞质内存在有能与该激素相结合的特异性受体。

### (二)信息传递作用

激素本身并不直接参与细胞的物质和能量代谢过程,只是作为信息传递者,以化学调节方式将信息传递给靶细胞,使靶细胞原有的生理生化过程增强或减弱。在这个调节过程中,没有引起细胞新的功能活动,在完成信息传递作用后,激素被分解、失活。因此,激素是在细胞间传递信息的信使媒介。

### (三)生物放大作用

通常血液中激素的含量很低,一般在 nmol/L 或 pmol/L 数量级。当激素与受体结合后,细胞内发生的一系列酶促反应,呈"瀑布式级联放大"效应,形成效能极高的细胞内生物放大系统。例如,1 分子胰高血糖素,最终可以激活 1 万分子以上的磷酸化酶。1 分子肾上腺素,可以使肝脏产生 1 亿分子以上的 1-磷酸葡萄糖。因此,当体内某种激素分泌过多或过少时,可致该激素所调节生理功能明显异常,临床上分别称该内分泌腺的功能亢进或功能减退。激素高效能的生物放大作用,与激素的作用机制有关。

### (四)激素间相互作用

各种激素的作用可以相互影响、相互调节,主要表现为:①协同作用。如生长素、肾上腺素等,虽然作用于代谢的不同环节,但都可使血糖升高。②拮抗作用。当一种激素的作用对抗或减弱另一种激素的作用时,称为激素间的相互拮抗作用,如胰岛素能降低血糖,与胰高血糖素升高血糖的作用相拮抗。③允许作用。某些激素本身并不能对某器官或细胞直接发生作用,但它的存在却使另一种激素产生的效应明显增强,称为激素的允许作用。如皮质醇本身不能引起血管平滑肌收缩,但只有它存在时,去甲肾上腺素才能更有效地发挥其强大的缩血管作用。此外,激素之间的相互作用还表现出反馈作用和激素间的竞争作用等。

# 第二节　下丘脑与垂体的内分泌

　　下丘脑与垂体在结构和功能上联系密切,它们共同组成了下丘脑-垂体功能单位(图11-3)。

　　垂体由神经垂体和腺垂体组成。神经垂体(neurohypophysis)属于神经组织,其本身不具有内分泌功能。腺垂体(adenohypophysis)主要由腺细胞组成,其功能和调节体内许多内分泌腺体的功能活动有关。

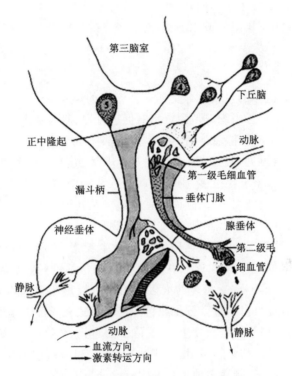

**图 11-3　下丘脑与垂体功能联系示意图**

1:单胺能神经元　2、3、4、5:下丘脑各类肽能神经元

## 一、下丘脑的内分泌功能

　　下丘脑-神经垂体系统位于下丘脑前部视上核和室旁核的大细胞神经元,这些神经元合成血管升压素(vasopressin,VP)和催产素(oxytocin,OXT),它们经下丘脑-垂体束,通过轴浆流动的形式运输至神经垂体,并在这里贮存。神经冲动传来时由神经垂体将激素释放入血。

　　下丘脑-腺垂体系统位于下丘脑内侧基底部的"促垂体区"。由"促垂体区"的小细胞神经元组成,这些神经元可分泌下丘脑调节性多肽,后者随神经元轴突的轴浆流动,运至正中隆起的毛细血管网,释放入血,经垂体门脉系统运送至腺垂体,调节腺垂体功能。

　　下丘脑调节性多肽是指由下丘脑促垂体区肽能神经元分泌,主要调节腺垂体活动的肽类激素的总称。目前已经被神经生理学家确定的下丘脑调节性多肽主要有 9 种(表 11-1):①促甲状腺激素释放激素(TRH)。②促性腺激素释放激素(GnRH)。③生长抑素(GHRIH 或 somatostatin,SST)。④生长素释放激素(GHRH)。⑤促肾上腺皮质激素释放激素(CRH)。

⑥催乳素释放因子(PRF);⑦催乳素释放抑制因子(PIF)。⑧促黑激素释放因子(MRF)。⑨促黑激素释放抑制因子(MIF)。除下丘脑促垂体区能够产生下丘脑调节性多肽外,中枢神经系统其他部位甚至外周组织中也能生成多种神经肽类激素。

## 二、腺垂体激素

腺垂体是体内最重要的内分泌腺。腺垂体分泌的 7 种主要激素均为蛋白质或肽类。其中促甲状腺激素、促肾上腺皮质激素、卵泡刺激素和黄体生成素均有各自的靶腺,此类激素通过促进靶腺合成、分泌激素而发挥生理作用,因此将这些激素称为"促激素"。而生长素、催乳素与促黑素细胞激素是直接作用于靶组织或靶细胞,起到各自的功能调节作用。

### (一)生长素

1. 生长素的生理作用

(1)促进生长作用　机体的生长发育受到多种激素的影响,生长素促进生长发育的作用至关重要。生长素作用于全身各组织、器官,特别对促进骨骼、肌肉及内脏器官的生长发育作用更为显著。实验证明,幼年动物切除垂体后,生长立即停滞,如能及时补充生长素,则可使动物恢复生长和发育。临床观察可见,假如人在幼年时期生长素分泌不足,则生长滞缓、身材矮小,称为侏儒症;若幼年时期生长素分泌过多,则可引起巨人症;在成年后生长素分泌过多,由于骨骺已经闭合,长骨不再生长,而肢端短骨、颌面部骨骼边缘及其软组织增生,以致出现手足粗大、鼻大、唇厚、下颌突出及内脏器官增大等现象,称为肢端肥大症。

生长素的促生长作用是通过其诱导靶细胞产生生长素介质(somatomedin,SM)实现的。因其化学结构和胰岛素的化学结构近似并具有其生物学活性,故又称为胰岛素样生长因子(insulin-like growth factor,IGF)。机体的大多数组织可以产生生长素介质,它既可以通过远距分泌的形式发挥作用,也可以通过旁分泌或自分泌的形式在局部起作用。

生长素介质的主要作用是促进软骨生长,它除了促进钙、磷、钠、钾、硫等多种元素进入软骨组织外,还能促进氨基酸进入软骨细胞,增强 DNA、RNA 和蛋白质的合成,促进软骨组织增殖和骨化,使长骨加长,同时也能刺激多种组织细胞有丝分裂。

(2)促进代谢作用　生长素对代谢过程影响广泛,促进氨基酸进入细胞,加速蛋白质合成;促进脂肪分解,加速脂肪酸氧化;抑制外周组织对葡萄糖的摄取和利用,减少葡萄糖的消耗,升高血糖水平。生长素分泌过多时,可因血糖升高而引起糖尿,称为垂体性糖尿。

2. 生长素分泌的调节

(1)下丘脑对生长素分泌的调节　腺垂体生长素的分泌受下丘脑生长素释放激素与生长抑素的双重调控。生长素释放激素可促进腺垂体生长素的分泌,而生长抑素则抑制其分泌。一般认为,在整体条件下,生长素释放激素作用占优势,经常性地调节腺垂体生长素的分泌;而生长抑素在应激刺激引起生长素分泌过多时,才显著地发挥对生长素分泌的抑制作用(图11-4)。

(2)反馈调节　血中生长素含量降低时,可反馈性引起下丘脑 GHRH 释放增多。同时生长素介质对生长素的分泌也有负反馈调节作用。

(3)其他调节因素　①睡眠:人在进入慢波睡眠后生长素分泌增加,约 60 min 达高峰。转入快波睡眠后,生长素分泌减少。觉醒状态人体生长素的分泌较少。慢波睡眠对促进生长和体力恢复是有利的。50 岁后,这种分泌峰消失。②代谢因素:在能量供应缺乏时,如低血糖、运动、饥饿及应激刺激,都可引起生长素分泌增多,其中低血糖是最有效的刺激,血中氨基酸与脂

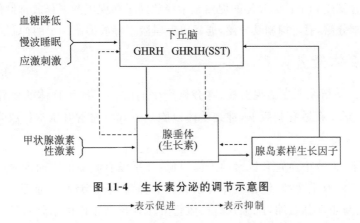

**图 11-4　生长素分泌的调节示意图**

—————▶ 表示促进　----------▶ 表示抑制

肪酸增多也可引起生长素分泌增多。③某些激素,如甲状腺激素、雌激素与睾酮均能促进生长素分泌。在青春期,由于血中雌激素或睾酮浓度增高可显著增加生长素的分泌。

### (二)催乳素

催乳素(prolactin,PRL)化学结构与人生长素近似,故两者的生理学作用有交叉。

**1. 催乳素的生理作用**

(1)对乳腺的作用　催乳素可促进乳腺生长发育、引起并维持乳腺分泌乳汁。女性在青春期,乳腺的发育主要与雌激素、孕激素、生长素、糖皮质激素、甲状腺激素及催乳素的作用有关,多种激素相互协同。妊娠期,催乳素、雌激素与孕激素分泌增多,使乳腺组织进一步发育,乳腺的泌乳条件逐渐成熟,此时血中雌激素与孕激素浓度过高,抑制催乳素的泌乳作用,故乳腺虽具备泌乳能力却不泌乳。分娩后,血中雌激素和孕激素水平大大降低,催乳素发挥其始动和维持乳腺分泌的作用。

(2)对性腺的作用　催乳素与黄体生成素相互配合,促进黄体的形成并维持孕激素分泌。催乳素可刺激黄体生成素受体的生成,促进排卵和黄体生成,促进孕激素与雌激素的分泌。实验表明:小剂量催乳素对卵巢雌激素、孕激素的合成有促进作用,但大量催乳素则有抑制效应。男性催乳素促进前列腺及精囊的生长,增强黄体生成素对间质细胞的作用,促进睾酮的合成。

(3)在应激反应中的作用　应激状态下,血中催乳素浓度升高,而且往往与促肾上腺皮质激素和生长激素的增加同时出现,可见催乳素也参与应激反应。

**2. 催乳素分泌的调节**　催乳素的分泌受下丘脑催乳素释放因子与催乳素释放抑制因子的双重调节。前者促进腺垂体催乳素分泌,后者抑制其分泌,平时以催乳素释放抑制因子的抑制作用为主。在哺乳期,婴儿吸吮母亲乳头时可反射性引起催乳素分泌增多。此外,促甲状腺激素释放激素对催乳素分泌也有促进作用。

### (三)促黑激素

分散于腺垂体远侧部的部分细胞分泌促黑激素(melanophore stimulating hormone,MSH),促黑激素的靶细胞是机体的黑素细胞。促黑激素的主要生理学作用是促进黑素细胞中的酪氨酸酶的合成和激活,从而促进酪氨酸转变为黑色素,使皮肤与毛发等处的颜色加深。有人根据白种人和黑种人血中的促黑激素浓度基本相同,且正常人血中的浓度又很低,因此认为人体肤色与促黑激素关系不大。但在病理情况下,如肾上腺皮质功能过低(Addison病)时,血中的促肾上腺皮质激素和促黑激素都增多,患者皮肤的色素沉着可能与此有关。

促黑激素的分泌受到下丘脑分泌的促黑激素释放因子和促黑激素释放抑制因子的双重调节。前者促进促黑激素分泌,后者抑制其分泌,通常以促黑激素释放抑制因子的抑制作用占优势。

## 三、神经垂体激素

神经垂体激素是指在下丘脑视上核、室旁核产生而贮存于神经垂体的血管升压素(也称抗利尿激素)和催产素。在适宜刺激下,神经垂体以胞吐方式将血管升压素释放入血。

### (一)血管升压素

在生理条件下,血浆中血管升压素的浓度很低,几乎没有收缩血管而致血压升高的作用,对正常机体血压调节没有重要性,但在机体脱水或大失血等病理情况下,血液中血管升压素浓度显著增高,引起全身小动脉收缩,血压升高。血管升压素抗利尿作用十分明显,因此称为抗利尿激素较为适宜。其抗利尿作用及其释放的调节已在肾脏的排泄一章中详述。

垂体后叶功能紊乱引起抗利尿激素分泌不足,导致尿崩症。

### (二)催产素

催产素分子结构、合成、运输与释放过程与血管升压素基本相似,两者生理作用有部分交叉。

1. 催产素的生理作用  催产素的主要靶器官是乳腺和子宫。

(1)对乳腺的作用  催产素可使乳腺导管周围肌上皮细胞收缩,使已经具有泌乳功能的乳腺排乳。另外,催产素还有营养乳腺的作用,维持其正常的泌乳。

(2)对子宫的作用  催产素可促进子宫收缩,此效应与子宫的功能状态有关。催产素对非孕子宫作用较弱,对妊娠子宫作用较强。临床上常利用此作用来诱导分娩(催产)及防止产后出血。雌激素可增加子宫对催产素的敏感性,而孕激素的作用则相反。

此外,催产素在痛觉调制、体温调节、学习和记忆等正常人体功能调节中具有重要的生物学作用。

2. 催产素的分泌调节

(1)射乳反射  乳头含有丰富的感觉神经末梢,婴儿吸吮乳头的感觉信息沿传入神经传至下丘脑,可反射性地引起催产素分泌增加,使乳腺腺泡周围肌上皮样细胞收缩,腺泡内压力升高,促进排乳,即射乳反射,是典型的神经内分泌反射。

(2)子宫收缩  在临产或分娩时,子宫和阴道受到的牵拉和压迫刺激可反射性引起催产素释放,有助于子宫的进一步收缩。

# 第三节　甲状腺的内分泌

甲状腺是人体内最大的内分泌腺体,平均重量为 $20\sim25$ g。甲状腺由许多甲状腺腺泡组成,腺泡腔内充满均匀的胶状物质其主要成分含有甲状腺球蛋白。腺泡壁的上皮细胞合成和释放甲状腺激素。甲状腺激素是体内唯一细胞外贮存的内分泌激素。

## 一、甲状腺激素的合成与代谢

甲状腺激素(thyroid hormone)主要包括:四碘甲腺原氨酸($T_4$),又称为甲状腺素(thyroxine)、三碘甲腺原氨酸($T_3$),均为酪氨酸的碘化物。另外,甲状腺也可合成极少量的逆-

$T_3$,但不具有甲状腺激素的生物活性。甲状腺分泌的 $T_4$ 远比 $T_3$ 多,$T_4$ 约占血液中甲状腺激素总量的 90%,而 $T_3$ 的生物学活性约比 $T_4$ 高 5 倍。

### (一)甲状腺激素的合成

甲状腺激素合成的主要原料是碘和甲状腺球蛋白(TG)。碘主要来源于食物,人每天从食物中摄取碘 $100\sim200\ \mu g$,其中约有 1/3 进入甲状腺。甲状腺球蛋白由腺泡上皮细胞合成并分泌。甲状腺激素合成的基本过程包括:甲状腺腺泡上皮细胞聚碘、$I^-$ 的活化、酪氨酸的碘化和碘化酪氨酸的耦联等。

1. 甲状腺腺泡聚碘　由机体肠道吸收的碘,以 $I^-$ 的形式存在于血浆中,浓度约为 $250\ \mu g/L$。甲状腺含碘总量约 $800\ \mu g$,占全身碘含量的 90%,说明甲状腺有很强的聚碘能力。甲状腺功能亢进时,聚碘能力超过正常,腺泡上皮细胞碘的摄入量增加;甲状腺功能低下时则聚碘能力降低,碘的摄入量减少。故早期的临床工作中曾经把甲状腺摄取放射性碘($^{131}I$)的能力作为检查甲状腺功能的方法之一。

甲状腺内 $I^-$ 浓度比血浆高 $20\sim25$ 倍,加上甲状腺上皮细胞静息电位约为 $-50\ mV$,因此,甲状腺腺泡上皮细胞聚碘是逆电化学梯度进行的主动转运过程。

2. $I^-$ 的活化　由腺泡上皮细胞摄取的碘,迅速在腺泡上皮细胞顶端质膜微绒毛与腺泡腔胶质的交界处进行活化。腺泡上皮细胞内的 $I^-$ 在过氧化酶(TPO)的催化下被活化成 $I_2$,或与过氧化酶形成某种复合物。

3. 甲状腺激素的合成

(1)酪氨酸的碘化　$I^-$ 活化后取代甲状腺球蛋白分子中酪酸残基上氢原子的过程称为酪氨酸的碘化,生成一碘酪氨酸(MIT)和二碘酪氨酸(DIT)。

(2)碘化酪氨酸的缩合　在甲状腺球蛋白分子中已经生成的 MIT 残基和 DIT 残基,分别耦联成四碘甲腺原氨酸($T_4$)和三碘甲腺原氨酸($T_3$)的过程称为缩合。一个分子 MIT 与一个分子 DIT 耦联生成 $T_3$,两个分子 DIT 耦联生成 $T_4$。

在甲状腺激素的合成中,碘的活化、酪氨酸碘化及碘化酪酸缩合、耦联的过程都是在甲状腺腺泡上皮细胞过氧化酶的催化下完成。由于硫氧嘧啶与硫脲类药物能够抑制过氧化酶的活性,从而可以抑制 $T_3$、$T_4$ 的合成,因此,可以用硫氧嘧啶与硫脲类药物治疗甲状腺功能亢进。

### (二)甲状腺激素的贮存、释放、转运与代谢

1. 贮存　甲状腺球蛋白上的 $T_3$、$T_4$ 在腺泡腔内以胶质形式贮存。特点是激素贮存腺泡腔内(腺泡上皮细胞外贮存)且贮存量大,可供机体利用 $50\sim120\ d$。

2. 释放　在腺垂体促甲状腺激素的作用下,腺泡上皮细胞顶端的微绒毛伸出伪足,将腺泡中含有 $T_3$、$T_4$ 的甲状腺球蛋白胶质小滴吞饮入细胞内形成吞饮小体,后者与溶酶体融合,TG 被水解,释放 $T_3$、$T_4$ 入血。MIT 和 DIT 可以被腺泡上皮细胞内的脱碘酶迅速脱碘,供重新利用合成激素,$T_3$、$T_4$ 对脱碘酶不敏感,可迅速进入血液。

3. 转运　$T_3$、$T_4$ 释放入血后,99% 以上与血浆中甲状腺激素结合球蛋白、甲状腺激素结合前白蛋白、白蛋白结合,其余呈游离形式存在。结合型和游离型的激素可相互转化,以维持动态平衡。只有游离型的甲状腺激素才能进入组织细胞内与受体结合,发挥生理效应。

4. 代谢　血浆中 $T_4$ 半衰期为 $7\ d$,$T_3$ 半衰期为 $1.5\ d$,大约 20% 的 $T_3$、$T_4$ 在肝降解,经胆汁进入小肠后排出。80% 的 $T_4$ 在外周组织中脱碘酶的作用下脱碘生成 $T_3$,这是血液中 $T_3$ 的

主要来源(占 75%),所脱下的碘可由甲状腺再摄取。$T_3$ 进一步脱碘而失活,肾也能降解少量 $T_3$ 与 $T_4$,产物随尿排出体外。

## 二、甲状腺激素的生物学作用

### (一)对代谢的影响

1. 产热效应　甲状腺激素可提高绝大多数组织的耗氧量和产热量,尤以心、肝、骨骼肌和肾脏最为显著。实验表明,1 mg 甲状腺素($T_4$)可以使机体增加产热量约 4 200 kJ,基础代谢率提高 28%。$T_3$ 的产热作用比 $T_4$ 强 3～5 倍。甲状腺激素的产热效应与 $Na^+$-$K^+$ 依赖式 ATP 酶活性明显升高有关。甲状腺功能亢进时,患者体温偏高,喜凉怕热,极易出汗;反之甲状腺功能减退,病人体温偏低,喜热恶寒,这两种情况均不能很好地适应环境温度的变化。

2. 对蛋白质、糖和脂肪代谢的影响

(1)蛋白质代谢　生理剂量的 $T_3$、$T_4$ 可加速蛋白质的合成,使肌肉、肝与肾的蛋白质合成明显增加。甲状腺激素分泌不足时,蛋白质合成减少,肌肉乏力,细胞间的黏蛋白增多,可结合大量正离子和水分子,使性腺、肾周围组织及皮下组织细胞间隙积水,引起"黏液性水肿"。甲状腺激素分泌过多时,则加速蛋白质分解,特别是肌蛋白分解增多,可致肌肉收缩无力,并促进骨蛋白质分解,导致血钙升高和骨质疏松。

(2)糖代谢　甲状腺激素可促进小肠黏膜对糖的吸收,增强糖原分解,抑制糖原合成,加强肾上腺素、胰高血糖素、皮质醇和生长素升高血糖作用。同时又加强外周组织对糖的利用。甲状腺功能亢进时,常表现为血糖升高,甚至出现糖尿。

(3)脂肪代谢　甲状腺激素促进脂肪酸氧化,加速胆固醇的降解,并增强儿茶酚胺和胰高血糖素对脂肪的分解作用。甲状腺功能亢进时,患者血浆胆固醇含量常低于正常水平。

### (二)对生长和发育的影响

甲状腺激素是维持机体正常生长、发育所必需的激素之一,特别是对脑和骨的发育尤为重要。甲状腺激素促进神经细胞的树突和轴突的形成、促进髓鞘与胶质细胞的生长,还促进长骨和牙齿的生长,对神经系统结构和功能的发生与发展极为重要。胚胎时期缺碘或婴幼儿时期甲状腺功能低下,脑的发育出现明显障碍,智力低下,身材矮小,称为"呆小症"(克汀病)。甲状腺激素对中枢神经系统发育的影响,在出生后的 3～4 个月内最重要。在缺碘地区预防呆小症的发生,应在妊娠期注意补充碘,治疗呆小症必须抓紧时机,应在出生后 3 个月以前补给甲状腺素,否则难以奏效。

### (三)对神经系统的影响

甲状腺激素不仅影响中枢神经系统的发育,对已分化成熟的神经系统也具有十分重要的作用。甲状腺激素提高中枢神经系统的兴奋性。甲状腺功能亢进时,患者常有注意力不易集中、多愁善感、喜怒无常、失眠多梦及肌肉颤动等症状。甲状腺功能低下时,患者常出现记忆力减退、行动迟缓、表情淡漠和嗜睡等症状。

### (四)其他作用

甲状腺激素对心血管系统的活动也有明显影响。$T_3$ 和 $T_4$ 可使心率加快,心肌收缩力增强,增加心输出量及心脏做功。还可直接或间接地引起血管平滑肌舒张,使外周阻力降低,因此甲亢患者的脉压常增大。

此外,甲状腺激素还具有促进胃肠道平滑肌收缩、促进眼球后结缔组织增生、影响生殖功能等其他生物学作用。

### 三、甲状腺功能的调节

#### (一)下丘脑-腺垂体-甲状腺轴的调节

1. 下丘脑-腺垂体对甲状腺功能的调节　下丘脑神经元释放的促甲状腺激素释放激素(thyrotropin-releasing hormone,TRH),经垂体门脉系统作用于腺垂体,促进腺垂体促甲状腺激素(thyroid-stimulating hormone,TSH)的合成和释放。TSH促进甲状腺细胞增生,腺体增大,促进甲状腺激素的合成、释放。

下丘脑TRH神经元接受中枢神经系统其他部位传来的信息,使下丘脑激素分泌增多,从而促进腺垂体释放TSH。另外,当机体受到应激刺激时,下丘脑可释放较多的生长抑素,抑制TRH的合成和释放,进而使腺垂体TSH释放减少。

2. 甲状腺激素的反馈调节　血液中游离$T_3$、$T_4$浓度改变,对腺垂体TSH合成与分泌起着经常性反馈调节作用(图11-5)。当血液中$T_3$、$T_4$浓度增高时,负反馈抑制腺垂体,使TSH合成与释放减少,同时降低腺垂体对TRH的反应性,使细胞膜受体数量减少,抑制腺垂体TSH的分泌,最终使$T_3$、$T_4$长期降低,从而对腺垂体的反馈性抑制作用减弱,引起TSH分泌异常增加,导致甲状腺组织的代偿性增生肥大。

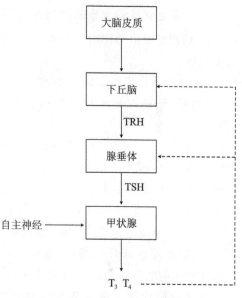

图11-5　甲状腺激素分泌调节示意图
——→表示促进　------→表示抑制

#### (二)自身调节

在没有神经和体液因素影响的情况下,甲状腺自身根据碘的供应,对碘的摄取、利用以及甲状腺激素的合成与释放进行调节,称为甲状腺的自身调节。当外源性碘增加时,$T_3$、$T_4$合成增加,但碘超过一定限度后,$T_3$、$T_4$的合成速度不但不再增加,反而明显下降,这种过量的碘所产生的抗甲状腺效应称为Wolff-Chaikoff效应。相反,当血碘含量不足时,甲状腺可增强其聚碘作用。临床上可用大剂量碘产生的抗甲状腺效应处理甲状腺危象,以缓解病情。

#### (三)自主神经的影响

荧光与电镜检查证明,甲状腺腺泡接受交感神经和副交感神经双重自主神经支配。交感神经兴奋可促进甲状腺激素合成与释放;副交感神经兴奋则抑制甲状腺激素的合成与分泌。

## 第四节　肾上腺的内分泌

人体的肾上腺位于两侧肾的内上方,包括髓质和皮质两部分。两者在发生、结构与功能上均不相同,实际上是两种内分泌腺。肾上腺皮质是腺垂体的重要靶腺,肾上腺髓质接受交感神经节前神经纤维的直接支配。

## 一、肾上腺皮质激素

肾上腺皮质由外向内分为球状带、束状带和网状带。肾上腺皮质球状带主要合成和分泌盐皮质激素,如醛固酮(aldosterone);束状带主要合成和分泌糖皮质激素,如皮质醇(cortisol);网状带主要合成和分泌性激素,如雌二醇、脱氢异雄酮等。这些激素都属于类固醇衍生物,统称为类固醇激素或甾体激素。

### (一)肾上腺皮质激素的生物学作用

1. 糖皮质激素的作用　人体血浆中糖皮质激素主要为皮质醇,分泌量大,作用最强。其次为皮质酮。

(1)对物质代谢的影响　糖皮质激素对于糖、蛋白质、脂肪以及水盐代谢均有重要作用(图 11-6)。

1)糖代谢　糖皮质激素是体内调节糖代谢的重要激素之一,既可促进糖异生,增加肝糖原的储存,又可降低外周组织对胰岛素的反应性,抑制肝外组织对葡萄糖的摄取和利用,发挥抗胰岛素作用,使血糖升高。因此,糖皮质激素分泌过多,会出现血糖升高,甚至糖尿。相反,肾上腺皮质功能低下病人,可以出现低血糖。

2)蛋白质代谢　糖皮质激素促进肝外组织,特别是肌蛋白分解。抑制蛋白质的合成,可以使分解出来的氨基酸转移至肝脏,加强葡萄糖的异生过程。当糖皮质激素分泌过多时,会出现肌肉萎缩、骨质疏松、皮肤变薄,婴幼儿则表现为生长减慢。

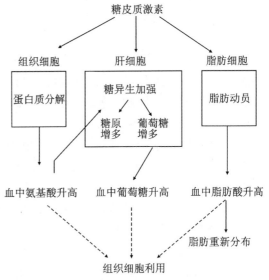

图 11-6　糖皮质激素对物质代谢的作用
──→表示促进　-----→表示抑制

3)脂肪代谢　糖皮质激素促进脂肪分解,增强脂肪酸在肝内的氧化过程,有利于糖异生作用。当肾上腺皮质功能亢进时,由于全身不同部位脂肪组织对糖皮质激素的敏感性不同,体内脂肪重新分布,以致出现"满月脸""水牛背"、躯干部发胖,而四肢消瘦的"向心性肥胖"的特殊体形。

4)水盐代谢　糖皮质激素有一定保钠排钾的作用。此外,皮质醇还能降低肾入球小动脉阻力,增加肾血浆流量使肾小球滤过率增加,有利于水的排出。肾上腺皮质功能不全患者,排水能力降低,严重时可出现"水中毒",此时,补充糖皮质激素可以使病情得到缓解。需要指出的是,盐皮质激素不能替代糖皮质激素对水盐代谢的调节作用。

(2)对血细胞的影响　糖皮质激素能增强骨髓对红细胞和血小板的造血功能,使血液中红细胞、血小板数量增加;同时动员附着在血管边缘的中性粒细胞进入血液循环,使中性粒细胞增加;可抑制胸腺和淋巴组织细胞的有丝分裂,使淋巴组织萎缩,使淋巴细胞和浆细胞减少;促进单核-巨噬细胞系统吞噬和分解嗜酸性粒细胞,使后者在血液中的数量减少。

(3)对循环系统的影响　糖皮质激素对血管没有直接的收缩效应,但它能增强血管平滑肌对儿茶酚胺的敏感性(允许作用),有利于提高血管的张力和维持血压。另外,糖皮质激素可降低毛细血管壁的通透性,有利于维持血容量。实验证实,糖皮质激素增强离体心肌的收缩力。

(4)在应激反应中的作用 当机体受到各种伤害性刺激(如中毒、感染、缺氧、饥饿、创伤、手术、疼痛、寒冷及精神紧张等)时,血液中促肾上腺皮质激素浓度和糖皮质激素浓度急剧升高,产生一系列非特异性全身反应,称为应激反应(stress reaction)。在应激反应中,下丘脑-腺垂体-肾上腺皮质系统功能增强,提高机体的生存能力和对应激刺激的耐受力,帮助机体渡过"难关"。

应激反应中,血液中儿茶酚胺类神经递质的含量相应增加,β-内啡肽、生长素、催乳素、胰高血糖素等分泌均增加,说明应激反应是以 ACTH 和糖皮质激素分泌增加为主,多种激素参与,使机体抵抗力增强的非特异性全身反应。

(5)对神经系统的影响 糖皮质激素全面提高中枢神经系统兴奋性。当肾上腺皮质功能亢进时,病人常表现为烦躁不安、失眠、注意力不集中等。

(6)其他作用 糖皮质激素有促进胎儿肺泡表面活性物质的合成、增强骨骼肌的收缩力、抑制骨的形成、提高胃腺细胞对迷走神经及促胃液素的反应性、增加胃酸及胃蛋白酶原的分泌等多种作用。

大剂量糖皮质激素及其类似物有抗炎、抗中毒、抗过敏和抗休克等药理学效应。

2. 盐皮质激素的作用 盐皮质激素主要包括醛固酮、11-去氧皮质酮、11-去氧皮质醇等,其中以醛固酮的生物学活性最高。醛固酮能促进肾远曲小管及集合管上皮细胞对钠与水的重吸收和排出钾,即保钠、保水和排钾作用。对维持体内钠含量、细胞外液量及循环血量的相对稳定有十分重要的作用。此外,醛固酮也可增强血管平滑肌对儿茶酚胺的敏感性,其作用比糖皮质激素更强。

### (二)肾上腺皮质激素分泌的调节

1. 糖皮质激素分泌的调节

(1)下丘脑-垂体-肾上腺皮质轴的调节 下丘脑促垂体区神经元合成并释放的促肾上腺皮质激素释放激素(CRH),通过垂体门脉系统被运送到腺垂体,使腺垂体促肾上腺皮质激素(adrenocorticotropic hormone,ACTH)分泌增多,进而引起肾上腺皮质合成、释放糖皮质激素增多。各种应激刺激通过多种途径最后汇集于下丘脑 CRH 神经元,促进 CRH 的分泌,引起下丘脑-垂体-肾上腺皮质轴活动增强,产生应激反应。

肾上腺皮质接受腺垂体 ACTH 的直接调节,ACTH 促进糖皮质激素的合成与分泌,也促进肾上腺皮质束状带和网状带的生长发育。

在生理条件下,腺垂体 ACTH 具有一定的基础分泌量,维持糖皮质激素的基础分泌。ACTH 的分泌呈现明显的日节律波动,一般在早晨 6~8 时达高峰,以后逐渐下降,白天维持在较低水平,入睡减少,午夜达最低水平,以后又逐渐增加。这种日节律波动受下丘脑及以上高级中枢的生物钟控制。由于 ACTH 分泌的日节律波动,使糖皮质激素的分泌出现相应的波动。显然,早晨分泌充足,对增强机体的反应能力以适应活动增加的需要具有重要意义。

(2)反馈调节 当血中糖皮质激素浓度升高时,可反馈性地抑制下丘脑 CRH 神经元和腺垂体 ACTH 神经元,使 CRH 释放减少,ACTH 合成释放受到抑制,这种反馈称为长反馈。ACTH 还可以反馈性地抑制 CRH 神经元的活动,称为短反馈(图 11-7)。

长期大量应用糖皮质激素可通过长反馈抑制 ACTH 的合成与分泌,甚至造成肾上腺皮质萎缩,分泌功能停止。如突然停药,病人可出现肾上腺皮质功能低下,引起肾上腺皮质危象,甚至危及生命。故应采取逐渐减量、停药或间断给ACTH的方法,以防止肾上腺皮质萎缩。

2. 盐皮质激素分泌的调节　盐皮质激素的分泌主要受肾素-血管紧张素系统的调节。血钾、血钠浓度变化也可直接作用于肾上腺皮质球状带细胞,影响醛固酮的合成与分泌。此外,当机体受到应激刺激时,ACTH对醛固酮的分泌起到一定的支持作用。

肾上腺皮质激素对于机体是生命攸关的激素,切除动物双侧肾上腺皮质后,48 h 内出现严重代谢紊乱症状,1～2周内动物死亡。在正常功能条件下,下丘脑-肾上腺皮质之间协调统一,既维持血液中皮质激素浓度的相对稳定,又保证机体在应激状态下发生适时、适当的全身性反应。

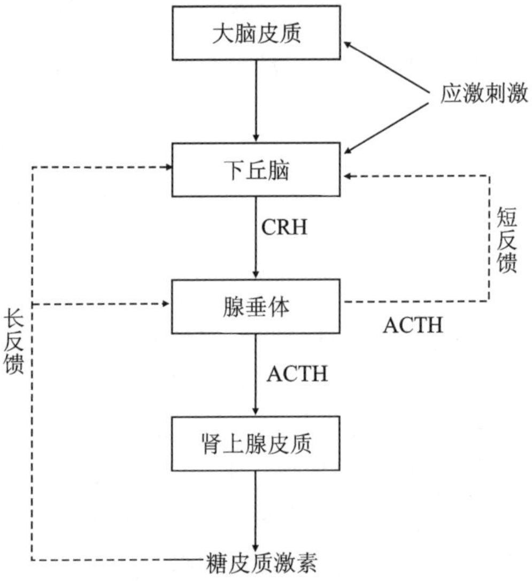

图 11-7　糖皮质激素分泌调节示意图

──→表示促进　┄┄┄►表示抑制

## 二、肾上腺髓质激素

肾上腺髓质组织中含有嗜铬细胞,可分泌肾上腺素和去甲肾上腺素,它们均属于儿茶酚胺类化合物。肾上腺髓质合成、分泌肾上腺素和去甲肾上腺素的比例约为 4∶1。血液中的肾上腺素主要来自肾上腺髓质,去甲肾上腺素除来自肾上腺髓质分泌外,还来自肾上腺素能神经纤维末梢的释放。

### (一)肾上腺素与去甲肾上腺素的生理作用

肾上腺素和去甲肾上腺素的生理学作用广泛而多样,已经在本教材各有关章节中详细介绍过(表 11-2)。肾上腺髓质直接接受交感神经节前纤维的支配,当交感神经兴奋时,肾上腺髓质分泌的肾上腺素和去甲肾上腺素增多。肾上腺髓质激素的作用与交感神经兴奋时的效应相似,交感神经与肾上腺髓质这种在结构和功能上的联系,称为交感-肾上腺髓质系统。

当机体遭遇紧急情况或受到伤害性刺激时(如剧烈运动、焦虑、情绪激动、严寒、疼痛、失血、脱水、窒息等),机体交感神经兴奋,肾上腺髓质分泌的肾上腺素与去甲肾上腺素急剧增加,即交感-肾上腺髓质系统作为一个整体被动员起来的一种全身性反应,称为应急反应(emergency reaction)。表现为:中枢神经系统兴奋性提高,机体处于警觉状态,反应灵敏;支气管舒张,气流通畅,呼吸加快加深,肺通气量增加;心跳加快加强,心输出量增加,血压升高;内脏血管收缩,肌肉血管舒张,全身血流量分配,保证重要器官的血液供应;肝糖原分解,血糖升高,脂肪分解,血中脂肪酸增多,保证能源物质的供应;组织耗氧量增加,产热量增多;汗腺分泌,散热增加等。

表 11-2　肾上腺素与去甲肾上腺素的主要作用

| 作用对象 | 肾上腺素 | 去甲肾上腺素 |
|---|---|---|
| 心脏 | 心率加快,心肌收缩力明显增强,心输出量增加 | 心率减慢(减压反射的结果) |
| 血管 | 皮肤、胃肠、肾血管收缩;冠状血管、骨骼肌血管舒张 | 冠状血管舒张(局部体液因素),其他血管均收缩 |

| 作用对象 | 肾上腺素 | 去甲肾上腺素 |
| --- | --- | --- |
| 血压 | 升高(以心输出量增加为主) | 明显升高(以外周阻力增大为主) |
| 支气管平滑肌 | 舒张 | 稍舒张 |
| 括约肌 | 收缩 | 收缩 |
| 瞳孔 | 扩大(作用强) | 扩大(作用弱) |
| 内脏平滑肌 | 舒张(作用强) | 舒张(作用弱) |
| 血糖 | 升高(糖原分解,作用强) | 升高(作用弱) |
| 脂肪酸 | 升高(促进脂肪分解) | 升高(作用强大) |

应急反应是以交感-肾上腺髓质系统活动加强为主,使血液中肾上腺髓质激素浓度明显升高,从而充分调动人体的贮备能力,克服环境变化对人体造成的"困难"。而应激反应是以下丘脑-腺垂体-肾上腺皮质轴活动加强为主,使血液中 ACTH 和糖皮质激素浓度明显升高,以增加人体对伤害性刺激耐受能力,提高生存能力。因此,机体的"应急"和"应激"既相互区别,又紧密联系。实际上,引起"应急反应"的各种刺激也是引起"应激反应"的刺激,两种反应同时发生,共同提高机体抵御伤害性刺激的能力。

**(二)肾上腺髓质激素分泌的调节**

1. 自主神经的作用 肾上腺髓质接受交感神经节前纤维支配,它在结构和功能上相当于交感节后神经元。交感神经兴奋时,其节前神经末梢释放乙酰胆碱,通过肾上腺髓质嗜铬细胞上的胆碱受体,促进肾上腺素和去甲肾上腺素的分泌。

2. 促肾上腺皮质激素的作用 ACTH 通过糖皮质激素间接刺激肾上腺髓质使髓质激素合成分泌增加,也可直接作用于髓质细胞,促进肾上腺素和去甲肾上腺素分泌。

3. 反馈调节 去甲肾上腺素合成达一定量时,可反馈抑制酪氨酸羟化酶(限速酶)的含量及活性,使去甲肾上腺素合成减少;肾上腺素过多时反馈抑制限速酶苯乙醇胺氮位甲基移位酶(PNMT)的活性,使肾上腺素合成减少。

# 第五节 胰 岛

胰岛由 4 种内分泌细胞组成。A 细胞占胰岛细胞的 20%,分泌胰高血糖素;B 细胞占胰岛细胞的 60%~70%,分泌胰岛素;D 细胞占 10%,分泌生长抑素;PP 细胞很少,分泌胰多肽。生长抑素最初是在下丘脑被发现和提纯的,它对生长素的合成和释放有抑制作用。本节主要介绍胰岛素和胰高血糖素。

## 一、胰岛素

1965 年,我国科技工作者首先成功地合成了具有高度生物活性的胰岛素,同时对胰岛素的空间结构和功能进行了一系列研究,取得重大成果。

**(一)胰岛素的生理作用**

胰岛素是调节糖、脂肪、蛋白质代谢的重要激素之一。对机体能源物质的贮存和人体生长发育具有重要作用。

1. 糖代谢　胰岛素促进全身各组织对葡萄糖的摄取和利用,尤其是加速肝细胞和肌细胞摄取葡萄糖合成糖原并贮存,促进葡萄糖转变为脂肪,抑制糖原的分解和糖异生,从而使血糖的去路增加,来源减少,血糖降低。胰岛素是调节血糖浓度的主要激素。当胰岛素缺乏时,血液中葡萄糖不能被细胞贮存和利用,使血糖升高。当血糖超过肾糖阈时,出现糖尿。

2. 脂肪代谢　胰岛素促进脂肪的合成与储存,抑制脂肪的分解,降低血中脂肪酸的浓度。当胰岛素缺乏时,脂肪代谢紊乱,分解加强,血脂升高,容易引起动脉硬化,造成心脑血管系统的严重疾患。脂肪酸增多在肝脏氧化生成大量酮体,可引起酮血症和酸中毒。

3. 蛋白质代谢　胰岛素促进蛋白质合成,促进细胞对氨基酸的摄取和利用。抑制蛋白质的分解,抑制糖异生。有利于机体生长、发育。胰岛素促进机体生长的作用必须在生长素存在的情况下,才能发挥效应。此外,胰岛素还能促进钾进入细胞,使血钾降低。

**(二)胰岛素分泌的调节**

1. 血糖浓度　血糖浓度是调节胰岛素分泌最重要的因素。血糖升高可直接刺激 B 细胞,使胰岛素分泌增加;血糖浓度降低时,胰岛素分泌减少。通过这一反馈调节,使血糖维持在正常水平。有作者认为胰岛素是体内唯一能够直接降低血糖的激素。

2. 激素作用　促胃液素、促胰液素、胆囊收缩素和抑胃肽都有促进胰岛素分泌的作用,但前三者是在药理剂量时才有促胰岛素分泌作用,只有抑胃肽才可能对胰岛素的分泌起调节作用。胰高血糖素、生长素、糖皮质激素、甲状腺激素等均可通过升高血糖间接引起胰岛素分泌,因此长期大剂量应用这些激素,有可能使 B 细胞衰竭而导致糖尿病。胰高血糖素还可通过旁分泌直接刺激 B 细胞分泌胰岛素。肾上腺素抑制胰岛素的分泌。生长抑素则通过旁分泌作用抑制胰岛素的分泌。

3. 神经调节　迷走神经通过 M 受体直接促进胰岛素的分泌,通过刺激胃肠激素释放,间接促进胰岛素的分泌。交感神经通过 $\alpha_2$ 受体抑制胰岛素的分泌。

4. 氨基酸和脂肪酸的作用　血液中多种氨基酸如精氨酸、赖氨酸等都有刺激胰岛素分泌的作用。此外,血液中脂肪酸和酮体大量增加时,也刺激胰岛素的分泌。

## 二、胰高血糖素

胰高血糖素(glucagons)是由 29 个氨基酸残基组成的直链多肽,分子量为 3 485。血液中半衰期为 5～10 min,主要在肝灭活,肾也有降解作用。

**(一)胰高血糖素的生理作用**

胰高血糖素是一种促进分解代谢的激素。具有很强的促进肝糖原分解及糖异生的作用,使血糖明显升高;促进脂肪的分解及脂肪酸的氧化,使血中酮体生成增多;促进蛋白质的分解并抑制其合成,使氨基酸迅速进入肝细胞,经糖异生转变为肝糖原。大剂量的胰高血糖素可使心肌细胞内的 cAMP 含量增加,心肌收缩力增强。胰高血糖素是促进分解代谢、动员体内供能物质的重要激素之一。

**(二)胰高血糖素分泌的调节**

血糖浓度是影响胰高血糖素分泌的重要因素。血糖浓度降低时,胰高血糖分泌增加,反之则减少。血糖升高时,胰岛素和生长抑素可直接作用于邻近的 A 细胞,抑制胰高血糖素的分泌,也可通过降低血糖浓度间接刺激胰高血糖素的分泌。交感神经兴奋时,胰高血糖素分泌增加;迷走神经兴奋时,分泌减少。

# 第六节 其他内分泌腺和激素

## 一、甲状旁腺激素、降钙素和维生素 $D_3$

甲状旁腺激素由甲状旁腺分泌。甲状腺滤泡旁细胞(C 细胞)分泌降钙素。甲状旁腺激素和降钙素的主要靶器官是骨与肾。在体内,甲状旁腺激素、降钙素以及 1,25-二羟维生素 $D_3$ 共同调节钙磷代谢,维持血浆中钙、磷水平的相对恒定。

### (一)甲状旁腺激素

1. 甲状旁腺激素的生理作用　甲状旁腺激素(parathyroid hormone,PTH)是调节血钙水平最重要的激素,通过对骨和肾的作用使血钙升高,血磷降低。

(1)对骨的作用　破骨细胞能促进骨盐溶解,骨质吸收,磷酸钙从骨骼中释放入血,这是溶骨过程。成骨细胞则摄取血中的磷酸钙,使骨盐沉积,促进骨的形成,这是成骨过程。在正常情况下,破骨和溶骨过程处于动态平衡。甲状旁腺激素加强溶骨过程,动员骨钙入血,使血钙浓度升高,保持血钙浓度的相对稳定状态,对维持神经、肌肉等组织的正常兴奋性十分重要。

(2)对肾的作用　促进肾远曲小管对钙的重吸收,升高血钙,同时抑制近曲小管对磷的重吸收,使尿磷增多,降低血磷。

2. 甲状旁腺激素分泌的调节　甲状旁腺激素的分泌主要受血钙浓度变化的影响。血钙浓度升高,甲状旁腺激素分泌减少;血钙浓度降低,甲状旁腺激素分泌增加。这种负反馈调节是维持甲状旁腺激素分泌和血钙浓度相对稳定的重要机制。

### (二)降钙素

1. 降钙素的生理作用　降钙素(calcitonin,CT)的主要作用是降低血钙和血磷。它抑制原始骨细胞转化为破骨细胞,抑制破骨细胞的活动;增强成骨过程,使骨组织钙、磷沉积增加,释放减少,从而使血钙与血磷浓度降低。结果溶骨过程减弱,成骨过程加强。降钙素能抑制肾小管对钙、磷、钠、氯的重吸收,使这些离子从尿中排出增加。此外,降钙素还抑制小肠吸收钙和磷。

2. 降钙素分泌的调节　降钙素主要受血钙浓度的反馈性调节。血钙浓度升高时,降钙素分泌增多,反之则分泌减少。进食也可刺激降钙素的分泌,可能是由于进食引起胃肠激素分泌(如促胃液素)的继发作用的结果。甲状旁腺激素通过升高血钙间接促进降钙素的分泌。

### (三)维生素 $D_3$

维生素 $D_3$ 又称胆钙化醇。人体内的胆钙化醇有两个主要来源:①主要由皮肤中 7-脱氢胆固醇经日光中紫外线照射转化而来。②食物中的胆钙化醇主要来自动物性食品,如肝、蛋、乳等。胆钙化醇无生物活性,必须首先在肝内转化成有活性的 25-羟胆钙化醇,在肾脏进一步转化成 1,25-二羟胆钙化醇,后者又称为 1,25-二羟维生素 $D_3$[$1,25(OH)_2$-$VD_3$]。1,25-二羟维生素 $D_3$ 生物学活性比 25-羟维生素 $D_3$ 高 500~1 000 倍。

1,25-二羟维生素 $D_3$ 的主要作用是升高血钙、升高血磷。它既促进小肠上皮细胞对钙的吸收,也促进骨盐沉着,是参与骨更新重建的重要因素。此外,1,25-二羟维生素 $D_3$ 促进肾小管对钙和磷的重吸收,尿钙和磷的重吸收,尿钙、尿磷排出量减少。儿童时期缺乏维生素 $D_3$,可引起佝偻病,在成人则导致骨质疏松症。

血钙和血磷浓度降低是促进 1,25-二羟维生素 $D_3$ 生成的主要因素。1,25-二羟维生素 $D_3$

具有自身负反馈调节作用,甲状旁腺激素可促进1,25-二羟维生素$D_3$生成。催乳素、生长素也能促进1,25-二羟维生素$D_3$生成,而糖皮质激素则抑制其生成。

## 二、松果体及其激素

松果体位于丘脑后上方,松果体细胞由神经细胞演化而来,它接受颈上交感神经节的节后纤维支配。松果体在儿童时期较发达,一般7岁后逐渐萎缩,成年后不断有钙盐沉着。

松果体分泌的激素主要为褪黑素(melatonin,MT),其分泌呈现明显的日周期变化,白天分泌减少,夜晚分泌增加。这可能与光-暗的刺激以及交感神经活动有关。褪黑素对哺乳动物最明显的作用是抑制下丘脑-腺垂体-性腺轴和下丘脑-腺垂体-甲状腺轴的活动。褪黑素能加强中枢抑制过程,促进睡眠;可增强机体的免疫能力,并具有抗肿瘤、抗衰老作用。

## 三、胸腺素

青春期前,人的胸腺较发达,青春期后逐渐退化。胸腺为淋巴器官,兼有内分泌功能,能合成、分泌多种肽类物质,如胸腺素、胸腺生长素等。胸腺素的主要作用是使淋巴干细胞成熟并转变为具有免疫功能的T淋巴细胞,参与细胞免疫,增强机体排斥异体组织的能力。

## 四、前列腺素

前列腺素(prostaglandin,PG)是一种二十碳不饱和脂肪酸,其前体是花生四烯酸或其他二十碳不饱和脂肪酸,全身各部的组织细胞几乎都含有生成前列腺素的前体及酶,都能产生前列腺素。前列腺素首先在精液中发现,推测由前列腺分泌,故而得名。按分子结构的差异,前列腺素可分为A、B、C、D、E、F、G、H、I等多种类型。各组织合成的前列腺素大部分不进入血液循环,因此,血液中前列腺素的浓度很低。前列腺素在局部产生和释放,并在局部发挥作用,属于局部激素。

前列腺素的生物学作用极为广泛而复杂,几乎对人体各个系统的功能均有影响。各类型的前列腺素对不同组织、不同细胞的作用明显不同。例如,PGE和PGF能使血管平滑肌舒张;$PGE_2$可使支气管平滑肌舒张,PGF却使支气管平滑肌收缩;$PGE_2$有明显的抑制胃酸分泌的作用;$TXA_2$能使血小板聚集,$PGI_2$抑制血小板聚集。前列腺素对于心血管活动、体温调节、神经系统、内分泌及生殖系统活动均有不同程度的调节作用。

## 思 考 题

1. 名词解释

激素  激素的允许作用  呆小症  侏儒症  应激反应

2. 激素作用的一般生理特征有哪些?

3. 含氮类激素、类固醇激素作用的机制如何?

4. 甲状腺激素、糖皮质激素、胰岛素的主要生理作用有哪些?胰高血糖素、甲状旁腺激素的主要生理作用有哪些?

5. 长期大量使用糖皮质激素,为什么不能骤然停药?

6. 长期缺碘,为什么会出现甲状腺肿大?

（周　靖）

# 第十二章

# 生殖与衰老

---

## 学习目标

**1. 掌握** 睾丸和卵巢的功能；雄激素、雌激素和孕激素的主要生理作用；月经周期、受精、着床和妊娠的概念。

**2. 理解** 睾丸和卵巢功能的调节；月经周期的形成机制。

**3. 了解** 避孕的方法；衰老的表现和机制以及延缓衰老的方法。

生物体生长发育成熟后，能够产生与自己相似的子代个体的功能，称为生殖(reproduction)。它对保持种系延续具有重要的意义。生物个体由出生、生长发育至衰老、死亡，是生命现象发展的自然规律。高等动物生殖是通过两性生殖器官的活动完成的，包括生殖细胞(精子和卵子)的形成、受精、着床、胚胎发育和分娩等环节。

生殖器官又称性器官，包括主性器官和附性器官。男女在生殖器官上的差异是人的第一性征，这在出生时已显示出来。副性征是指第一性征以外，两性在青春期开始出现的一系列与性有关的特征，也称第二性征。

## 第一节 男性生殖

男性的主性器官是睾丸(testis)，附性器官有附睾、输精管、前列腺、精囊腺、阴茎等。睾丸具有产生精子和内分泌两种功能。

### 一、睾丸的功能

#### (一)睾丸的生精功能

睾丸由曲细精管和间质细胞组成。曲细精管是生成精子的部位，其上皮由生精细胞和支持细胞构成。精子是由生精细胞发育形成的。原始的生精细胞为精原细胞，紧贴于曲细精管的基膜上。到青春期后，精原细胞开始发育分化，经多次有丝分裂、增殖生成初级精母细胞；初级精母细胞经第一次减数分裂形成次级精母细胞，次级精母细胞进行第二次减数分裂形成精子细胞；精子细胞位置靠近管腔，不再分裂，最后经过变态形成精子。整个生精过程大约历时两个半月。每个精原细胞经过数次分裂可生成近百个精子。在精子生成的过程中，各级生精细胞周围的支持细胞构成了特殊的"微环境"，为生精细胞的正常发育与分化成熟提供多种必要的物质，起到了重要的支持和营养作用。精子的生成受许多因素的影响。①温度：阴囊内温度比腹腔内温度低 1～8℃，适合于精子的生成。有些人因发育障碍，睾丸不能下降到阴囊内，称为隐睾症。由于腹腔内的温度较高，会影响精子的生成过程，是男性不育症的原因之一。③年龄：从青春期到老年，睾丸都有生精能力，45 岁以后，生精能力逐渐减退。③其他因素：如疾病、接触放射性物质、吸烟、酗酒等可导致精子活力降低、畸形率增加，少精或无精。

精子在曲细精管生成后，可贮存于附睾、输精管等处，在数月内仍保持使卵子受精的能力。在附睾内，精子逐渐获得运动的能力。在男性性活动的过程中，精子连同附睾和输精管内的液体一起被移送到阴茎根部的尿道内，在此处，与精囊腺、前列腺和尿道球腺所分泌的液体混合在一起，形成精液，在性高潮时射出体外。精液的射出是一个复杂的反射活动，其初级中枢在脊髓骶段。正常男子每次射出精液 3～6 mL，每毫升精液中含有精子 2 000 万至 4 亿个，少于 2 000 万个精子则不易使卵子受精。

### (二)睾丸的内分泌功能

睾丸的内分泌功能是由其间质细胞和支持细胞完成的，间质细胞分泌雄激素，支持细胞分泌抑制素。

1. **雄激素** 睾丸间质细胞分泌的雄激素主要有睾酮(T)、双氢睾酮(DHT)等。除睾丸外，肾上腺皮质和卵巢也可分泌少量睾酮。正常男子的睾丸每日分泌睾酮 4～9 mg。绝大部分睾酮在血液中与蛋白质结合，只有约 2％处于游离状态。睾酮主要在肝中被灭活，其产物主要由尿排出。

睾酮的生理作用如下：

(1)促进男性附性器官的生长发育　睾酮能刺激前列腺、阴茎、阴囊、尿道等附性器官的生长和发育。

(2)促进副性征的出现　在青春期后，男性的外表开始出现一系列区别于女性的特征，称为男性副性征或第二性征。主要表现有：生长胡须、嗓音低沉、喉结突出、毛发呈男性型分布、骨骼粗壮、肌肉发达等，这些都是在睾酮刺激下产生并依靠它维持的。睾酮尚有维持正常性欲的功能。

(3)维持生精作用　睾酮自间质细胞分泌后，可经支持细胞进入曲细精管，与生精细胞相应的受体结合，促进精子的生成过程。

(4)对代谢的影响　睾酮对人体代谢过程的影响，总的趋势是促进合成代谢。如促进体内蛋白质的合成，特别是肌肉、骨骼等器官内的蛋白质；睾酮可影响水和电解质的代谢，有利于水和钠在体内的保留；可使骨中钙、磷沉积增加；男子在青春期，由于睾酮的作用，并与垂体分泌的生长素协同，可使身体出现一次显著的生长过程。

(5)对红细胞生成的影响　雄激素通过增加肾脏促红细胞生成素的生成，或直接作用于骨髓，使其造血功能加强，促进红细胞生成。

(6)影响胚胎发育　在雄激素的诱导下，含有 Y 染色体的胚胎向男性化方向分化，促进内生殖器官的发育，而双氢睾酮则主要是刺激外生殖器官的发育。

2. **抑制素** 是睾丸支持细胞分泌的一种糖蛋白激素，其主要作用是抑制腺垂体卵泡刺激素(FSH)的分泌。而生理剂量的抑制素对黄体生成素(LH)的分泌无明显影响。

## 二、睾丸功能的调节

睾丸曲细精管的生精功能和间质细胞的内分泌功能有赖于下丘脑-腺垂体-睾丸轴的调节、睾酮和抑制素的反馈调节以及睾丸局部的精细调节。

### (一)下丘脑-腺垂体对睾丸活动的调节

下丘脑分泌的促性腺激素释放激素(GnRH)经垂体门脉系统到达腺垂体,促进腺垂体合成和分泌促性腺激素,包括促卵泡激素(FSH)和黄体生成素(LH)。黄体生成素主要作用于睾丸的间质细胞,促卵泡激素主要作用于曲细精管,包括各级生精细胞和支持细胞。

1. 腺垂体对睾丸生精功能的调节　睾丸的生精功能既受FSH的调节,又受LH的调节,两者对生精功能都有促进作用,只是LH的作用是通过睾酮实现的(图12-1)。另外,在FSH的作用下,睾丸还可产生抑制素,抑制素可通过负反馈作用抑制腺垂体分泌FSH,从而使FSH的分泌稳定在一定的水平,保证睾丸生精功能的正常进行。

2. 腺垂体对睾丸内分泌功能的调节　睾丸的内分泌功能直接受LH的调节,腺垂体分泌的LH经血液运输到达睾丸后,LH可与间质细胞膜上的受体结合,通过G蛋白介导,使细胞内cGMP生成增加,加速细胞内功能蛋白质的磷酸化过程,导致胆固醇酯水解增强,并促进胆固醇进入线粒体,从而促进间质细胞分泌睾酮。同时,LH可通过增强与睾酮合成有关的酶的活性以加速睾酮的合成;LH还可增加间质细胞膜对$Ca^{2+}$的通透性,使细胞内$Ca^{2+}$浓度升高,促进睾酮的分泌。

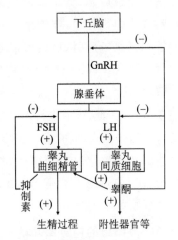

图 12-1　下丘脑-腺垂体-睾丸轴
的调节作用示意图

＋:表示促进　－:表示抑制

### (二)睾丸激素对下丘脑-腺垂体活动的反馈调节

血液中睾酮对下丘脑和腺垂体具有负反馈作用。当血液中睾酮达到一定浓度时,可分别抑制GnRH和LH的分泌,另外前面已提及支持细胞产生的抑制素对腺垂体FSH分泌具有负反馈调节作用。这些作用使血液中睾酮的浓度保持在一个相对稳定的水平(图12-1)。

睾丸的功能除受下丘脑-腺垂体-睾丸轴的调节外,睾丸的支持细胞与生精细胞、间质细胞与支持细胞之间,还以旁分泌或自分泌的方式,在局部调节睾丸的功能。

# 第二节　女性生殖

女性的主性器官是卵巢(ovary),附性器官有输卵管、子宫、阴道、外生殖器等。与睾丸相似,卵巢也具有生成卵子和内分泌两种功能。

## 一、卵巢的功能

### (一)卵巢的生卵作用

卵巢的主要功能之一是产生卵子。卵子是由卵巢内的原始卵泡逐渐发育而成的。两个卵巢中含有的原始卵泡有数十万个,在青春期以前可长期处于静止状态。每个原始卵泡内含有一个初级卵母细胞,周围被一层卵泡细胞所包绕。从青春期开始,在腺垂体促性腺激素的影响下,部分静止的原始卵泡开始发育,原始卵泡经历初级卵泡、生长卵泡,最后形成成熟卵泡。在每个月经周期中,起初有15~20个原始卵泡同时开始发育,但一般只有一个卵泡能发育成熟,其余卵泡则退化为闭锁卵泡。在卵泡成熟的过程中,卵泡细胞可向卵泡腔中分泌卵泡液,其中含有高浓度的雌激素(图12-2)。卵泡成熟后破裂,卵细胞与透明带、放射冠及卵泡液一起排入腹腔,这个过程称为排卵。排卵后,卵泡壁内陷,

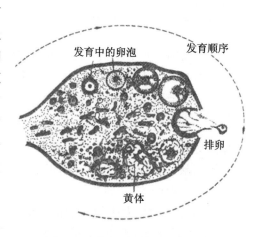

图 12-2　卵巢生卵过程示意图

残存卵泡内的颗粒细胞与内膜细胞转变为黄体细胞,形成黄体,又称月经黄体。黄体细胞能分泌大量的孕激素,同时也分泌雌激素。排卵后的7~8 d,黄体发育到顶峰,若卵子未受精,则在排卵后9~10 d黄体开始变性,成为白体(图12-2)。月经黄体的寿命一般为14 d。若排出的卵受精,在人绒毛膜促性腺激素的作用下,黄体继续长大并维持一定时间,以适应妊娠的需要,此称为妊娠黄体。

### (二)卵巢的内分泌功能

卵巢是一个重要的内分泌腺,它可以分泌多种激素,其中主要有雌激素(E)、孕激素(P)和少量雄激素,这些激素均属于类固醇激素。

1. 雌激素　体内的雌激素主要由卵巢分泌(包括卵泡和黄体),在妊娠期,胎盘也可分泌雌激素。人体内分泌的雌激素有三种:雌二醇($E_2$)、雌酮和雌三醇,均属于类固醇激素,其中雌二醇的分泌量最大,活性也最强,雌酮和雌三醇的活性较弱。

雌激素的主要生理作用是促进女性附性器官的生长发育和激发副性征的出现并维持在正常状态。此外,雌激素对物质代谢也有明显的影响。

(1)促进女性附性器官的生长发育　雌激素对女性生殖器官的作用是多方面的,其中以对子宫的作用较明显。它可以促进子宫肌的增生,提高子宫肌对催产素的敏感性;可促使子宫内膜发生增殖期的变化,内膜逐渐增厚,血管和腺体增生,但不分泌;还可使子宫颈分泌稀薄的黏液,有利于精子的通过。此外,雌激素还具有促进输卵管的运动,刺激阴道上皮细胞分化,增强阴道抵抗细菌的能力等作用。如果在青春期前雌激素分泌过少,则生殖器官不能正常发育;雌激素分泌过多则出现性早熟现象。

(2)促进副性征的出现　雌激素可促进乳房发育,刺激乳腺导管系统增生,产生乳晕;使脂肪和毛发分布具有女性特征,音调变高、肩膀较窄、骨盆宽大、脂肪在乳房堆积等,表现出一系列女性副性征,并使之维持于成熟状态。

(3)对代谢的影响　雌激素对人体新陈代谢有多方面的影响,主要有:①影响骨骼的生长和钙盐的沉积,刺激成骨细胞的活动,加速骨骼的生长,促进骨骺的愈合。因此,在青春早期女孩的生长一般较男孩快,女性在绝经期后易患骨质疏松症。②促进体液向组织间隙的转移,导致

血容量减少,继而引起醛固酮的分泌增加,这与女性月经前的水、钠潴留和体重增加密切相关。③促进肌肉蛋白质的合成,故雌激素对青春期的生长和发育起着重要作用。

2. **孕激素**　人体内分泌的孕激素主要是孕酮。在卵巢内主要由黄体产生,也称黄体酮。肾上腺皮质和胎盘也可产生黄体酮。孕激素的主要作用是为胚泡着床做准备和维持妊娠过程的正常进行,它通常要在雌激素作用的基础上才能发挥作用。

(1)对子宫的作用　在月经周期中,孕激素主要作用于子宫内膜,促使在雌激素作用下增生的子宫内膜进一步增生变厚,并发生分泌期的变化,为胚泡的着床提供良好的条件。与此同时,它能使子宫平滑肌的兴奋性降低,从而减少子宫平滑肌的活动,保证胚胎有一个适宜的生长发育环境。另外,孕激素还可减少子宫颈黏液的分泌量,使黏液变稠,不利于精子穿透。总之,孕激素对子宫的综合作用是保证妊娠过程能安全顺利地进行。在临床上可以见到,如果孕激素缺乏,有早期流产的危险。

(2)对乳腺的作用　促进乳腺腺泡和导管的发育,为分娩后泌乳创造条件。

(3)产热作用　孕激素作用于下丘脑的体温调节中枢,使基础体温在排卵后升高 $0.3\sim$ $0.6℃$,并在黄体期一直保持在此水平上。由于体温在排卵前先表现短暂降低,而排卵后升高,临床上将这一基础体温的改变作为判断排卵日期的标志之一。

## 二、卵巢功能的调节

卵巢的周期性活动受下丘脑-腺垂体的调节,而卵巢分泌激素的周期性变化又使子宫内膜发生周期性的变化,同时又对下丘脑-腺垂体进行反馈调节。

### (一)下丘脑-腺垂体对卵巢活动的调节

腺垂体分泌的 FSH 刺激卵泡的早期发育,而卵泡最终的成熟则受 FSH 和 LH 的双重调控。卵泡排卵和黄体的形成则是腺垂体 LH 分泌高峰作用的结果。在正常情况下,下丘脑 GnRH 的分泌呈脉冲式释放,并导致腺垂体 FSH 和 LH 分泌的波动性,进而导致卵巢性激素分泌和排卵的周期性。雌激素可以增加下丘脑 GnRH 脉冲式释放的频率,而孕激素的作用与雌激素相反。因此,在卵泡发育期,随着卵泡雌激素的分泌增加,下丘脑 GnRH 的分泌频率也逐渐增加,逐渐增加的 GnRH 导致腺垂体出现 LH 分泌高峰,此高峰进一步导致卵泡的排卵和黄体的形成。黄体形成后,随着孕激素的分泌增加,出现一系列的连锁反应,包括下丘脑 GnRH 的分泌频率逐渐减少,腺垂体 LH 分泌相应减少,黄体萎缩和孕激素分泌的相应减少。随着孕激素分泌的减少,下丘脑 GnRH 脉冲式分泌频率逐渐得到恢复,这样又进入一个新的卵巢周期和子宫周期,如此周而复始。

### (二)卵巢激素对下丘脑-腺垂体活动的反馈调节

除了 FSH 和 LH 对卵巢功能的调控外,卵巢分泌的激素如雌激素、孕激素和抑制素等对下丘脑和腺垂体的功能还具有反馈性调控作用(图 12-3)。一般认为,抑制素和孕激素对下丘脑和腺垂体功能的调节为负反馈调节,即随着抑制素和孕激素的分泌增加,腺垂体 FSH 和 LH 的分泌相应减少。雌激素对下丘脑和腺垂体的反馈调节则比较复杂,既有负反馈调节,也有正反馈调节。一般认为,在黄体期,当血液雌激素处于中等水平时,雌激素主要以负反馈的方式抑制腺垂体 LH 的分泌,但在卵泡成熟期,当血液雌激素较长时间处于高水平时,雌激素则以正反馈的方式促进下丘脑 GnRH 和腺垂体 LH 的分泌。

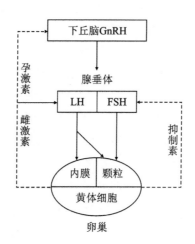

图 12-3　下丘脑-腺垂体-卵巢轴调节（图中雌激素的正反馈未显示）

## 三、月经周期

### （一）月经周期的概念

有许多动物，它们的生殖功能具有一定的规律性活动，如某些腺体的分泌、卵泡的发育成熟与排卵、子宫内膜的改变等，常呈现出周期性变化，这种现象称为生殖周期。人类也存在生殖周期。女性在青春期，随着卵巢功能的周期性变化，在卵巢分泌激素的影响下，子宫内膜发生周期性剥落，并出现每月一次的出血现象，称为月经（menstruation）。因此，女性的生殖周期特称月经周期（menstrual cycle）。

月经周期的长短因人而异，平均为 28 d 左右，范围为 20～40 d，但每个女性自身的月经周期相对稳定。通常，中国女性生长到 12～14 岁开始出现第一次月经，称为初潮，初潮后的一段时间内，月经周期可能不规律，约 1 年逐渐规律起来，到 50 岁左右，月经周期停止，称为绝经。

### （二）月经周期中卵巢和子宫内膜的变化

在月经周期中，子宫内膜会出现一系列形态和功能的变化，根据子宫内膜的变化可将月经周期分为三期：子宫内膜剥落出血的月经期，历时 3～5 d；子宫内膜修复增生的增殖期，历时约 10 d；子宫内膜血管充血、腺体分泌的分泌期，历时约 14 d。下面分别加以叙述。

1. 增殖期　从月经停止到排卵为止，即月经周期的第 5～14 d，这段时间称为增殖期，也称排卵前期。在此期内，卵巢中的卵泡处于发育和成熟阶段，并不断分泌雌激素。雌激素促使子宫内膜增生变厚，其中的血管、腺体增生，但腺体尚不分泌。卵泡要到此期末才发育成熟并排卵（图 12-3）。

2. 分泌期　从排卵后到下次月经前，即月经周期的第 15～28 d，这段时间称为分泌期，也称排卵后期。在此期内，排卵后的卵泡形成黄体，继续分泌雌激素和大量孕激素。这两种激素，特别是孕激素能促使子宫内膜进一步增生变厚，其中的血管扩张充血，腺体迂曲并分泌。这样，子宫内膜变得松软并富含营养物质，子宫平滑肌相对较静止，为胚泡着床和发育准备好条件。

3. 月经期　从月经开始至出血停止，即月经周期的第 1～4 d，称为月经期。在此期内，黄体开始退化、萎缩，孕激素、雌激素分泌迅速减少。子宫内膜由于突然失去这两种激素的支持，使子宫内膜血管痉挛，导致内膜缺血、坏死、脱落和出血，即月经来潮。月经期一般持续 3～5 d，

出血量为 $50\sim100$ mL,剥脱的子宫内膜混于月经血中。由于子宫内膜组织中含有较丰富的纤溶酶原激活物,使经血中的纤溶酶原被激活成纤溶酶,故经血不凝固。月经期内,子宫内膜脱落形成的创面容易感染,应注意保持外阴清洁和避免剧烈运动。

如果排出的卵子受精,黄体则生长发育形成妊娠黄体,继续分泌孕激素和雌激素,从而使子宫内膜不但不脱落,反而继续增厚形成蜕膜,故妊娠期间不来月经。

### (三)月经周期形成的机制

月经周期的形成主要是下丘脑-腺垂体-卵巢轴活动的结果(图12-4)。

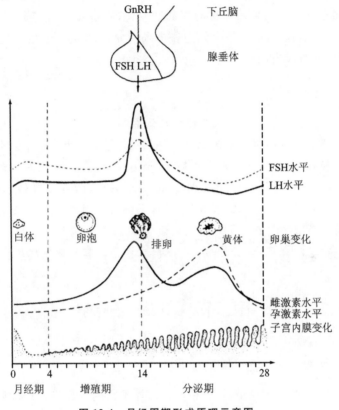

图 12-4　月经周期形成原理示意图

1. 增殖期的形成　青春期前,下丘脑-腺垂体发育尚未成熟,GnRH 分泌很少,使腺垂体的 FSH、LH 分泌极少,不能引起卵巢和子宫内膜的周期性变化。随着青春期的到来,下丘脑发育成熟,下丘脑分泌的 GnRH 激素增多,使腺垂体分泌 FSH 和 LH 也增多,FSH 促使卵泡生长发育成熟,并与 LH 配合,使卵泡分泌雌激素。在雌激素的作用下,子宫内膜发生增殖期的变化。在增殖期末,也就是相当于排卵前 1 d,雌激素在血中的浓度达到最高水平,通过正反馈作用使 GnRH 分泌进一步增加,进而使 FSH、LH 特别是 LH 增加,在高浓度 LH 的作用下,已发育成熟的卵泡破裂排卵。

2. 分泌期和月经期的形成　卵泡排卵后,在 LH 的作用下,其残余部分形成黄体,继续分泌雌激素和大量孕激素。这两种激素,特别是孕激素,使子宫内膜发生分泌期的变化。随着黄体的不断增长,雌激素和孕激素的分泌也不断增加。到排卵后的 $8\sim10$ d,它们在血中的浓度达到高水平,通过负反馈作用使下丘脑和腺垂体受到抑制,使 GnRH、FSH 和 LH 分泌减少。由于 LH 的减少，黄体开始退化、萎缩，因而雌激素和孕激素的分泌突然减少，使血中浓度迅速下降到最低水平。子宫内膜由于突然失去了这两种激素的支持，便脱落出血，形成月经期。

随着血中雌激素、孕激素浓度的降低，对下丘脑、腺垂体的抑制作用解除，卵泡又在 FSH 和 LH 的共同作用下生长发育，新的月经周期便又重新开始。到 50 岁左右，卵巢功能退化，卵泡停止发育，雌激素、孕激素分泌减少，子宫内膜不再呈现周期性变化，月经停止，进入经绝期。

由此可见，子宫内膜的周期性变化是卵巢分泌的激素引起的，其中增殖期的变化是雌激素的作用所致，分泌期的变化是雌激素和孕激素共同作用的结果，月经期的出现是子宫内膜突然失去雌激素和孕激素支持的结果。卵巢的周期性变化，则是在大脑皮质控制下由于下丘脑-腺垂体调节的结果。因此，强烈的精神刺激、急剧的环境变化、生殖器官的疾病以及体内其他系统的严重疾病，均可引起月经失调。

---

**小贴士**

**人工授精与试管婴儿**

人工授精是指将取得的男性精子注入女性阴道或子宫颈管内，以达到受孕的目的。体外受精和胚胎移植，是指从妇女体内取出卵子，放入器皿中培养后，加入处理过的精子，待卵子受精后，继续培养。当受精卵分裂成 2～8 个卵裂球时，再将它转移到妇女子宫内着床，发育成胎儿直至分娩。由于这个过程的最早阶段是在体外试管内进行的，故俗称试管婴儿。世界上首例试管婴儿在 1978 年 7 月 25 日诞生于英国剑桥。我国大陆首例试管婴儿诞生于 1988 年 3 月 10 日，由当时的北京医科大学第三临床医学院妇产科实施成功。

---

# 第三节　妊娠与避孕

## 一、妊娠与分娩

妊娠（pregnancy）是指卵子受精后，受精卵在母体子宫内生长发育形成胎儿，直到胎儿分娩的过程。包括受精、着床、妊娠的维持、胎儿的生长发育。妊娠时间一般以最后一次月经来潮的第 1 天开始算起，这样人类的妊娠时间为 280 d，如果以排卵开始计算，则人类的妊娠时间为 266 d。

### （一）受精与着床

受精（fertilization）是成熟获能的精子与卵子融合的过程。正常情况下，受精的部位一般是在输卵管的壶腹部。因此，只有精子和卵子都能适时地到达这一部位，受精过程才有可能顺利实现。

1. 精子的运行　精子在女性生殖道内运行的过程较为复杂，需要穿过子宫颈管和子宫腔，并沿输卵管运行相当长的一段距离，才能到达受精部位。精子运行的动力一方面依靠其自身尾部鞭毛的摆动，另一方面借助于女性生殖道平滑肌的运动和输卵管纤毛的摆动。一次射出的精液中一般含有 2 亿～5 亿个精子，但能到达受精部位的只有 15～50 个。这是因为精子在向受精部位运行的过程中，要受到多种因素的影响，如宫颈黏液的黏度、阴道内的酸性液体（pH 值为 4)等都对精子的运动有一定的影响。精子的运行也受激素的调节，排卵前的雌激素、精液中的前列腺素均有利于精子的运行;而黄体期的黄体酮则阻止精子运行。精子从阴道运行到受精部位需要 30～90 min。

2. 精子的获能　人类的精子必须在女性生殖道内停留几个小时后,才能获得使卵子受精的能力,这一过程称为精子获能(capacitation)。研究表明,刚射出的精子由于与精液中的"去获能因子"结合而没有受精能力。精子通过子宫腔和输卵管时,在淀粉酶的作用下将"去获能因子"水解掉,才能获得受精的能力。获能的本质是暴露精子表面与卵子识别的结构,解除对顶体反应的抑制。

3. 受精过程　卵子由卵泡排出后,很快便进入输卵管的伞端,依靠输卵管平滑肌运动和上皮细胞纤毛的摆动将卵子运送到受精部位。精子与卵子在女性生殖道中保持受精能力的时间很短,精子为 1～2 d,卵子仅为 6～24 d。受精过程是一种复杂的生物学变化过程。当精子与卵子相遇时,精子的顶体会释放出多种酶,这一反应称为顶体反应。在顶体反应中释放出的酶,可协助精子进入卵细胞。当精子进入卵细胞后,卵细胞表面的性质即发生变化,如产生某些物质,封锁透明带,使其他的精子难以再次进入。因此,到达受精部位的精子虽然有数 10 个,但一般只有一个精子能与卵子结合。

4. 着床　受精卵在运行至子宫腔的过程中,一面移动,一面继续进行细胞分裂。大约在排卵后的第 4 d 抵达子宫腔,此时,受精卵已经形成胚泡。进入宫腔后,开始处于游离状态,大约在排卵后的第 8 d,胚泡吸附在子宫内膜上,并通过与子宫内膜的相互作用而逐渐进入子宫内膜,于排卵后的 10～13 d,胚泡完全被埋入子宫内膜中。上述这种胚泡植入子宫内膜的过程,称为着床。

### (二)胎盘激素与妊娠的维持

胚泡着床后,其最外层的一部分细胞发育为滋养层,其他大部分细胞则发育成为胎儿。滋养层细胞发育很快,不久就形成绒毛膜,其绒毛突起可吸收母体血液中的营养成分以供给胎儿。与此同时子宫内膜也增生成为蜕膜。这样,属于母体的蜕膜和属于子体的绒毛膜相结合而成为胎盘。通过胎盘,既可以实现母体与胎儿之间的物质交换,又可以起到屏障作用,同时,胎盘还可提供维持妊娠所必需的一些激素。因此,虽然正常妊娠的维持是由多种因素共同完成的,但胎盘在其中起着极重要的作用。

人类胎盘可以产生多种激素。主要有人绒毛膜促性腺激素(human chorionic gonadotrophin,hCG)、雌激素、孕激素和人绒毛膜生长素(human chorionic somatomam-motrophin,hCS)等。因此,胎盘是妊娠期间一个重要的内分泌器官,对维持正常妊娠起着关键性的作用。

1. 人绒毛膜促性腺激素　该激素是由胎盘绒毛组织的合体滋养层细胞分泌的一种糖蛋白,其生理作用主要有:①与黄体生成素的作用相似,在妊娠早期刺激母体的月经黄体转变为妊娠黄体,并使其继续分泌大量雌激素和孕激素,以维持妊娠过程的顺利进行。②可以抑制淋巴细胞的活力,防止母体产生对胎儿的排斥反应,具有"安胎"的效应。

人绒毛膜促性腺激素在受精后第 8～10 d 就出现在母体血中,随后其浓度迅速升高,至妊娠 2 个月左右达到顶峰,然后又迅速下降,在妊娠 20 周左右降至较低水平,并一直维持至分娩(图 12-5)。由于人绒毛膜促性腺激素在妊娠早期即可出现在母体血中,并由尿排出,因此,用放射免疫分析法测定母体血中或尿中的 hCG 浓度,是诊断早期妊娠的一个指标。

2. 雌激素和孕激素　胎盘和卵巢的黄体一样,能够分泌雌激素和孕激素。妊娠 2 个月左右,hCG 的分泌达到顶峰,此后开始减少,妊娠黄体逐渐萎缩,由妊娠黄体分泌的雌激素和孕激素也减少。此时胎盘所分泌的雌激素和孕激素逐渐增加,可接替黄体的功能以维持妊娠,直到分娩(图 12-5)。

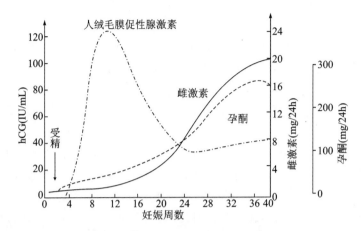

**图 12-5 妊娠期人绒毛膜促性腺激素、雌激素和黄体酮分泌的变化**

IU 为国际单位;雌激素的量指相当于雌二醇活性的量

在整个妊娠期内,孕妇血液中雌激素和孕激素都保持在高水平,对下丘脑-腺垂体系统起着负反馈作用,因此,卵巢内没有卵泡发育、成熟和排卵,故妊娠期不来月经。胎盘所分泌的雌激素中,主要成分为雌三醇,其前体主要来自胎儿。因此,检验孕妇血液和/或尿中雌三醇的含量,可用来判断胎儿是否存活。

3. 人绒毛膜生长素  是胎盘合体滋养层细胞分泌的单链多肽激素,具有生长激素的作用,能调节母体和胎儿的物质代谢和促进胎儿生长。最初发现该激素对动物具有很强的催乳作用,故命名为人胎盘催乳素(human placental lactogen,hPL),但后来的研究证明,hPL 对人类几乎没有催乳作用,而主要具有促进胎儿生长作用,因此又称为人绒毛膜生长素,但 hPL 的名称也一直沿用至今。

**(三)分娩与授乳**

分娩(parturition)是指成熟的胎儿及其附属物从母体子宫排出体外的过程。人类的孕期约为 280 d。妊娠末期,子宫平滑肌的兴奋性渐渐提高,最后引起强烈而有节律的收缩,驱使胎儿离开母体。分娩过程是一个正反馈过程,分娩时,子宫颈受刺激后可反射性地引起催产素的释放,催产素可加强子宫肌的收缩,使宫颈受到更强的刺激,如此,直至分娩过程完成为止。至于为什么胎儿发育成熟后就会自然发生分娩,其机制至今尚未完全弄清。在多种动物实验中都能看到,分娩前孕激素水平的下降或功能性撤退是启动分娩的先决条件。

妊娠后,由于催乳素、雌激素、孕激素分泌增加,使乳腺导管进一步增生分支,并促进腺泡增生发育,但尚不泌乳,因为此时血中雌激素、孕激素浓度过高,能抑制催乳素的泌乳作用(见内分泌章)。分娩后,由于胎盘的娩出,雌激素和孕激素的浓度大大降低,对催乳素的抑制作用解除,于是,乳腺开始泌乳。在哺乳过程中,婴儿吸吮乳头,可引起排乳反射,促使乳汁排出。

## 二、避孕

避孕(contraception)是指采用一定方法使妇女暂不受孕。一般通过控制以下环节来达到避孕的目的：抑制精子或卵子的生成；阻止精子与卵子相遇；使女性生殖道内的环境不利于精子的生存和活动；使子宫内的环境不适于胚泡的着床与生长等。例如，目前应用的女性全身性避孕药，为人工合成的高效能的性激素，包括雌激素（如炔雌醇、炔雌醚等）和孕激素（如炔诺酮、甲地孕酮等）。当应用这些药物后，体内雌激素和孕激素的浓度明显升高，通过负反馈作用抑制下丘脑-垂体-卵巢轴的功能，从而抑制排卵；孕激素还可减少子宫颈黏液的分泌量，使黏稠度增加，不利于精子的通过。再如，将避孕环放置在宫腔内，造成不利于胚泡着床和生存的环境，以达到避孕的目的。使用安全套是男性常用的避孕方法。

# 第四节 衰 老

人的衰老是生命发展的自然规律。一般认为 45 岁以前是生命的发育成熟期，45 岁以后开始进入衰老时期，而 65 岁以后则明显进入老年期。中国按联合国的有关规定，确认年满 60 岁者为老年人。衰老（senility）是指机体的器官组织随年龄的增长而发生的组织结构、各种生理功能和心理行为上的退行性变化，也称为生理性老化。

## 一、衰老的表现

人的衰老是一个渐进的、连续的、不平衡的过程，个体的表现不尽相同，人体随着年龄的增长，将出现毛发变白、牙齿脱落、肌肉萎缩、血管硬化、记忆力减退、代谢功能下降、免疫力和储备力降低等老化现象。个别器官的功能甚至丧失（如老年妇女的卵巢停止排卵）。细胞结构方面表现为细胞萎缩、数量减少、细胞内脂褐素沉积、组织纤维化等。体内各器官、系统在衰老过程中的表现各不相同。

### （一）神经系统

老年人的脑动脉硬化，血流量减少，脑组织逐渐萎缩，脑室和蛛网膜下腔扩大，脑细胞的代谢水平降低，细胞中的脂褐素增加，均严重影响脑细胞的功能，表现为健忘、感知觉减退、思维的敏感性降低、学习能力和语言能力下降等。再加上神经纤维的传导速度减慢，使机体的调节能力和适应环境的能力减弱。但一般智力并不减退，情绪体验的强度和持久性反而提高。

老年人对事物的兴趣范围变小，易产生孤独感、自卑感，行为、思维刻板，易产生焦虑、恐惧、抑郁等心理状态。老年人的心理变化虽然有一些共性，但个体之间存在明显的差异，生理衰老和心理衰老也不是平行的，有些人未老先衰，而有些人在古稀之年仍能保持旺盛的精力。

### （二）循环系统

随着年龄的增长，人的动脉血管逐渐硬化，老年人的心脑血管改变大多由此引起。老年人的动脉硬化，对血压的缓冲能力减弱，引起收缩压明显增高，舒张压也增高，使心脏的后负荷增大，可引起心肌肥大、心室扩大、心肌硬度增加、顺应性降低、心力储备减少，如果突然遇到过重的负荷，易引起心力衰竭。

冠状动脉硬化，可使心肌供血量减少，导致心肌营养不良、搏出量减少。据测定 65 岁的老年人的心输出量仅为年轻人的 60%～70%。

静脉血管壁弹性降低，可造成静脉血流缓慢，易发生静脉瘀血。颈动脉窦、主动脉弓压力感受器敏感性降低，对血压的调节能力减弱，从卧位突然转变为直立位时，易发生体位性低血压。

### （三）消化系统

老年人的消化道平滑肌萎缩,胃肠运动功能减弱,易发生胃、肠下垂。食物在消化道中停留时间过长,易发酵产气,水分吸收过多,引起便秘。牙齿脱落,咀嚼功能减弱,味觉减退使食欲下降,消化腺分泌的消化液减少,食物的消化、吸收功能均减弱,易发生营养不良。肝萎缩,肝功能减退,胆囊的收缩功能减弱,胆汁在胆囊中过度浓缩,胆固醇沉积,易发生胆囊疾病。

### （四）呼吸系统

呼吸道管壁萎缩变薄,管腔扩大,肺泡扩张、融合,易发生肺气肿,此时呼吸膜的总面积缩小,毛细血管数目减少;呼吸肌萎缩,胸廓变形,肺组织萎缩,弹性减退,使胸廓和肺的扩张均受限,顺应性降低,肺活量减小,以上两方面均可使肺的通气效率和换气效率降低。所以老年人的呼吸频率比年轻人快,在体力活动时更明显。

### （五）泌尿系统

老年人的肾萎缩,有效肾单位减少,肾小动脉硬化,血流量减少,使肾小球的滤过率、肾小管和集合管的重吸收及分泌功能降低。肾对尿的浓缩能力减退,易发生多尿。膀胱萎缩,纤维组织增生,膀胱容量减少,括约肌萎缩,尿道因纤维化而变硬,再加上神经的调控能力降低,易发生尿频、尿失禁和夜尿多等现象。

### （六）生殖系统

性腺萎缩,功能减退。附性器官和副性征逐渐退变,但性欲仍可保持。男性的精子生成减少,精子活力降低。女性的卵巢排卵不规则,月经不调,直至排卵停止、闭经,失去生育能力。从壮年期到老年期往往有一个过渡时期称为更年期,女性在 45～50 岁,男性在 55～65 岁。在更年期,由于内分泌失去平衡,自主神经功能失调,会引起一系列生理功能的改变,如头晕、耳鸣、眼花、失眠、焦虑、易激动、记忆力减退、心悸、肥胖、关节肌肉疼痛等表现。这些表现有很大的个体差异,一般女性较男性明显。

### （七）感觉器官

感觉器官萎缩退变,感觉功能降低。晶状体弹性降低,表现为老视。中耳的鼓膜、听骨链僵硬和听神经退变,听力下降,甚至出现老年性耳聋。其他各种感觉器官的功能均有不同程度的减退,各种相应的感觉功能也随之下降。

### （八）运动系统

骨骼肌萎缩,肌腱僵硬,弹性降低,收缩力减弱;骨质中骨胶原和骨蛋白含量减少,骨质疏松而易变形,钙盐沉积过度,使骨的脆性增加而易骨折。几乎所有的老年人都伴有不同程度的骨质增生,多发生在脊柱的骶段和腰段。关节软骨磨损并纤维化,关节囊硬化,关节的灵活性降低。椎间盘萎缩变薄,脊柱变短且易弯曲,故老人的身高降低。

### （九）内分泌系统

老年人甲状腺功能减退,代谢水平降低,怕冷、倦怠;血液中胆固醇含量增高,可使动脉硬化加快。肾上腺皮质功能减退,对外伤、感染等有害刺激的应激能力减弱。胰岛 B 细胞功能降低,细胞膜上胰岛素受体减少,可使血糖水平升高,易患糖尿病。

## 二、衰老的原因

关于人体衰老的原因至今也没有十分清楚的认识,目前比较流行的学说有以下几种:

### (一)遗传因素学说

该学说认为,人的衰老过程是由基因决定的。根据之一是随着年龄的增长,细胞核中的染色体会发生一些规律性的变化,如端粒逐渐变小。根据之二是每一种动物都有自己的最长寿命,如鼠类约 3 年,狗约 20 年,人约 100 年。根据之三是人的寿命具有家族特点,尤其是同卵双胞胎的相关性最大。按照该学说,衰老是人体固有的、随着时间推进的退变过程,即人体的生长、发育、成熟、衰老和死亡都是按照遗传程序进行的。有人根据生物的中心法则提出差错学说,此学说认为:生命就是蛋白质,蛋白质的衰老、衰变就是生命的衰老和终结。有些学者认为,衰老的产生是由于核蛋白对基因的失控,组蛋白可以调节全部基因的活性,一般情况下 90% 的基因都被抑制着。因此,当组蛋白异常时,激活了那些平时不用的基因,从而启动、加速了衰老的步伐。还有人提出生物钟学说,人一出生后,其细胞的新陈代谢、生长、发展、繁殖和衰老都已经按照固定的程序,像时钟一样安排好了的。这一时钟,生物学家称之为"生命钟"或"寿命钟"。由于生命钟是在种系发生发展过程中形成的,所以个体生命一出生就在产生个体的生殖细胞性染色体中的遗传基因内遗传下来。因此,个体寿命的长短、衰老的程序是一代一代传下来的,是由遗传基因严密控制的。

### (二)环境因素学说

环境因素学说强调内、外环境因素在衰老过程中的作用。例如自由基学说认为,自由基是在机体的代谢过程中产生的是一种带有奇数电子的、具有高度自由能的强氧化剂,它可使细胞膜中的不饱和脂肪酸发生过氧化作用,使膜的通透性改变,信息传递功能障碍;自由基易与细胞中的蛋白质、核酸等物质发生反应,使蛋白质变性,从而导致细胞衰老。由脂类过氧化产生的脂褐素,可随年龄的增长积聚于脑、心等器官的组织细胞中,促使其功能下降。近年来研究发现,免疫力下降与衰老的发生、发展有密切的关系,老年人的胸腺萎缩,脾的免疫功能降低,各种特异性受体减少,而自身免疫现象却大为增强,从而导致老年人免疫功能低下,各种自身免疫性疾病逐渐增加,促使衰老的发生。

遗传因素学说和环境因素学说分别反映了衰老过程中内因和外因的作用,两者相互联系、相互作用,促使衰老的发生和发展。

## 三、延缓衰老

医学的任务之一就是延缓人的衰老过程,延长人的寿命,就目前的认识水平而言,要达到此目的,就要从青少年时期开始,按人体的正常生命活动规律,通过自我保健、家庭保健和社会保健,使人体各个器官系统的衰老速度延缓,才能达到健康长寿的目的。

### (一)养成科学的饮食习惯

老年人消化系统的功能减退,所以要食用一些营养丰富又易于消化的平衡膳食,使每日的热量消耗和食物供给的热量基本平衡,避免热量过剩引起肥胖。应鼓励老年人注意荤素杂食,多吃易消化的高蛋白食物。按我国营养学会推荐,老年人每日膳食中约需供给蛋白质 70 g。脂肪的摄入量每日每千克体重不超过 1.0 g,并应选择富含不饱和脂肪酸的植物油为主。要限制食盐的摄入量,每日不超过 6.0 g。老年人易缺钙、铁、碘,在饮食方面应予注意。维生素在抗氧化、抗衰老、促进钙的吸收等方面有很强的作用,因此老年人应多吃蔬菜、水果,以保证足够的维生素供应。维生素 C、维生素 E 和胡萝卜素与抗衰老有关。自由基有氧化作用可促进衰老,维生素 C 有清除自由基的功能,维生素 E 有抗氧化、抗脂褐素形成的作用,胡萝卜素也是很好的抗氧化剂,有延缓衰老的作用。维生素 A、维生素 $B_6$ 和叶酸也与延缓衰老有关。机体的免疫功能降低可以促进衰老,维生素 A 可以提高免疫功能,维生素 $B_6$ 和叶酸缺乏也可使免疫功能降低。这三种维生素摄入量充足时免疫能力可增强,因而可能延缓衰老。摄入足量叶酸、维生素 $B_{12}$ 和维生素 $B_6$ 还可预防血管性疾病。另外,应注意摄入适量的纤维素,以预防便秘的发生。

### (二)坚持适当地运动和劳动

适度的运动和劳动,能延缓肌肉的萎缩,减慢骨质疏松、骨质增生和关节的退行性变,并使循环、呼吸系统得到锻炼。还能保持大脑对人体功能的调节作用不至衰退,预防并延缓帕金森病、增生性骨关节炎等老年性疾病的发生。但是,老年人的运动和劳动要量力而行,合理安排,循序渐进,经常坚持,注意安全。

### (三)保持良好的心理状态和乐观的情绪

人类的大脑是结构和功能最复杂的器官,它调控着人体的各种机能。研究表明,神经细胞只有在不断的适宜刺激作用下才能保持其形态结构和功能的完整。已经衰老萎缩的神经细胞在适宜刺激的作用下甚至可以出现一定程度的新生。所以,积极合理地用脑,适当增加脑的血液供应,能起到促进神经细胞代谢,延缓大脑衰老过程的作用。老年人经常参加社会活动、从事家务劳动、写诗作画、种花养草等,都有利于推迟大脑衰老的发生。

### (四)养成良好的生活习惯

不良的生活习惯,不仅能使人过早地衰老,而且可能导致疾病的发生。据临床研究,心脑血管疾病、恶性肿瘤、糖尿病、呼吸系统疾病等均与生活习惯密切相关。因此,良好的生活习惯如合理的休息、充足的睡眠、不吸烟、控制饮酒等均对人的健康长寿大有好处。

### (五)进行定期健康体检

老年人由于出现明显衰老的生理变化,进行定期健康体检尤为重要。定期的健康体检可监测身体的健康状况,有助于及早发现和处理健康问题。

研究认为,人的生理年龄应在 100 岁以上,但在实际生活中,能活到 100 岁的人非常少见。造成人过早死亡的主要原因是疾病,目前占死因前三位的疾病是心脑血管疾病、恶性肿瘤、呼吸系统疾病。如果能延缓或控制这些疾病的发生,人的寿命可能增加 10 年左右,预防这些疾病的过早发生应从中年甚至青年时代就开始。到了老年则应该定期检查身体,对疾病做到早发现、早治疗,以一种积极的态度安度晚年。

## 思 考 题

1. 名词解释

排卵　月经周期　受精　着床　妊娠　衰老

2. 雄激素、雌激素和孕激素的主要生理作用有哪些?

3. 简述月经周期的形成机制。

4. 简述衰老的主要表现及延缓衰老的方法。

(晏云霞)

# 第十三章

## 生理学实验指导

### 一、实验须知

1. 课前预习实验内容　为了获得良好的实验效果,学生实验前应认真预习实验内容,包括实验目的、原理、操作步骤及注意事项,为实验操作做好准备。

2. 自觉维护实验课纪律　为了保持有序的实验课秩序,学生应穿好工作服提前到达实验室,在实验操作中注意保持安静,不得大声喧哗、旷课、迟到与早退。

3. 严格遵守实验操作规程　在教师的指导下开展实验,学生应按规范操作,仔细观察实验现象和结果,做好记录,并对结果进行科学分析,在认真思考的基础上,独立完成实验报告,及时上交指导教师批阅。

4. 爱护实验室仪器设备　实验操作中学生应小心使用实验仪器,不随便乱动精密仪器。如有损坏及时报告老师,并按赔偿制度酌情赔偿。学生操作中注意节约试剂和用品,不得随意浪费。

5. 保持实验室清洁卫生　实验结束后,学生应彻底打扫实验室卫生。将用过的试管、吸管及器皿等物品洗净后放回原处,仔细清洁实验台,倒净废物及垃圾,关好水、电开关及门窗,保持实验室干净整洁。

### 二、实验室安全

1. 防火防爆　实验室应具备齐全的防可燃、可爆设施,安全通道保持通畅。易燃试剂(如乙醚、乙醇、甲醇、丙酮、氯仿等)与空气混合物有不同程度的爆炸性,使用时要特别注意远离火源和保持空气流通。切勿将易燃试剂放在烧杯等广口容器内直接在火源上加热,以防容器破裂引起火灾。水浴加热时,切勿使容器密闭,以防爆炸。

2. 防化学性危害　一些剧毒、致癌和腐蚀性化学试剂,能通过皮肤、消化道和呼吸道侵入人体造成危害。在实验操作中凡遇能产生烟雾、有毒性或腐蚀性气体时,应放在通风柜内或在开窗通气的条件下进行。

3. 防生物源性危害　实验中来自病人的标本是潜在传染源,如病毒性肝炎、艾滋病等患者的血清,故实验中应注意消毒隔离,防止感染。实验用过的试管、吸管应立即浸泡在盛有消毒液(如 $0.3\ mol/L$ 的石炭酸)的桶内,经消毒后方能洗涤。实验台面用 $0.3\ mol/L$ 石炭酸或含氯石灰(漂白粉)的消毒液清洗。实验完毕后要用消毒液浸泡双手,流水冲洗。

4. 实验废物的处理　实验用过的酸性或碱性废液倒入下水道后,需用大量流水冲洗下水管道,以防废液潴留,损坏下水管道设施。属于传染性废物(如盛标本的塑料管和剩余的标本)须经高压灭菌后才能丢入垃圾堆。

(胡剑锋)

# 实验一　神经干动作电位引导、兴奋传导速度及不应期的测定

**【概述】**

各种可兴奋细胞受刺激处于兴奋状态时,都有一个共同的、最先出现的反应——动作电位。在神经细胞外表面,已兴奋部位带"负电",未兴奋部位带"正电",用引导电极引导此电位差,输入生物机能实验系统,在计算机显示屏上即可观察到动作电位的波形。本实验用细胞外记录法,可引导出坐骨神经的复合动作电位。坐骨神经标本包括许多种类的神经纤维成分,其各自的兴奋阈值不同,传导速度各异,所引导的动作电位为各峰电位之总和,即复合动作电位,因而其幅值在一定范围内随刺激强度增加而增大。

神经纤维兴奋的标志是产生一个可以传导的动作电位,它依局部电流或跳跃传导的方式沿神经纤维传导。其传导速度取决于神经纤维的直径、内阻和有无髓鞘等因素,可用电生理学方法测定该复合动作电位经过的距离和时间,即可计算出神经干兴奋传导的速度。

神经纤维在一次兴奋过程中,其兴奋性可发生周期性变化,包括绝对不应期、相对不应期、超常期和低常期。通过调整条件刺激和测试刺激之间的时间间隔,来测定坐骨神经干的绝对不应期。实验要达到以下目标:

(1)掌握神经干动作电位细胞外引导记录方法及基本波形的判断和测量,学习电生理实验的基本方法和基本仪器的使用。

(2)掌握神经干动作电位传导速度及其不应期的测定方法和原理。

(3)观察神经干动作电位的波形、幅度、潜伏期,探讨其机制。

**【用品】**

蟾蜍(或蛙)。

计算机生物信号采集分析处理系统、蛙手术器械1套、神经标本屏蔽盒、刺激电极、1%普鲁卡因溶液和林格液。

**【步骤】**

1. 坐骨神经-腓神经标本制备

(1)脑脊髓破坏、剪除躯干上部及内脏并剥皮。

破坏脑脊髓:左手握住洗净的蛙,示指压其头部前端,使头前倾(13-1)。可见头部背面正中线上有一凹陷处,即枕骨大孔,右手持探针由此垂直刺入1~2 mm,再将探针尖端向头方刺入颅腔,左右搅动,捣毁脑组织。而后退针尖至皮下,倒转针尖向下刺入椎管捣毁脊髓,至蛙四肢瘫软,抽出探针。

除去躯干上部及内脏:用粗剪刀在骶髂关节水平以上1 cm处剪断脊柱,左手捏住脊柱下方断端,注意不要损伤腹侧面两侧的坐骨神经干,使蛙头和内脏自然下垂,右手持粗剪刀沿脊柱两

侧剪除一切内脏及头胸部,留下后肢、骶骨、部分脊柱及紧贴于脊柱两侧的坐骨神经。

剥皮:先剪去肛门周围的皮肤,然后一手捏住脊柱断端,另一只手捏住断端边缘皮肤,向下剥掉全部后肢皮肤。

(2)用粗剪刀沿脊柱正中至耻骨联合中央剪开成两半,浸于盛有林格液的烧杯中。经分离两侧肌肉,剪断沿途分支直到腘窝。坐骨神经在腘窝上方分成胫神经和腓神经,沿腓神经分离至足部,剪断。将制成的坐骨神经-腓神经标本置于林格液中浸泡数分钟,备用。

2. 连接实验装置

(1)神经屏蔽盒的安装:一对刺激电极相互尽量靠近,两对记录电极尽可能分开,神经槽的所有电极都需要用小刀刮亮除去锈蚀和氧化膜并使各电极处于同一水平,以免接触不良。用镊子夹住神经标本一端的结扎线,将标本放置于电极上,方向是标本的近中端置于刺激电极上,远中端置于引导电极上。

(2)连接:刺激电极与计算机程控刺激器的输出端相连;距离刺激电极近的一对记录电极与计算机一通道相连,距离刺激电极远的一对记录电极与另一通道相连;两对记录电极引导的生物电信号输入计算机电位通道接口(图 13-2),经程控生物放大器放大,A/D 转换,计算机处理和显示。

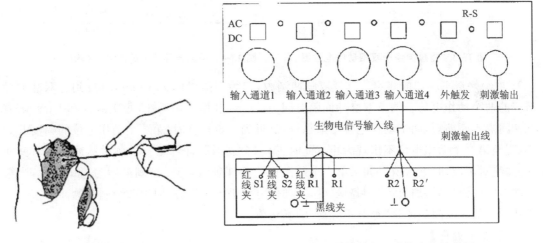

图 13-1　破坏蟾蜍脑和脊髓　　　图 13-2　引导神经干动作电位的装置

【项目及结果观察】

开机后,双击桌面上生物机能实验系统快捷图标→进入 BL-Newcentury 菜单条选择实验项目(单击)→肌肉神经实验→神经干动作电位引导(单击)→进入实验观察。

1. 观察神经干双相动作电位　用单脉冲电刺激,程序参数已预先设置好,如有必要,可调节程控刺激器的波宽和幅度(波宽 0.1 mV,初幅度 0.05 V,末幅度 2～3 V),随着刺激强度逐渐加大,观察动作电位幅度与刺激强度间的关系,直至动作电位最大为止。读出阈刺激和最适刺激值。扫描时,可在屏幕上见到一个双相动作电位,即前面一个大的向上的波,后面一个向下的波(图 13-3)。每次显示动作电位的同时,系统可立即计算出动作电位的幅值、波宽和潜伏期。

麻醉药对兴奋传导的阻滞作用观察　将浸有 1% 普鲁卡因溶液的细棉条缠于两个记录电极之间的神经干上,动作电位第二相便消失,屏幕上只呈现单相动作电位。

用高浓度氯化钾溶液滤纸片贴附神经干,观察双相动作电位的变化。

2. 神经干动作电位传导速度的测定

(1)调节两对记录电极的位置使其尽量分开,并与神经干紧密接触。

(2)调节刺激器强度以产生最大动作电位。

(3)量出两记录电极之间的距离($d$)。

(4)测出动作电位传导所需要的时间:给神经纤维单脉冲刺激,该刺激经历时间 $t_1$ 后,传至距刺激电极较近的记录电极 $r_1$,引导出第一个动作电位,同样,该刺激经历时间 $t_2$ 后,传至距刺激电极较远的记录电极 $r_2$,引导出第二个动作电位;分别测出刺激传到引导电极 $r_1$(近)和引导电极 $r_2$(远)的时间(潜伏期 $t_1$ 和 $t_2$),二者之差($t_2-t_1$)就是动作电位传导距离($d$)所消耗的时间。

(5)根据传导速度($v$)$= d/(t_2-t_1)$,测算动作电位的传导速度,单位是 m/s(图 13-4)。

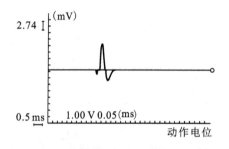

图 13-3  蟾蜍神经干双相动作电位图    图 13-4  神经传导速度的测量示意图

3. 神经兴奋不应期的测定    选择双脉冲刺激,初始间隔时间为 10 ms,可见到与双脉冲刺激对应的两个动作电位。调节双脉冲间隔时间,从 5 ms 开始逐渐缩小,每次减少 0.1 ms,随着双脉冲间隔不断缩短,两个动作电位逐渐靠近,靠近到一定程度时,第二个动作电位的幅度开始减小,直至第二个动作电位不出现为止。此时,第二个刺激脉冲与第一个刺激脉冲间的时间间隔即为"绝对不应期"近似值。如果第一个刺激作为条件刺激,第二个刺激则为测试刺激,当第二个动作电位消失后,加大测试刺激强度,若动作电位仍不出现,此时第二个刺激脉冲与第一个刺激脉冲间的时间间隔才是"绝对不应期"的确切值。

【实验结果处理】

(1)报告双相动作电位波形图,测出其最大幅值和持续时间。

(2)根据[$v=d/(t_2-t_1)$],计算并报告神经兴奋的传导速度。

(3)告神经兴奋的绝对不应期。

【注意事项】

(1)神经标本尽量分离长,分离干净,但不能损伤神经干。

(2)神经干的两端不要碰在屏蔽盒上,也不要把神经两端折叠在电极上,以免影响动作电位的大小。

(3)防止标本干燥,但同时注意电极间不要有过多的林格液,以免造成短路。

(4)刺激强度在开始时不要过强,先由弱强度开始,逐渐加至适宜强度,以免过强刺激伤害神经标本。

【思考题】

(1)用细胞外记录法记录神经干动作电位的原理是什么?

(2)神经干动作电位为什么不是"全"或"无"的?

(3)改变神经干的放置方向,双相动作电位波形是否会发生变化? 为什么?

(4)用高浓度氯化钾溶液滤纸片贴附神经干,双相动作电位有何变化? 为什么?

(5)简述神经兴奋性周期变化的规律。

(杨　蓉)

# 实验二　刺激强度、频率对骨骼肌收缩的影响

【概述】

蛙或蟾蜍的离体组织生活条件简单、易控制,常用其神经肌肉标本研究兴奋性、肌肉收缩的特点等。兴奋性的衡量指标用阈值。有效刺激须有一定的强度和时间。肌肉收缩强度与兴奋的肌细胞数目成正相关,因此,整块肌肉对刺激的反应不表现"全或无",而是表现出在一定范围内肌肉收缩力与刺激强度成正比的关系。引起最大反应的最小刺激强度称为最适强度,该刺激为最适刺激。

在一定的刺激强度下,不同的刺激频率可使肌肉出现不同的收缩形式:①如果刺激的间隔时间大于肌肉收缩的收缩期与舒张期之和时,刺激引起肌肉出现一连串的单收缩。②随刺激频率增加,刺激间隔时间缩短,如果刺激的间隔时间大于收缩期但小于收缩期与舒张期之和时,则后一刺激引起的肌肉收缩落在前一刺激引起收缩过程的舒张期内,描记出锯齿状的不完全强直收缩波。③如果刺激的间隔时间小于收缩期,则后一刺激引起的肌肉收缩落在前一刺激引起收缩的缩短期内,各次收缩可以融合而叠加,锯齿波消失出现完全强直收缩。实验要达到以下目标:

(1)学会制备蛙腓肠肌标本,观察与分析不同刺激强度时骨骼肌的收缩反应,从而了解阈下刺激、阈刺激、阈上刺激、最适刺激,加深理解和掌握刺激、反应和兴奋性的概念及关系。

(2)观察不同刺激频率对骨骼肌收缩形式的影响,了解实验情况下产生强直收缩的方法,理解刺激频率与骨骼肌收缩反应之间的关系。

(3)学习使用微机 BL-410 或 420 生物信息采集、处理系统软件。

【用品】

蛙或蟾蜍。

蛙类解剖器械 1 套、计算机生物信息采集和分析处理系统、刺激电极、肌肉张力换能器、铁支架、双凹夹、林格液、小烧杯、滴管、线等。

【步骤】

1. 制备蛙腓肠肌标本

(1)破坏脑脊髓:方法见实验四。

(2)剪开一侧下肢皮肤,暴露腓肠肌。脚趾部与股骨部用蛙钉固定于蛙板上。

(3)在跟腱下穿一丝线并结扎,在远端剪断跟腱。

(4)将结扎跟腱的线提起,用细剪使腓肠肌与胫骨分离。

2. 标本与仪器的连接　垂直提起腓肠肌上的结扎线,连接于肌张力换能器的取压头小孔

上,将换能器输出连于计算机的输入通道,刺激电极固定在铁夹上,使其与腓肠肌接触良好,刺激电极的连线接于计算机程控刺激器输出端。

**【项目及结果观察】**

1. 实验观察项目

(1)刺激强度和肌肉收缩的关系 打开计算机等待自动进入智能型生物信息采集处理系统主页,用鼠标在空白处双击后进入主界面。单击顶级菜单"实验项目"时,下拉式菜单将弹出。这时当你选中肌肉神经实验,则会向右弹出具体实验的子菜单,选定"刺激强度与反应的关系"项单击,界面上出现参数选择对话框,根据实验需要填入合适的数据后单击确定便进入实验的监视。实验方式最好点击程控。

生物信号的观察:信号通道窗口可见当刺激器的电压强度调到最小,给予肌肉刺激时,肌肉未出现收缩反应,逐个增加刺激强度,当刺激刚好能使肌肉收缩,此时的刺激强度为该标本的阈强度或阈值,此时的刺激就是阈刺激。在此之前的刺激均为阈下刺激。达到阈值后再逐个增大刺激强度,肌肉收缩的幅度也随之增大(因兴奋的肌细胞数目随之增多)。直至连续几次收缩的幅度不再增大时(此时兴奋的肌细胞数目已达到最多),引起最大收缩的最小的一个刺激即最适刺激。

(2)刺激频率与反应的关系 单击顶级菜单"实验项目",在肌肉神经实验中选定"刺激频率与反应的关系"项单击,出现对话框后,填入合适的数据(如单收缩、不完全强直收缩和完全强直收缩的刺激频率的设置可以分别是 1 次/s、6 次/s、20 次/s)并单击现代或经典实验,便进入实验的监视。

生物信号的观察:选择的实验类型不同,将记录出不同形式的实验结果(如果选择的是经典实验是指以对话框中设置的刺激强度和频率进行刺激,只画出 3 组图形;若选择的是现代实验,它是指刺激强度不变,每次刺激频率递增量按设置的量一次次递加,画出许多组图形)。为了把图形做得满意,可根据实验图形调节对话框的数据。经典实验主要是调节 3 种收缩形式的刺激频率(Hz)和刺激强度(V);现代实验主要是进行刺激强度和刺激频率增量即频率阶梯的设置。调节或设置好后,即可记录出几个单收缩曲线和一段不完全强直收缩和完全强直收缩的曲线。

2. 实验结果处理 将实验结果进行图形剪辑,并在剪辑页上书写实验标题,标出阈强度、最适刺激强度、单收缩、不完全强直收缩、完全强直收缩。练习实验人员名单输入、存盘及打印设置等操作。

**【注意事项】**

(1)避免用手指和金属器械接触和夹持标本,避免损伤神经,并常滴林格液湿润肌肉,放置标本时要保持其自然长度。

(2)随时保持刺激电极与腓肠肌的良好接触,实验中要避免只有一根电极接触。

(3)每次连续刺激一般不要超过 3~4 s。单刺激或连续刺激后,让肌肉短暂休息 0.5~1 min,以免肌肉疲劳。

**【思考题】**

(1)实验过程中组织的阈值是否会改变?为什么?

(2)一定范围内刺激强度增加,肌肉收缩的幅度有何变化?为什么?

(3)随着刺激频率的增高,肌肉收缩的形式有何变化?为什么?

(4)神经干的兴奋是如何引起肌细胞收缩的?

(杨 蓉)

# 实验三 ABO 血型的鉴定与交叉配血实验

【概述】

学习血型鉴定与交叉配血实验的方法,观察红细胞的凝集现象,掌握 ABO 血型鉴定与交叉配血实验的原理。通过实验认识血型鉴定与交叉配血实验在输血中的重要性。

【用品】

双凹玻片、离心机、采血针、牙签、小试管、滴管、1 mL 吸管、消毒注射器及针头、标准抗 A 和抗 B 血清、生理盐水、75%乙醇、碘酒、棉球、消毒棉签。

【步骤与观察项目】

1. ABO 血型鉴定(图 13-5)

(1)用蜡笔在玻片两角分别作"抗 A"和"抗 B"标记,将抗 A 和抗 B 血清分别滴在标有"抗 A"和"抗 B"字样的凹槽内。

(2)用 75%乙醇棉球消毒耳垂或指端后,用消毒的采血针刺破皮肤,滴 1~2 滴血于盛有 1 mL 生理盐水的小试管中混匀,制成红细胞悬液。

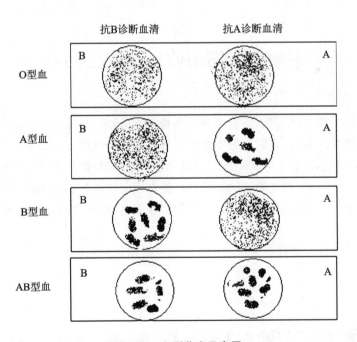

图 13-5 血型鉴定示意图

(3)用吸管吸取红细胞悬液,在双凹玻片的抗 A 和抗 B 诊断血清中各加一滴,分别用牙签使其充分混匀。放置 10~15 min 后用肉眼观察有无凝集现象,肉眼不易分辨者用低倍显微镜观察。

(4)根据有无凝集现象判定血型。

2. 交叉配血

(1)以碘酒、酒精消毒皮肤后,用消毒的干燥注射器抽取受血者静脉血 2 mL。取 1 滴加入装有 1 mL 生理盐水的小试管中,制成红细胞悬液。其余血液装入另一小试管中,待其凝固后离心析出血清备用。

(2)以同样方法制成供血者的红细胞悬液与血清。

(3)在玻片的两侧分别注明"主""次"字样。于主侧分别滴加受试者的血清及供血者的红细胞悬液各一滴;于次侧分别滴加受试者的红细胞悬液及供血者的血清各一滴。分别用牙签混匀。15 min 后观察结果。

(4)如两侧均无凝集现象,表示血型配合,可以输血。

【注意事项】

(1)实验用具严格消毒,请勿污染,采血针要做到一人一针,不可混用。

(2)取血不宜太少,以免影响观察结果。

(3)牙签搅动血清时切不可使抗 A 和抗 B 两种血清发生混合。

(4)注意区别凝集现象与红细胞叠连。红细胞叠连经搅动后呈烟雾状散开,而红细胞凝集则不散开,且血清透亮,凝集块越来越大。

【思考题】

血型相同,为什么还要作交叉配血实验?

(李少平)

# 实验四　期前收缩与代偿间歇

【概述】

心肌的兴奋性呈周期性变化,特征是有效不应期长,几乎占据了整个心肌收缩期和舒张早期。在此期内给以任何刺激,心肌细胞不会产生再次兴奋和收缩。在心室肌有效不应期之后的相对不应期、超常期,心室处于舒张期此时给以单个阈上刺激,则产生一次正常节律以外的收缩反应,称为期前收缩。而后到达的正常节律恰好落在期前收缩的收缩期时,心室不再发生反应,须待下一次兴奋才能发生收缩反应。因此,在期前收缩之后,就会出现一个较长时间的舒张,称为代偿间歇。

本实验目的是观察心室在收缩活动的不同时期对额外刺激的反应,了解期前收缩及代偿间歇的发生机理。

【用品】

蟾蜍或蛙。

常用手术器械、单电极或双电极、生物信号记录系统、张力换能器、刺激器、橡皮泥或电极支架、滴管、双凹夹、蛙心夹、蛙板、蛙针。

任氏液。

【步骤】

1. 手术　取蟾蜍或蛙一只,破坏脑和脊髓后,仰卧位固定在蛙板上,开胸暴露心。用眼科剪剪开心包膜。

2. 实验仪器准备　接通电源,将张力换能器与所选通道连接,用带连线的蛙心夹在心脏舒张期夹住心尖约 2 mm,将线连至张力换能器(图 13-6)。调节灵敏度、速度,使记录的波形大小适中,清晰可辨。连接刺激器使两极和心室肌密切接触。

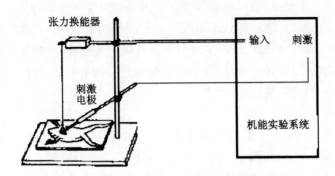

张力换能器

输入 刺激

刺激
电极

机能实验系统

**图 13-6 蛙心与记录仪、换能器的连接装置**

【项目及结果观察】

(1)描记正常心搏活动曲线,观察曲线与心室收缩、舒张的关系及频率。

(2)选择刚能引起心室发生期前收缩的刺激强度(于心室舒张期调试),分别在心室收缩的收缩期和舒张期给予单个刺激,观察心搏曲线有无变化。

(3)以同等刺激强度,分别在心室舒张的早期、中期和晚期给予单个刺激,观察心搏曲线的变化。

【注意事项】

(1)用蛙心夹夹心尖时勿损伤心室。

(2)刺激电极的两极在心缩期和心舒期均要与心室接触良好。

(3)实验中经常给蛙心滴加任氏液,以防心肌组织干燥。

(4)引起期前收缩后,须间隔一段时间再给予心脏第二次刺激。

【思考题】

(1)为何心室有时对刺激有反应,而有时则无反应?

(2)心肌兴奋性特点对心泵功能有何生理意义?

(3)试述期前收缩和代偿间歇产生的机理,当心率很慢时,期前收缩后是否还会出现代偿间歇?为什么?

(陈新祥)

# 实验五 哺乳动物实验的一般知识和基本操作技术

## 一、实验动物的选择、麻醉和固定

### (一)实验动物的选择和准备

为了获得理想的实验结果,必须选用健康的动物。健康的温血动物表现为行动活泼,反应灵活,毛色光泽,两眼明亮,眼、鼻无分泌物等。如果进行慢性实验,还应选择健壮的动物,因老弱动物往往反应迟钝或过敏,对麻醉和手术的耐受力差,术后也不易恢复健康。此外还应根据实验的内容和要求对实验动物的种类和个体进行选择,使其基本状况和条件符合预定实验的要求。例如要研究主动脉神经的作用时,常选用家兔,因为它的主动脉神经在颈部自成一束,便于分离和研究。如果进行生殖或性腺的研究,就要选用合适的性别的动物。

一般动物在实验前禁食 12 h,但饮水不限。进行慢性实验,在手术前数天便应对动物进行训练,以了解该动物是否适合做此实验,并使其熟悉环境与实验者,同时应加强营养的补充。手术前一天要给动物剃毛,必要时洗澡,以便于消毒处理。动物手术后,宜由实验者亲自护理和喂养,以及时了解术后动物的恢复情况。

### (二)动物的麻醉

1. 麻醉物的选择及用法　在施行手术之前需将动物麻醉。由于不同的麻醉药对动物生理机能的影响不同,其副作用和麻醉效果也不同。为了保证实验的顺利进行和获得正确的实验结果,要选择合适的麻醉药。理想的麻醉药应具备以下几个条件:①麻醉完善,使动物完全无痛,麻醉时间大体上能满足实验的要求。②对动物的毒性最小。③对所研究的机能影响最小。④使用方便。

可用于生理学动物实验的麻醉药物种类较多,如乙醚、氨基甲酸乙酯、氯醛糖和巴比妥类等,现仅介绍其中 3 种。

(1)乙醚　乙醚是一种挥发性麻醉药,可用于各种动物的麻醉,尤其适用于狗、猫、兔等较大的动物。其用法一般采用开放式吸入,但不同动物使用的剂量和方法有所不同。由于乙醚具有刺激性,故一般应在麻醉前半小时左右,先给动物注射吗啡和阿托品等药物,以减少其副作用。采用乙醚麻醉的优点是:麻醉的深度易掌握,比较完全,术后苏醒较快等。缺点是:需要专人管理,在麻醉初期动物常出现强烈的兴奋现象,对呼吸道的刺激较强。

(2)氨基甲酸乙酯　又名乌拉坦,是一种非挥发性麻醉药,多数动物都可使用,常用于麻醉小动物。它对狗的作用较慢,对家兔的麻醉作用较强,故常用于家兔的急性实验。与乙醚相比较,氨基甲酸乙酯的优点是使用方法简便,一次给药便可维持较长时间的麻醉状态,手术或实验过程中无须专人管理麻醉,而且麻醉过程较平稳,动物无明显挣扎现象。其缺点是苏醒缓慢。此药易溶于水,使用时常配成 20%～25% 的溶液。兔、狗、猫的使用剂量为 0.7～1 g/kg,可采用静脉注射、腹腔注射或直肠灌注。值得注意的是,此药在低温下易形成结晶析出,使实际浓度降低,此时应加温溶解后使用。

(3)戊巴比妥钠　为白色粉末,用时配成 3%～5% 的水溶液,由静脉或腹腔注射。一次给药的麻醉时间为 3～5 h,对狗和鼠类的麻醉效果较好。狗和兔的使用剂量为 25～35 mg/kg,猫为 40 mg/kg,鼠为 35～50 mg/kg,高浓度的戊巴比妥钠对心肌和血管平滑肌有抑制作用,还能抑制心血管反射活动,不宜用于研究心血管机能的实验动物麻醉。戊巴比妥钠对其他各种平滑肌也有抑制作用。另外,它还能抑制呼吸中枢。注射速度不宜过快,使用剂量也不宜过大。

常用的非挥发性麻醉药如乌拉坦、氯醛糖和戊巴比妥钠等,其主要的给药途径为静脉、腹腔或肌肉注射。兔、狗等动物常用静脉注射麻醉。

2. 常用实验动物的麻醉

(1)兔的麻醉　兔常用耳缘静脉注射(图 13-7)。先称量动物体重,再按所需麻醉药的剂量用注射器抽取药液。注射针头要与注射器的接头紧密相接;注射针头的斜面应与注射器上的刻度在同一方向,以便于观察注射的药量;抽取的药液量最好比计算的药量略多一些,因为有些动物的实际需要量比所计算的药量大一些;注射前还要排尽注射器中的空气。兔耳外缘的血管为静脉,中央的血管为动脉。先拔去注射部位的毛,并轻揉局部使之充血。随后用左手示指和中指(也可用动脉夹)夹住耳缘静脉近心端,以阻断血液回流使血管充分充盈。再用左手的拇指和环指固定兔耳郭,右手持抽好麻醉药的注射器,将针头顺着静脉回流的方向刺入静脉内。确认针头在血管内后,再将针头在血管向前推进几毫米,以防针头滑出血管,左手拇指和示指移至针头处以夹持固定静脉内的针头(如果使用了动脉夹,应将动脉夹取下来),右手缓慢将药液注入静脉内。注射时如阻力过大或局部肿胀,说明针头不在血管内,应拔出针头重新进行静脉穿刺。注射完毕拔出针头后,针孔处用棉球压迫止血。注射部位应从静脉的远心端(即耳尖部)开始,以便能进行多次重复注射。

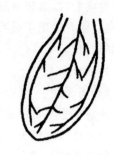

图 13-7　兔耳缘静脉

(2)狗的麻醉　狗常用前肢内侧的头静脉或后肢小腿外侧的小隐静脉注射。

(3)小白鼠的麻醉　根据需要选用吸入麻醉或注射麻醉,注射麻醉时多采用腹腔注射法。有时也可用乙醚吸入麻醉。

(4)大白鼠的麻醉　多采用腹腔注射麻醉。也可用吸入麻醉。

(5)豚鼠的麻醉　可进行腹腔麻醉,也可将药液注入背部皮下进行麻醉。

(6)猫的麻醉　猫易怒伤人,施行静脉麻醉较困难,故常采用腹腔注射药物麻醉之。

3. 麻醉深度的判断　综合观察以下 4 项指标。

(1)呼吸　动物呼吸加快或不规则,说明麻醉过浅;若呼吸由不规则转变为规则且平稳,表明已达到麻醉深度;若动物呼吸明显变慢且以腹式呼吸为主,说明麻醉过深。

(2)反射活动　主要观察角膜反射或睫毛反射。若动物的角膜反射仍然灵敏,说明麻醉过浅;若角膜反射迟钝,表明麻醉程度合适;角膜反射消失伴瞳孔散大,表明麻醉过深。

(3)肌肉张力　动物肌张力亢进,一般说明麻醉过浅;全身肌肉松弛,表示麻醉合适。

(4)疼痛反应　麻醉过程中可随时用止血钳或有齿镊子夹捏动物趾部皮肤,若反应仍然灵敏,说明麻醉过浅;若反应非常迟钝,表示麻醉程度合适。

4. 使用麻醉药的注意事项

(1)要根据动物的品种、健康状况、实验内容等决定应用麻醉药的种类和剂量。

(2)静脉注射麻醉时,注射速度应前 2/3 量快,后 1/3 量慢,否则会导致动物强烈反应,甚至死亡。

(3)在整个麻醉过程中,必须密切注意动物的状况,随时观察判断动物麻醉程度的 4 项指标。当夹捏皮肤的反应消失,头颈及四肢肌肉松弛,呼吸深慢,角膜反射迟钝或消失,即应停止麻醉,可进行手术。

(4)麻醉过浅或实验过程中动物逐渐醒来,出现挣扎、呼吸急促及鸣叫等反应时,应补注麻醉药,但一次不宜超过原剂量的 1/5。待动物安静和肢体松弛后,继续进行实验。

(5)麻醉过量时,应根据动物不同情况灵活及时地处理。若呼吸慢而不规则,但血压和心率基本正常时,应进行人工呼吸,必要时给予苏醒剂。若动物呼吸停止,血压下降,心跳微弱或停止,则应迅速进行人工呼吸,如有条件可吸氧,静脉注射适量温热的 5% 葡萄糖溶液、1∶1 000肾上腺素 0.1～0.3 mg(亦可用长针头把肾上腺素作心腔内注射)及苏醒剂。常用的苏醒剂有咖啡因(lmg/kg)、尼可刹米(2～5 mg/kg)、山梗菜碱(0.3～1 mg/kg)等。必要时打开胸腔直接按摩心脏。

(三)动物的固定

在实验过程中,为了手术操作方便和观察记录,必须适当限制动物的活动。在做预备手术和急性实验时,需将麻醉后的动物固定在手术台或实验台上。固定的方法一般多采用仰卧位或俯卧位,前者适用于做颈、胸、腹、股等部位的实验,后者适用于做脑和脊髓部位的实验。有时也采用侧卧位。

1. 兔的固定

(1)头部固定 如动物作仰卧位固定,可用一根粗棉线,一端牵拉着动物的两颗上门齿,另一端固定在手术台前端的支柱上。此法固定操作简便,头颈平直,故常在手术和急性实验中采用。此外还可用兔头夹固定头部。如果作头颅部手术时,采用俯卧位用马蹄形头围定器或脑立体定位仪固定头部。

(2)四肢固定 先用绳索做好固定四肢的活扣结,分别套在前肢腕关节的上部和后肢踝关节的上部,然后将扣结拉紧。如动物取仰卧位,则两前肢须平直放在两侧,再将固定左、右两前肢的两根绳索从动物背后交叉穿过,压住对侧前肢小腿部,并固定在手术台两侧的固定孔上。将两后肢左右分开,绑在手术台两侧的固定孔上。如动物作俯卧位固定,则固定两前肢的两根绳不交叉,可直接固定在同侧手术台的固定孔上。

2. 猫、狗的固定 猫、狗的头部和四肢固定可参照兔的固定方法进行,其头部也可用猫头夹或狗头夹固定。

## 二、急性动物实验的基本操作技术

### (一)切口和止血

用哺乳动物进行实验时,在做皮肤切口之前,应先将预定手术部位及其周围的长毛剪去。然后选好确切的切口部位和范围,必要时做出标志。切口的大小要适当,既要便于实验操作,但也不可损伤过大。术者先用左手拇指和另外四指将预定切口上端两侧的皮肤绷紧固定,右手持手术刀,以适当的力量,一次全线切开皮肤和皮下组织,直至肌层表面。若肌纤维走行方向与切口方向一致,可剪开肌膜,用止血钳或手指将肌纤维钝性分离至所需长度,否则便需将肌肉横行切断,并用线结扎肌肉残端止血,切口由外向内,应外大内小,以便观察和止血。

在手术过程中,必须及时注意止血。微血管渗血,用温热盐水纱布轻压即可止血。不可揩擦组织,以防组织损伤和血凝块脱落。较大血管出血,需先用止血钳将出血点及其周围的少许部分组织一并夹住,然后用线结扎。更大血管出血,或血管虽不很大,但出血点较多且比较集中(如肌肉的横断面),最好用针线缝过局部组织,进行贯穿结扎,以免结线松脱。大动脉破裂出血时,切不可用有齿的镊子或血管钳直接夹住管壁,而应先用纱布压住出血部位,吸干血后,小心移开纱布,观察出血点位置,迅速用动脉夹(或止血钳)夹住血管残端,再进行结扎止血。

开颅过程中如果颅骨出血,可用湿纱布吸去血液后,迅速用骨蜡涂抹止血。如遇硬脑膜上的血管出血,可结扎血管残端,或用烧灼器封口。如果是软脑膜出血,应该轻轻压上止血海绵,促进血液凝固而止血。

在实验间歇期间,应将创口暂闭合,或用温盐水纱布盖好,以防组织干燥和体内热量散失。

### (二)肌肉、神经与血管的分离

分离肌肉时,应该用止血钳在整块肌肉与其他组织之间,顺着肌纤维方向,将肌肉一块块地分离。决不能在一块肌肉的肌纤维间任意穿插。如果在肌肉纤维间操作,不仅容易损伤肌肉中的血管而引起出血,而且也很难将肌肉分离。若必须将肌肉切断,应先用两把止血钳夹住肌肉(小块或薄片肌肉也可用两道丝线结扎),然后在两止血钳间切断肌肉,并结扎切断的肌肉残端。

神经和血管都是比较娇嫩的组织,因此在分离过程中要耐心、仔细、动作轻柔。切不可用带齿的镊子进行分离,也不许用止血钳或镊子夹持,以免其结构或机能受损。在分离粗大的神经干或血管时,应先用蚊式止血钳将神经或血管周围的结缔组织稍加分离,然后用玻璃分针或眼科镊将其从其周围的结缔组织中游离。游离段的长短,视需要而定。在分离细小的神经或血管时,要特别注意保持局部的自然解剖位置,不要把结构关系弄乱,同时需要用眼科小镊子或玻璃分针轻轻地进行分离。

分离完毕后,在神经或血管的下方穿以浸透生理盐水的缚线(根据需要穿一根或两根),备用。然后盖上一块浸以生理盐水的棉花或纱布,以防组织干燥,或在创口内滴加适量温热(37℃左右)液状石蜡,使神经浸泡其中。

### (三)气管切开及气管插管术

气管切开术是哺乳类动物急性实验中常用的手术。一方面切开气管和插入气管插管可保证呼吸道通畅;另一方面为实验要求做准备。

气管位于颈部正中位,全部被胸骨舌骨肌与胸骨甲状肌所覆盖。用止血钳分开左右胸骨舌骨肌,在正中线沿其中缝插入并向前后两端扩张,钝性分开肌肉。注意止血钳不能插入过深,以免损伤气管或其他小血管。也可用两示指沿左右胸骨舌骨肌中缝轻轻向上下拉开,此时即可见到气管。

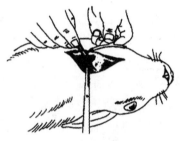

**图 13-8　气管插管法**

在喉头以下气管处,分离一段气管与食管之间的结缔组织,并穿一根浸过生理盐水的棉线备用。于甲状软骨下 1～2 cm 处的两个软骨环之间,用手术刀或剪刀将气管横向切开,再向头端作一小纵向切口,使呈"⊥"形,将口径适当的气管插管由切口向胸端插入气管腔内,用备用线结扎,并再在插管的侧管上打结固定,以防插管滑出(图 13-8)。

插入插管后要仔细检查,若管内有血液,必须拔出插管,经止血处理后重新插管。

### (四)颈总动脉的分离与插管

在急性实验中,颈总动脉插管作测量动脉血压或放血用。

颈总动脉位于气管外侧,其腹面被胸骨舌骨肌和胸骨甲状肌所覆盖。分离两条肌肉之间的结缔组织,可找到呈粉红色较粗大的血管,用手指触之有搏动感,即为颈总动脉。

颈总动脉与颈部神经被结缔组织膜束在一起,称颈部血管神经束。用左手拇指和示指抓住颈皮和颈肌,以中指顶起外翻,由手持蚊式止血钳或玻璃分针,顺血管神经的走行方向分离出颈总动脉。此时应注意:颈总动脉在甲状腺附近有一较大的侧支,为甲状腺前动脉,分离时勿将其切断。分离过程中,应不时地用生理盐水湿润手术野,并拭去附近的血液。为了便于插管或做颈总动脉减压反射等操作,颈总动脉应尽量分离得长些,大白鼠、豚鼠 2～3 cm,兔 3～4 cm,狗 4～5 cm。

颈总动脉插管用导管为内径 0.1～0.2 cm 的塑料管或硅胶管,插入端剪成斜面,其内充满肝素生理盐水溶液。分离的颈总动脉下置两根备用线,用一根结扎动脉远心端,将动脉夹夹住近心端,另一根线打一活结于动脉夹与远心端结扎线之间。用眼科剪在颈总动脉上靠远心端结扎线处,呈 45°角剪一"V"形小口,约为管径的三分之一或二分之一,用导管插入动脉管腔 1～2 cm,然后用线打结,其松紧以放开动脉夹后不致出血为度。结扎固定后再围绕导管打结固定,以免导管滑脱。未测量血压前暂勿放开动脉夹。

**（五）胆总管插管**

沿剑突下正中切开长约 10 cm 的切口,打开腹腔,沿胃幽门端找到十二指肠,于十二指肠上端背面可见一黄绿色较粗的肌性管道,则为胆总管。

在近十二指肠处仔细分离胆总管,并在其下方置一棉线,于靠近十二指肠处的胆总管上剪一小口,向胆囊方向插入细塑料管结扎固定。塑料管插入胆总管后,立即可见绿色胆汁从插管流出,如不见胆汁流出,则可能是未插入胆总管内,应取出重插。

注意事项:插管应基本与胆总管相平行,才能使之引流通畅。

**（六）膀胱与输尿管插管**

常用狗、兔等作膀胱或输尿管插管手术。

1. 膀胱插管　于耻骨联合上方沿正中线作 4～5 cm 长切口,再沿腹白线切开腹壁,打开腹腔。暴露膀胱,将其上翻,结扎尿道。在膀胱顶部血管较少的部位剪一小口,插入膀胱插管,用线将切口处的膀胱壁结扎固定于插管上。

注意事项:膀胱插管的另一端为尿液出口处,应低于膀胱水平。

2. 输尿管插管　动物手术基本同膀胱插管。

将膀胱翻至体外后,在膀胱底两侧辨认输尿管,在输尿管靠近膀胱处,轻轻分离周围组织,从两侧输尿管下方穿线打一松结,用眼科剪于输尿管上剪一小口,将充满生理盐水的细塑料插管向肾脏方向插入,扎紧松结,两侧输尿管均同样插入插管,连接一"Y"形管引出体外。此时可见尿液从插管中慢慢逐滴流出。

注意事项:①插管要插入输尿管管腔内,不要插入管壁肌层与黏膜之间。②插管方向应与输尿管方向一致,勿使输尿管扭转,以妨碍尿液的流出。③辨认输尿管需与输精管加以区别。

（胡剑峰）

# 实验六　哺乳动物动脉血压调节

**【概述】**

心血管活动受神经和体液因素的调节,动脉血压是心血管活动的指标。支配心血管的神经主要为心交感神经、心迷走神经和交感缩血管神经。神经调节主要通过各种心血管反射实现,其中较重要的反射是颈动脉窦和主动脉弓压力感受器反射。该反射的感受器位于颈动脉窦和主动脉弓,传入神经为主动脉神经与窦神经。家兔的主动脉神经在解剖上为独立的一条,称为减压神经。电刺激该神经,可观察动脉血压的波动。此外,动脉血压还受体液因素的调节,静脉注射某些受体激动剂或拟似药,可观察他们对动脉血压的调节。

本实验目的是通过学习直接测定动脉血压方法,观察神经、体液因素对动脉血压的影响。

**【用品】**

家兔,体重 2.5～3 kg。

生理记录仪(或计算机生物信号记录系统)、压力换能器、手术台、哺乳动物常用手术器械、止血钳、眼科剪、双凹夹、动脉导管、动脉夹、保护电极、纱布、棉球、丝线、注射器。

生理盐水、3.8% 枸橼酸钠、20% 氨基甲酸乙酯、肝素(300 U/mL)、肾上腺素(1:10 000)、去甲肾上腺素(1∶10 000)等。

【步骤】

1. 仪器准备　将动脉导管与血压换能器相连,通过三通开关用肝素溶液充灌血压换能器和动脉导管,排尽血压换能器与动脉导管中的气泡,然后关闭三通开关备用。

2. 麻醉与固定　动物称体重。沿静脉注入 20％氨基甲酸乙酯(1 g/kg);待动物麻醉后,仰卧固定在手术台上。

3. 手术

(1)分离颈部的神经和血管　剪去颈部的兔毛,沿颈部正中线切开皮肤,钝性分离皮下组织和肌肉,暴露气管。在气管的两侧,分离出两侧迷走神经、减压神经和颈总动脉,穿线备用。按 1 000 U/kg 静脉注射肝素。

(2)插颈总动脉插管　分离左侧颈总动脉,尽可能向头端游离,穿线并结扎头端血管。用动脉夹夹闭其近心端,结扎处与动脉夹之间的颈总动脉长度约需 2 cm 在血管下穿线备用。用眼科剪在头端结扎线下方 0.5 cm 处的动脉壁上向心脏方向剪一斜切口,切口约为管径的一半,然后把充满肝素生理盐水的动脉插管由切口处向心脏方向插入动脉内。用已穿好的备用线扎紧血管和已插入的动脉导管。使动脉导管与动脉保持在同一水平线上。动脉导管另一端为血压换能器(动脉导管、连接管和血压换能器内预先排尽空气)。血压换能器与动物心脏保持在同一水平。

4. 记录血压变化　血压换能器的输入线与生理记录仪相连,缓慢移去动脉夹,打开三通管可见到记录的血压变化曲线。

【项目及结果观察】

(1)观察一段正常血压曲线,辨认血压的一级波和二级波。

(2)用动脉夹夹闭右颈总动脉(或提备用线)阻断血流 15～25 s,观察血压变化。

(3)沿纵轴牵拉左侧颈总动脉,观察血压变化。

(4)刺激减压神经,观察血压变化;结扎两侧减压神经,分别刺激其中枢端和外周端,观察血压变化。

(5)结扎两侧迷走神经,在结扎处中枢端剪断神经,用保护电极刺激迷走神经外周端,观察血压变化。

(6)从耳缘静脉注入 1∶10 000 肾上腺素 0.3 mL,观察血压变化。

(7)耳缘静脉注入 1∶10 000 去甲肾上腺素 0.2 mL,观察血压变化。

(8)从右颈总动脉插管放血 50 mL,观察 HR、BP 变化。快速输入生理盐水 50 mL 后,观察 HR、BP 变化。

【注意事项】

(1)每做一项应等待血压恢复到对照血压后才进行下一个项目的实验。

(2)实验中要经常观察动物呼吸是否平稳、手术区有无渗血等,如出现问题,应及时处理。

(3)如果刺激右侧某条神经出现的变化不明显,可改为刺激左侧相同神经,再行观察。

【思考题】

(1)颈动脉窦和主动脉弓压力感受器反射的过程及意义?

(2)肾上腺素和去甲肾上腺素对心血管的作用如何?

(陈新祥)

## 实验七　人体血压的测量、心音的听诊和心电图的描记

### 一、人体动脉血压的测量

**【概述】**

测量人体动脉血压最常用的方法是间接测量法。即用血压计的袖带在肱动脉外加压，根据血管音的变化来测量血压。通常血液在血管内连续流动时没有声音，当将空气打入缠绕于上臂的袖带内，使其压力超过收缩压时，便可完全阻断肱动脉内的血流，此时，用听诊器在其远端听不见声音，如缓慢放气以逐渐降低袖带内压力，当外加压力稍低于肱动脉收缩压而高于舒张压时，血液可断续流过被压血管，形成湍流而发出声音，所听见的第一声作为收缩压值。继续放气，当袖带内压力刚低于舒张压时，血管内的血流由断续变为连续，声音突然由强变弱或消失，此时的外加压力作为舒张压值。

本实验目的是学习间接测量人体动脉血压的方法。

**【用品】**

血压计、听诊器。

**【步骤】**

1. 熟悉血压计的结构　血压计有两种，即水银柱式和表式。两种血压计都包括 3 部分：橡皮袖带；加压的橡皮球；检压计。检压计是一个标有压力刻度的玻璃管，上端通大气，下端和水银贮槽相通。袖带是一个外包布套的长方形皮囊，借橡皮管分别和水银贮槽及橡皮球相通。橡皮球有螺旋阀，供充气或放气之用。检查检压部分是否准确，主要看袖带内与大气相通时，水银柱液面是否在零刻度处，若不在零刻度处，可加入或减少水银槽的水银，使之达到零刻度。表式血压计的测压部分是以压力推动指针在表盘上旋转。它容易失灵，须经常用水银检压计校正。

2. 用听诊法测量动脉血压(图 13-9)

(1)让受试者静坐 5～10 min，脱去一臂衣袖。

(2)松开加压气球上的螺帽，驱出袖带内的残留气体，然后将螺帽旋紧。

(3)将听诊器两耳件放入外耳道，使耳件弯曲方向与外耳道一致。

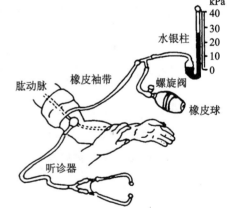

**图 13-9　人体动脉血压测量方法示意图**

(4)让受试者前臂平放于桌上，掌心向上，使上臂中段与心脏在同一水平，将袖带缠在上臂上，其下缘距肘窝上方 2～3 cm，松紧以能插入两个手指为宜。在肘窝内侧先触及肱动脉搏动，将听诊器胸件放在其上。

**【观察项目】**

1. 测量收缩压　用橡皮球将空气打入袖带内，使检压计中水银逐渐上升到听诊器内听不到脉搏音为止，继续打气使水银再上升 20 mmHg 左右。随即松开气球螺旋阀，连续缓慢放气，

减少袖带内压力,在水银柱缓慢下降的同时仔细听诊。突然出现"砰、砰"的脉搏音时,检压计上所表示水银柱刻度即代表收缩压。一般人为 90～140 mmHg。

2. 测量舒张压　继续缓慢放气,声音可有一系列变化,先由弱到强,然后由强突然变弱,最后完全消失。通常以声音由强突然变弱这一瞬间,血压表上所示的水银柱刻度为舒张压。也有以声音消失作为舒张压的。有少数人在血压计压力下降至零刻度时仍可听到声音。一般人舒张压为 60～90 mmHg。

3. 动脉血压一般连续测量 2～3 次,以两次比较接近的数值取其平均数为准。血压记录:收缩压/舒张压 mmHg(或 kPa)表示。

4. 观察运动后的血压变化　将连接袖带的橡皮管接头摘开,令受试者以每秒一次的速度蹲起 50 次以上,运动完毕立即测量血压,与运动前的血压比较,有何差别? 为什么?

5. 观察半蹲位时的血压　令受试者将坐凳移开,半蹲位坚持 1 min,测量血压。与之前比较血压有何变化? 为什么?(最好将全部同学的结果进行统计学处理,这样更科学)

【注意事项】

(1)室内保持安静,以免影响听诊。

(2)无论采用何种体位测量血压,测量部位必须与心脏在同一水平。

(3)左、右肱动脉常有 5～10 mmHg 压力差,须注意。

(4)发现血压超出正常范围时,可让受试者休息 10 min 后复测。

【思考题】

(1)何谓收缩压和舒张压? 其正常值是多少?

(2)如何测定收缩压和舒张压? 其原理如何?

(3)测量血压时,为什么听诊器胸件不能压在袖带底下?

(4)为什么不能在短时间内反复多次测量血压?

## 二、人体心音的听诊

【概述】

心音是由心脏瓣膜关闭和血液撞击心室壁、大动脉壁引起的振动所产生。用听诊器在胸壁前听诊,在每一心动周期内可以听到两个心音。第一心音音调较低、历时较长、声音较响,是由房室瓣关闭和心室肌收缩振动所产生的,是心室收缩的标志,其响度和性质变化,常可反映心室肌收缩强、弱和房室瓣膜的机能状态。第二心音音调较高、历时较短、较清脆,主要是由半月瓣关闭产生振动造成的,是心室舒张的标志,其响度常可反映动脉压的高低。

本实验目的是学习心音听诊的方法,识别第一心音与第二心音。为临床心音听诊奠定基础。

【用品】

听诊器或心音放大器。

【步骤】

(1)受试者安静端坐,胸部裸露。

(2)检查者带好听诊器,注意听诊器的耳件应与外耳道开口方向一致(向前)。以右手的示指、拇指和中指轻持听诊器胸件紧贴于受试者胸部皮肤上,依次由二尖瓣听诊区→主动脉瓣听诊区→肺动脉瓣听诊区→三尖瓣听诊区(图 13-10),仔细听取心音,注意区分两心音。

（3）如难以区分两个心音，可同时用手指触诊心尖搏动或颈动脉脉搏，此时出现的心音即为第一心音。然后再从心音音调高低、历时长短认真鉴别两心音的不同，直至准确识别为止。

【听诊内容】

包括心音、心率、心律、杂音等。

（1）受试者解开上衣，面向亮处坐好。检查者坐在对面。也可采取卧位听诊。

（2）望诊或触诊受试者心尖搏动的位置与范围。

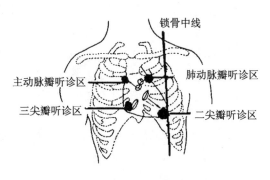

图 13-10　心脏瓣膜听诊区

（3）检查者在上述听诊部位顺次进行听诊。在心前区胸壁上的任何听诊区均可听到第一心音和第二心音。

（4）根据两个心音持续时间的长短、音调的高低、间隔时间与心尖搏动或颈总动脉脉搏的关系，仔细区分第一心音与第二心音。

（5）做蹲起 80 次然后再听诊，与运动之前比较有何区别？

【注意事项】

（1）实验室内必须保持安静，以利听诊。

（2）听诊器耳件应与外耳道方向一致。橡皮管不得交叉、扭结，切勿与其他物摩擦，以免发生摩擦音影响听诊。

（3）如呼吸音影响听诊，可令受试者暂停呼吸片刻。

【思考题】

第一心音和第二心音是怎样形成的？它们有何临床意义？

## 三、人体心电图的描记

【概述】

心肌在发生兴奋时首先出现电变化，心脏的兴奋有一定的顺序，出现一系列电位变化，这些电位变化通过心脏周围的组织和体液传到全身。在体表，按一定的引导方法，把这些电位变化记录下来，所得图形即为心电图。心电图分析有助于临床某些心脏病变的辅助诊断。

本实验目的是初步学习人体心电图的描记方法，辨认正常心电图的基本波形并了解其生理意义和正常范围，学习心电图波形的测量分析方法。

【用品】

心电图机、导联线及地线、导电糊、分规（每组一个）。

【步骤】

（1）连接好心电图机的电源线、地线和导联线。打开电源开关预热 5 min。

（2）受试者静卧、放松肌肉。在手腕、足踝和胸前安放电极的部位涂少许导电糊，连接好电极和导联线。方法是红色——右手，黄色——左手，绿色——左足，黑色——右足，白色——胸前导线。

（3）调整心电图机放大倍数，使 1 mV 电压推动描笔向上移动 10 mm，此时，纵坐标每一小格（1 mm）代表 0.1 mV。测量波幅时，凡向上的波形，应从基线上缘测量至波峰的顶点，向下的波形,应从基线下缘测量至波谷的底点。心电图纸的横坐标表示时间,受走纸速度的影响。常用走纸速度是 25 mm/s,横坐标每小格(1 mm)代表 0.04 s。

【观察项目】

在记录的心电图中辨认 P 波、QRS 波群、T 波、P-R 间期、Q-T 间期,进行下列项目的分析。

1. 心率的测定　测量相邻两个心动周期 P 波或 R 波的间隔时间,代入下面公式进行计算,求出心率。如心动周期之间的时间间距显著不等,可取 5 个心动周期的 R-R 间隔时间,求得平均值代入公式。

$$心率(次/min)=\frac{60}{R\text{-}R\ 间隔时间(或\ P\text{-}P\ 间隔时间)}$$

2. 心律的分析

(1)主导节律的判定。

(2)心律是否规则整齐,有无期前收缩或异位节律。

(3)窦性心律的心电图表现:

P 波在 I、II、avF 导联中直立,avR 导联中倒置;正常 PR 间期为 0.12～0.20 s,最大的 PP 间隔和最小的 PP 间隔时间相差在 0.12 s 以上,称为心律不规整。成年人正常窦性心率在 60～100次/min。

3. 心电图各波段的分析。

【注意事项】

(1)在描记心电图时,受检者的呼吸应保持平稳,肌肉放松,避免肌肉震颤;引导电极与皮肤应紧密接触。

(2)记录完毕,先切断电源,将电极擦净,各旋钮转回关的位置。

【思考题】

(1)标准 II 导联正常心电图的基本波形有哪几个波? 各有何意义?

(2)当心率低于 60 次/min 时,应注意观察心电图的哪个部分? 有何意义?

(3)何谓导联? 常用的心电图导联有哪些? 为什么各导联心电图波形不一样?

(陈新祥)

# 实验八　呼吸运动的调节

【概述】

机体通过规律的呼吸运动来满足并能适应机体代谢的需要,而这种有规律的呼吸运动的稳定有赖于呼吸运动中枢的调节。体内、外各种刺激可以作用于呼吸中枢或通过不同的感受器反射性的影响呼吸运动。呼吸运动受到神经和体液因素的影响。体液因素主要通过化学因素(如 $O_2$、$CO_2$ 和 $H^+$等)的变化刺激化学感受器反射性调节呼吸运动。本实验的目的是学习呼吸运动的记录方式,观察神经和体液因素对呼吸运动的影响。

【用品】

家兔,体重 2.5～3 kg。

哺乳类动物手术器械一套、手术台、刺激电极、保护电极、气管插管、注射器(20 mL、5 mL 各

一支)、50 cm 长的橡皮管一条、BL-410 或其他的生物机能实验系统和换能器、纱布、线、球胆 2
个(分别装入 $CO_2$ 和空气备用)。

生理盐水,20%氨基甲酸乙酯或 1%戊巴比妥钠,3%乳酸,$CO_2$ 气袋,钠石灰瓶(缺氧装置)。

【步骤】

1. 手术

(1)麻醉　沿耳缘静脉注入 20%氨基甲酸乙酯(1 g/kg)。

(2)固定　将麻醉好的动物麻醉后仰卧位固定于手术台上。

(3)行气管插管及分离颈部的血管和神经　暴露气管并分离气管,在气管下穿一条粗线备
用,用剪刀在气管壁上做一倒 T 型切口,插入气管插管,结扎固定(详见实验八)。

仔细辨认并小心分离两侧迷走神经,下穿湿丝线备用。

2. 连接仪器及参数设置　用橡皮管将气管插管的一个侧管连于压力换能器,压力换能器
的输入端与 BL-410 系统的前面板 CH1 接口相连。调整橡皮管口径(夹闭 1/2～2/3),使记录
的呼吸运动有一定的幅度。

3. 使用 BL-410 生物机能实验系统　选择"实验项目"菜单中的"呼吸实验"菜单项,以弹
出"呼吸实验"子菜单。在"呼吸实验"子菜单中选择"呼吸运动的调节"实验模块。根据信号窗
口中显示的波形,再适当调节实验参数以获得最佳的实验效果。以上步骤可由下面 4 步代替。
①选择"输入信号"菜单中的"1 通道"菜单项,以弹出"1 通道"子菜单。②在"1 通道"子菜单中
选择"呼吸"信号。③基本参数设置:增益 500～2 000;高频滤波 3Hz;直流(DC)输入。④使用
鼠标单击工具条上的"开始"命令按钮。

【项目及结果观察】

1. 记录正常呼吸曲线　记录正常呼吸曲线,判断呼吸时相与曲线图形的关系。

2. 吸入气中 $CO_2$ 浓度增多　将装有 $CO_2$ 的球胆管口和气管插管侧管共同置于一倒置的
烧杯内,并将球胆的夹子逐渐松开,使 $CO_2$ 气流不宜过急的随吸气进入气管。此时观察高浓度
$CO_2$ 对呼吸运动的影响。夹闭 $CO_2$ 球胆管,观察呼吸恢复的过程。

3. 缺 $O_2$ 　将气管插管的侧管通过钠石灰与盛有一定容量空气的球胆相连,家兔呼吸球胆
中的空气。动物呼出的 $CO_2$ 可被钠石灰吸收,故随着呼吸的进行,球胆中的 $O_2$ 愈来愈少,观察
其呼吸运动的变化情况。待呼吸运动恢复正常再进行下项观察。

4. 增大无效腔　把 50 cm 长的橡皮管连接在侧管上,家兔通过这根长管进行呼吸,观察经
一段时间后呼吸运动有何变化,呼吸发生明显变化后即去掉橡皮管,使其恢复正常。

5. 注射乳酸　用 5 mL 注射器,由耳缘静脉较快地注入 3%的乳酸 2 mL,观察此时呼吸运
动的变化过程。

6. 剪断迷走神经　将刺激电极插头与电脑 BL-410 系统的前面板刺激接口相连。描记一
段对照呼吸曲线,先剪断一侧迷走神经,观察呼吸运动有何变化,再剪断另一侧迷走神经,观察
呼吸运动有何变化。

7. 刺激迷走神经中枢端　以不同刺激强度和频率刺激一侧迷走神经的中枢端,再观察呼
吸运动的变化。

【注意事项】

(1)气管插管前一定注意对气管切口进行止血和气管内清理干净再进行插管。

(2)经耳缘静脉注射乳酸时,要选择静脉远端,注意不要刺破静脉,以免乳酸外漏,引起动物

挣扎躁动。

（3）用保护电极刺激迷走神经中枢端之前一定先检查刺激的输出。

（4）气管插管侧管的夹子在实验全过程中不得更动，以免影响振幅的前后比较。

【思考题】

（1）缺 $O_2$、$PCO_2$ 升高和血中 $H^+$ 浓度升高对呼吸有什么影响？它们影响呼吸活动的机制有何异同之处？

（2）观察切断迷走神经后，动物呼吸运动的变化，推断迷走神经在节律性呼吸运动中起何作用？

（3）想一想，为什么用不同的强度和频率去刺激一侧迷走神经的中枢端，它模拟什么情况下的传入冲动？

（罗华荣）

# 实验九　胃肠运动的观察

【概述】

胃肠道平滑肌受交感神经和迷走神经的双重支配。迷走神经兴奋时，通过其节后纤维末梢释放的神经递质乙酰胆碱与平滑肌细胞膜上的 M 受体结合，产生兴奋性效应，使胃肠运动加强。肾上腺素能与平滑肌细胞膜上的 $\beta_2$ 受体结合，产生抑制效应，使胃肠运动减弱。本实验的目的就是观察胃和小肠的运动形式及其调节机制。

【用品】

家兔。

哺乳动物手术器械、电刺激器、保护电极、注射器（1 mL、2 mL、5 mL）、针头、纱布、细塑料管、小烧杯。

生理盐水、20％氨基甲酸乙酯、$10^{-4}$ mol/L 肾上腺素、$10^{-5}$ mol/L 乙酰胆碱、阿托品注射液。

【步骤】

1. 麻醉与固定动物　耳缘静脉缓慢注入 20％氨基甲酸乙酯（1 g/kg 体重），兔仰卧位固定于手术台上。

2. 颈部手术　沿颈正中线切开皮肤，分离气管，插气管插管；分离左侧颈迷走神经（左迷走神经分支支配肝脏），穿线备用。

3. 腹部手术　沿剑突下正中切开长约 10 cm 的切口，打开腹腔，将胃移出至体外。观察下列实验项目。

【项目及结果观察】

（1）仔细观察胃和小肠的正常活动。

（2）剪断左侧迷走神经，用中等强度和频率的电脉冲间断刺激左侧迷走神经外周端 1～3 min。观察胃肠运动有何改变？

（3）静脉注射 0.5 mL $10^{-4}$ mol/L 肾上腺素，观察胃肠运动的变化。

（4）静脉注射 0.5 mL $10^{-5}$ mol/L 乙酰胆碱，观察胃肠运动的变化。

(5)先间断刺激迷走神经外周端 1~3 min,待胃肠运动加强后停止刺激,如不明显,可多刺激几次,然后静脉注射 1 mL 阿托品,再刺激迷走神经,观察胃肠运动有无加强。

**【注意事项】**

(1)打开腹腔后,注意动物的保温。

(2)刺激迷走神经的强度和频率应根据动物的机能状况和观察效应来选择。

**【思考题】**

神经和体液因素如何影响胃肠运动?

（陈新祥）

# 实验十　影响尿生成的因素

**【概述】**

尿生成的过程包括肾小球的滤过、肾小管与集合管的重吸收和分泌。任何影响这些过程的因素都会影响尿的生成。

本实验的目的在于观察若干因素对尿生成的影响。

**【用品】**

家兔,体重 2.5~3 kg。

计算机实时分析系统、压力换能器、电磁流量计、电子刺激器、隔离器、刺激电极、计滴器、哺乳类动物手术器械一套、手术台、动脉夹、动脉插管和输尿管插管、铁支架、培养皿、试管和酒精灯、注射器(1 mL、20 mL)、静脉滴注管。

生理盐水、20%葡萄糖、$10^{-4}$ mol/L 去甲肾上腺素、0.5%肝素生理盐水、20%氨基甲酸乙酯、脑垂体后叶激素、呋塞米、0.6%酚红、10%NaOH 和班氏试剂。

**【步骤】**

1. 麻醉与固定　称动物体重。沿静脉注入 20%氨基甲酸乙酯(1 g/kg);待动物麻醉后,将它仰卧固定在手术台上。剪去颈部、左腰背部和下腹部的毛。

2. 手术

(1)分离颈部的神经和血管、插颈总动脉插管　沿颈正中线切开皮肤 8~10 cm,钝性分离皮下组织和肌肉,暴露气管。在气管的两侧,分离出右侧迷走神经和两侧颈总动脉,穿线备用。把充满肝素生理盐水的动脉插管插到左侧颈总动脉内,结扎固定,记录血压的变化。

(2)分离输尿管及输尿管插管　按实验八所示方法在耻骨联合上缘向上沿正中线切开皮肤 4~8 cm,剪开腹壁(勿损伤腹腔脏器),在膀胱底部找出两侧输尿管,把一根已充满生理盐水的输尿管插管插入输尿管,结扎固定。按相同方法,插另一侧输尿管。用线把双侧插管的另一侧开口端结扎在一起,并接入计滴器的玻管内。手术完毕后,用生理盐水纱布覆盖腹部创口。把计滴器的输入线与或计算机实时分析系统相连,记录尿滴数。

**【项目及结果观察】**

(1)记录尿量、血压的正常数据。

(2)从耳缘静脉缓慢输入 38℃生理盐水 20~50 mL,观察血压和尿量的变化。

(3)在尿量基本恢复后,剪断右侧迷走神经,电刺激迷走神经外周端,使血压明显下降(约

6.8 kPa 时)15～20 s,观察血压和尿量的变化。

(4)静脉注射 20%葡萄糖 5 mL,观察尿量、血压的变化。并用班氏法作尿糖定性实验。

(5)静脉注射 $10^{-4}$ mol/L 去甲肾上腺素 0.2 mL,观察血压和尿量的变化。

(6)静脉注射呋塞米,剂量为 5 mg/kg 体重,后观察尿量的变化。

(7)静脉注射垂体后叶素 2 单位,观察血压和尿量的变化。

(8)作右侧颈总动脉插管,结扎固定。从右侧颈总动脉放血至血压明显下降,观察尿量的变化。

(9)从右侧颈总动脉输回所放的血,观察输血过程中尿量的改变。

【注意事项】

(1)严格按照本实验顺序做实验。

(2)在前一项实验处理的作用基本消失后,再作下一步实验。

(3)注射 20%葡萄糖后,应用新的容器来盛尿,以便作尿糖测定。

(4)盛接动脉放血的容器应加入一定量的肝素抗凝,并在放血过程中,轻轻摇动容器以使肝素与血液均匀地混合。

【思考题】

在本实验中,各项实验处理是通过什么机制影响尿量的?

(胡剑峰)

# 实验十一　破坏动物一侧迷路的效应

【概述】

迷路与听觉感受和平衡感觉有关。

本实验的目的是观察动物在迷路损伤后的表现,以理解前庭器官的功能。

【用品】

蛙或豚鼠。

小动物解剖器械一套、氯仿、面盆及纱布。

【步骤】

(1)将蛙躯干用纱布包裹,腹部向上握于左手手掌,拉开下颌并以左手拇指压住舌及下颌。

(2)用解剖刀将颅底的口腔黏膜作一横切口,剥开黏膜,即可见"十"字形的副蝶骨,其左右两条的横突,即迷路的所在部位。

(3)用手术刀削去一侧横突的骨膜,可见到一粟粒大的小白点,即为半规管,将探针刺入小白点约 2 mm 并转动,以破坏半规管。

(4)比较已破坏一侧迷路的蛙与正常蛙静止时的姿势状态。

(5)比较此二蛙爬行或跳跃时的姿势与方向。

如用豚鼠,使动物保持侧卧,提起一侧耳郭,用滴管滴入氯仿 2 滴。使动物保持侧卧位,不让头部扭动,10 min 左右,动物的头开始偏向迷路被麻醉的一侧。随即出现眼球震颤并可持续半小时之久。若任其自由活动,则可见动物偏向麻醉迷路一侧作旋转。

【结果观察】

将观察结果记录在表 13-1。

**表 13-1**

| 破坏前动物的姿势和活动情况 | 破坏后动物的姿势和活动情况 |
| --- | --- |
| | |

【注意事项】

用豚鼠时，氯仿一定要滴入外耳道深处，如果 2 滴不出现任何改变，可再滴入 2 滴。

【思考题】

为什么破坏动物一侧迷路后，其头及躯干皆歪向迷路被破坏的一侧？

（胡剑峰）

# 实验十二　人体腱反射检查、蛙屈腿反射观察及反射弧分析

## 一、人体腱反射检查

【概述】

脊髓是躯体运动的最基本反射中枢，通过脊髓可以完成一些简单的反射活动。腱反射是其中的一种，它是指快速牵拉肌腱引起的牵张反射。临床上常用检查某些腱反射来了解神经系统的功能。

本实验的目的在于学会人体肱二头肌反射、肱三头肌反射、膝跳反射和跟腱反射的检查方法，了解腱反射检查的临床意义。

【用品】

叩诊锤。

【步骤】

1. 肱二头肌反射　受试者取坐位，检查者左手托住受试者屈曲的肘部，并用左前臂托住受试者前臂，将左手拇指按在受试者肘窝肱二头肌肌腱上，然后右手持叩诊锤快速叩击检查者的左拇指，正常反应为肘关节快速屈曲。

2. 肱三头肌反射　受试者端坐位，检查者用左手托住受试者屈曲的肘部，右手持叩诊锤叩击受试者鹰嘴上方约 2 cm 处的肱三头肌肌腱，正常反应为肘关节伸直。

3. 膝跳反射　受试者取坐位，两小腿自然下垂悬空，检查者持叩诊锤快速叩击膝盖稍下方的股四头肌肌腱，正常反应为膝关节伸直。

4. 跟腱反射　受试者一腿跪在凳子上，踝关节以下悬空，检查者右手持叩诊锤快速叩击其跟腱，正常反应为足向跖面屈曲。

【注意事项】

(1) 消除受试者的紧张情绪，检查时肢体肌肉尽量放松。

（2）叩击肌腱的部位要准确,叩击力度要适中。

【思考题】

腱反射检查有哪些临床意义?

## 二、蛙屈腿反射观察及反射弧分析

【概述】

反射的结构基础是反射弧,反射活动的完成必须要求反射弧结构与功能的完整,反射弧任何一部分受损,反射活动将不能进行。

本实验目的是通过分析反射弧 5 个部分,观察反射弧的完整性与反射活动的密切关系。

【用品】

蛙或蟾蜍。

蛙类手术器械一套、电子刺激器、铁支架、双凹铁夹、小烧杯、培养皿、滤纸片、药用棉球、0.5％和 1％ $H_2SO_4$、清水。

【步骤】

制备脊蛙有两种方法。

1. 去脑法　左手握住蛙体,右手将粗剪刀从口裂插入,沿两眼后缘剪去蛙头。此法操作简单,但出血较多。

2. 破坏脊髓　左手握住蛙体与前肢,用示指按压蛙头前端,使头前俯。右手持探针垂直刺入枕骨大孔,后向前刺入颅内,将针左右搅动,捣毁脑组织。制备好脊蛙后用肌夹将蛙下颌夹住,挂在铁支架上(图 13-11)。

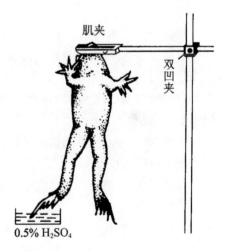

图 13-11　反射弧分析实验装置

【项目及结果观察】

（1）用培养皿中的 0.5％ $H_2SO_4$ 浸没蟾蜍左脚趾,观察有无屈肌反射。蛙出现反应后,立即用清水洗净脚趾,再用纱布轻轻擦干。

（2）在左踝关节处做一环形切口,剥去左脚趾皮肤,重复前一项操作,观察实验结果。

（3）用 0.5％ $H_2SO_4$ 浸没蟾蜍右脚趾,观察结果,出现反应后立即用清水洗净。

（4）剪断左侧坐骨神经　在左后腿背面作一纵形切口,用玻璃分针分开股二头肌和半膜肌,找出坐骨神经并剪断。再用 0.5％ $H_2SO_4$ 刺激该腿脚趾皮肤,观察并记录实验结果。同法将右侧坐骨神经找出并进行双结扎,在结扎线之间剪断神经,再用硫酸溶液刺激右侧脚趾,观察结果。

（5）将浸泡 1％ $H_2SO_4$ 溶液的滤纸片贴于蟾蜍的腹部皮肤,观察结果。

（6）破坏脊髓　用探针向下插入脊蛙椎管内,捣毁脊髓,重复上述第 5 项实验,观察四肢反应。

（7）以电脉冲刺激右侧坐骨神经外周端,观察同侧腿有无反应?

（8）以电脉冲直接刺激腓肠肌,观察肌肉有无反应?

【注意事项】

（1）剥脱脚趾皮肤要完全,不能剩留皮肤。

（2）分离坐骨神经应尽量向上,并尽量剪断与其相连的分支。

**【思考题】**

各项实验结果出现的机制如何？反射弧的完整性与反射活动有何关系？

（胡剑峰）

# 实验十三 动物去大脑僵直的观察、破坏一侧小脑动物观察

## 一、去大脑僵直

**【概述】**

脑干网状结构易化区和抑制区对肌紧张的调节作用受高位中枢的影响，如果脑干网状结构抑制区与大脑皮质运动区和纹状体失去联系，则易化区作用占优势，可引起牵张反射过度增强，出现僵直现象。

本实验的目的在于观察去大脑僵直现象，分析高位中枢对肌紧张的调节作用。

**【用品】**

家兔。

哺乳动物手术器械一套、20％氨基甲酸乙酯、生理盐水、骨钻、小咬骨钳、骨蜡（或止血海绵）、电刺激器、皮层电极、纱布、液状石蜡。

**【步骤】**

（1）麻醉。取家兔一只，称重后从耳缘静脉注射 20％氨基甲酸乙酯进行浅麻醉，仰卧位固定于兔手术台上。

（2）颈部手术。剪去颈部的毛，自正中线切开皮肤，分离气管和两侧颈总动脉，行气管插管术和颈总动脉结扎术。

（3）将兔改为俯卧位固定在手术台上，剪去颅顶部的毛，沿矢状缝将头皮纵向切开，用刀柄剥离肌肉，暴露出颅骨。

（4）在一侧顶骨上用骨钻钻孔（勿损伤脑组织），再以小咬骨钳小心伸入孔内，逐渐向四周咬骨将孔扩大到枕骨结节，暴露双侧大脑半球的后缘（勿损伤矢状窦和横窦，以避免大出血），随时用骨蜡或止血海绵止血。

（5）松开家兔四肢，左手将兔头托起并向前屈曲，右手用手术刀柄从大脑半球后缘轻轻翻开枕叶，露出四叠体（上丘较大、小丘较小）。在上、下丘之间横切一刀（图 13-12），同时向左右拨动将脑干完全切断。

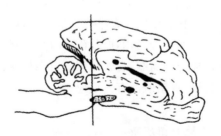

**图 13-12　去大脑僵直的脑部切断位**

(6)观察结果。几分钟后,可见兔四肢伸直、头尾昂起、呈现角弓反张的现象。

【结果观察】

将观察结果记录表 13-2。

表 13-2

| 破坏前动物的姿势和活动情况 | 破坏后动物的姿势和活动情况 |
| --- | --- |
|  |  |

【注意事项】

(1)麻醉宜浅,如果麻醉过深,动物不容易出现去大脑僵直。

(2)切断后需要等待 10 min 左右,如仍不能观察到僵直现象,可将离断水平略向后移,再次离断。但不能过分偏后,以免损伤延髓。

(3)在离断脑干时,要牢固地把握住动物,以避免离断部位和方向不准确。

【思考题】

去大脑僵直现象产生的机制是什么?

## 二、破坏一侧小脑动物观察

【概述】

小脑具有调节肌紧张、协调随意运动和维持身体平衡的功能,如果小脑被破坏,这些功能将受到影响。本实验的目的在于破坏小鼠一侧小脑,观察其运动的改变,加深理解小脑的功能。

【用品】

小白鼠。

蛙类手术器械一套、烧杯(200 mL)、乙醚、棉球。

【步骤】

(1)取小鼠一只,观察其在实验台上的正常活动情况,然后将小鼠放入倒置的烧杯内,同时放进一个浸透乙醚的棉球,麻醉小鼠。

(2)将小鼠俯卧位固定在蛙板上,沿头颅正中线切开头皮直达耳后部,用左手拇指、示指捏住其头部两侧,右手持干棉球将顶间骨上一层薄肌往后推压分离,尽量暴露出顶间骨,通过透明的颅骨即可看到小脑(图 13-13)。

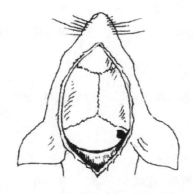

图 13-13　小鼠小脑位置示意图(图中黑点示刺入处)

（3）在远离中线处，用探针穿透一侧顶间骨，进针 $1\sim2\,mm$ 深，破坏一侧小脑。取出探针，用干棉球止血，放开缚绳。

（4）待小鼠清醒后，观察其姿势平衡及活动状况，比较两侧肢体的屈伸和肌张力情况。

【结果观察】

将观察结果记录在表 13-3。

表 13-3

| 破坏前动物的姿势和活动情况 | 破坏后动物的姿势和活动情况 |
| --- | --- |
|  |  |

【注意事项】

（1）麻醉宜浅，麻醉过程中注意观察小鼠的呼吸情况。如果手术过程中小鼠苏醒挣扎，可用装有乙醚棉球的试管套在其嘴上补充麻醉。

（2）破坏小脑选用 9 号注射针头为宜，进针要垂直，深度适宜，不能刺入太深以免损伤中脑，但太浅也没有破坏小脑的作用。

（3）实验结束后，应将小鼠处死后再抛弃。

【思考题】

破坏小鼠一侧小脑后为什么会出现上述实验现象？

（胡剑峰）

# 实验十四　肾上腺摘除动物的观察

【概述】

肾上腺包括皮质和髓质，皮质部分主要分泌糖皮质激素和盐皮质激素和少量的性激素，参与物质代谢、水盐代谢及应激反应。而肾上腺髓质分泌肾上腺素和去甲肾上腺素。动物摘除双侧肾上腺后，48 h 出现严重代谢紊乱症状，1～2 周内动物死亡，如仅切除肾上腺髓质。动物可以存活较长时间，说明肾上腺皮质是维持生命所必需的。

本试验观察摘除小白鼠双侧肾上腺后，在存活时间及应激反应时的功能变化。

【用品】

小白鼠。

哺乳动物手术器械一套、乙醚、碘伏、75％酒精、棉球、缝合针、缝合线、10％ NaCl、大玻璃缸、鼠饲料、鼠饲养箱。

【步骤观察项目】

1. 肾上腺摘除对生命维持的影响

（1）取小白鼠 10～16 只，分两组，每组 5～8 只。第一组为假手术对照组（保留肾上腺），第二、三组摘除肾上腺，注意做好标记。

（2）肾上腺摘除术　用乙醚麻醉动物后取俯卧位,剪去背部的毛,沿正中线切开皮肤约 1.5 cm,把皮肤切口拉向一侧后,在脊长肌与最下肋骨角上向尾端做一 0.5 cm 的纵向切口,用眼科镊扩大切口便可找到深红色的肾脏,在肾脏的上方可见一淡黄粟状大小的肾上腺,用眼科镊将肾上腺夹除;用同样的方法摘除另一侧的肾上腺,最后缝合皮肤切口,伤口擦上碘伏消毒。

（3）术后第一、二组动物以清水喂饲,第三组以 10％NaCl 作为饮水,一、二、三组其他的饲养条件相同。

（4）观察 3 组动物在 1 周内体重变化、死亡率、肌肉的紧张度和食欲的差别。

2. 肾上腺摘除动物在应激状态时的变化

（1）取小白鼠 10～16 只,随机分为两组,每组 5～8 只。按上述的方法手术和饲养,第一组为假手术对照组,第二组摘除肾上腺（以 10％NaCl 作为饮水）,环境温度保持在 20℃ 左右,上实验课前将第二组的饮水改为清水,两组动物均停止供食。

（2）将两组动物各取 3～4 只同时置于水温在 4℃ 以下的大玻璃缸内,小白鼠即在水中游泳,同时计时,观察动物游泳和溺水情况,当有一组动物全部溺水下沉时,记录时间,然后将动物全部取出,观察溺水动物的恢复情况。比较其他动物的姿势、活动情况、肌肉的紧张度。

【注意事项】

（1）术后动物喂以同样量的食物、注意保温。

（2）实验结束后迅速将动物处死,检查试验组动物的肾上腺是否完全摘除。

【思考题】

动物摘除双侧肾上腺后,为什么会在 1～2 周内死亡？

（胡剑峰）

# 参 考 文 献

[1]  姚泰. 生理学[M]. 6 版. 北京:人民卫生出版社,2003.

[2]  刘玲爱. 生理学[M]. 5 版. 北京:人民卫生出版社,2003.

[3]  朱文玉. 医用生理学[M]. 北京:北京大学医学出版社,2003.

[4]  高明灿. 正常人体机能[M]. 北京:高等教育出版社,2004.

[5]  顾永麟. 生理学[M]. 北京:科学出版社,2003.

[6]  周森林. 生理学(湖北实验版)[M]. 北京:高等教育出版社,2003.

[7]  彭裕文. 解剖学[M]. 6 版. 北京:人民卫生出版社,2004.

[8]  朱文叶. 医学生理学[M]. 北京:北京大学医学出版社,2003.

[9]  钟国隆. 生理学[M]. 4 版. 北京:人民卫生出版社,2002.

[10]  马晓健. 生理学[M]. 北京:高等教育出版社,2005.

[11]  张冬梅. 生理学[M]. 北京:科学出版社,2003.

[12]  朱文玉. 人体生理学[M]. 2 版. 北京:北京医科大学出版社,2002.

[13]  朱思明. 生理学[M]. 北京:人民卫生出版社,1995.

[14]  樊小力. 人体机能学[M]. 北京:北京医科大学出版社,2000.

[15]  王庭槐. 生理学[M]. 9 版. 北京:人民卫生出版社,2018.

[16]  王建枝. 病理生理学[M]. 9 版. 北京:人民卫生出版社,2018.